EV reinhardt

Thomas Stegemann

Was MusiktherapeutInnen über das Gehirn wissen sollten

Neurobiologie für die Praxis

Mit einem Vorwort von Eckart Altenmüller

Mit 55 farbigen Abbildungen und 14 Tabellen

2., aktualisierte Auflage

Ernst Reinhardt Verlag München

Univ.-Prof. Dr. med. Dr. sc. mus. *Thomas Stegemann*, Musiktherapeut, Facharzt für Kinder- und Jugendpsychiatrie und Psychotherapie, Paar- und Familientherapeut (BvPPF), leitet das Institut für Musiktherapie an der Universität für Musik und darstellende Kunst Wien.

Außerdem von T. Stegemann im Ernst Reinhardt Verlag erschienen:

Stegemann / Hitzeler / Blotevogel: Künstlerische Therapien mit Kindern und Jugendlichen (Bausteine der Kinder- und Jugendlichenpsychotherapie, 2012, ISBN 978-3-497-02192-5)

Bibliografische Information der Deutschen Nationalbibliothek

Die Deutsche Nationalbibliothek verzeichnet diese Publikation in der Deutschen Nationalbibliografie; detaillierte bibliografische Daten sind im Internet über <http://dnb.d-nb.de> abrufbar.

ISBN 978-3-497-02991-4 (Print)
ISBN 978-3-497-61394-6 (PDF-E-Book)
ISBN 978-3-497-61395-3 (EPUB)
2., aktualisierte Auflage

Printed in EU

Covermotiv: iStock.com / Pixelembargo

Satz: Sabine Ufer, Leipzig

Ernst Reinhardt Verlag, Kemnatenstr. 46, D-80639 München
Net: www.reinhardt-verlag.de E-Mail: info@reinhardt-verlag.de

Inhalt

Online-Material

Die Antworten zu den Übungsfragen und die ↗ Top 25 der wichtigsten Hirnstrukturen können Leserinnen und Leser auf der Homepage des Ernst Reinhardt Verlags unter www.reinhardt-verlag.de herunterladen.

Abkürzungsverzeichnis

	Bezeichnung	ggf. übliche deutsche oder lateinische Bezeichnung	Synonyme
5-HT	5-Hydroxytryptamin	Serotonin	
A1	primärer auditorischer Cortex		
AAS	*ascending arousal system*	aufsteigendes Arousal-System	
AC	*anterior commissure*	vordere Kommissur	
ACC	*anterior cingulate cortex*	anteriores Cingulum	Gyrus cinguli, Pars anterior
ACh	Acetylcholin		
ACTH	adrenocorticotropes Hormon		Corticotropin
ADHS	Aufmerksamkeitsdefizit-/Hyperaktivitätsstörung		
ADS	Aufmerksamkeitsdefizitstörung (ohne Hyperaktivität)		
AI	*anterior insula*	vordere Insula	
AMG	Amygdala		
ANS	autonomes Nervensystem		vegetatives Nervensystem
ATP	Adenosintriphosphat		
BA	Brodmann Areal		
BDNF	*brain-derived neurotrophic factor*		
BG	Basalganglien		
bpm	*beats per minute*	Schläge pro Minute	
CBT	*cognitive-behavioral therapy*	Kognitiv-behaviorale Therapie	
CRH	Corticotropin-Releasing-Hormon		Corticoliberin
DA	Dopamin		
DAT	Dopamintransporter		
dB	Dezibel		
DBS	*deep brain stimulation*	tiefe Hirnstimulation	
DLPFC	dorsolateraler präfrontaler Cortex		
DMN	*default mode network*	Ruhezustandsnetzwerk	
DNA	Desoxyribonukleinsäure		

EEG	Elektroenzephalografie		
EKP	Ereigniskorrelierte Potenziale		
FEF	*frontal eye fields*	frontales Augenfeld	
fMRI	*functional magnetic resonance imaging*	funktionelle Magnetresonanztomographie (fMRT)	funktionelle Kernspintomographie
FR	Formatio reticularis		
GABA	*gamma-aminobutyric acid*	Gamma-Aminobuttersäure	
GR	Glukokortikoidrezeptor		
HHL	Hypophysenhinterlappen		Neurohypophyse
HPA-Achse	*hypothalamic-pituitary-adrenal axis*	Hypothalamus-Hypophysen-Nebennierenrinden-Achse	
HVL	Hypohysenvorderlappen		Adenohypophyse
Hz	Hertz		
IASP	*International Association for the Study of Pain*		
IC	*inferior colliculus*	Colliculus inferior	
IFG	*inferior frontal gyrus*	Gyrus frontalis inferior	
IPS	*intraparietal sulcus*	Sulcus intraparietalis	
K^+	Kalium		
KHK	Koronare Herzkrankheit		
M1	Primärer motorischer Cortex		
MCS	*minimally conscious state*	minimaler Bewusstseinszustand	
MEG	Magnetenzephalographie		
MENT	Mentalisierungssystem		
MIT	*Melodic Intonation Therapy*		
MNEMO	musikbezogenes neurobiologisches Entspannungsmodell		
MNS	*mirror neuron system*	Spiegelneuronensystem	
mPFC	medialer präfrontaler Cortex		
MR	Mineralkortikoidrezeptor		
MS	Multiple Sklerose		
MSH	melanozytenstimulierendes Hormon		Melanotropin
NA	Noradrenalin		engl. NE
NAc	Nucleus accumbens		
NLG	Nervenleitgeschwindigkeit		
O_2	Sauerstoff		

OFC	orbitofrontaler Cortex		
PAG	periaquäduktales Grau		
PCC	*posterior cingulate cortex*	posteriores Cingulum	
PET	Positronen-Emissions-Tomographie		
PFC	präfrontaler Cortex		
PGE_2	Prostaglandin E2		
PLA_2	Phospholipase A2		
PNS	Peripheres Nervensystem		
POMC	Proopiomelanocortin		
PTSD	*post-traumatic stress disorder*	Posttraumatische Belastungsstörung (PTBS)	
PVN	*(hypothalamic) paraventricular nucleus*	Nucleus paraventricularis (Hypothalamus)	
RAS	Rhythmisch-akustische Stimulation		
RM	Rückenmark		
RNA	Ribonukleinsäure		
RR	Blutdruck (nach Scipione **R**iva-**R**occi, Erfinder der indirekten Blutdruckmessung)		
S1	Primärer somatosensorischer Cortex		
SAB	Subarachnoidalblutung		
SAM-Achse	*sympathetic adreno-medullary axis*	Sympathikus-Nebennierenmark-Achse	
SMA	Supplementär-motorisches Areal		
SRW	Syndrom reaktionsloser Wachheit		
SSW	Schwangerschaftswoche		
STR	Striatum		
STS	Sulcus temporalis superior		
TP	Temporalpol		
TPJ	*tempoparietal junction*	tempoparietale Übergangsregion	
TSH	thyroideastimulierendes Hormon		
VFC	ventraler frontaler Cortex		
vmPFC	ventromedialer präfrontaler Cortex		
VTA	*ventral tegmental area*	ventrales Tegmentum	
WS	Wirbelsäule		
ZNS	Zentralnervensystem		

Vorwort von Eckart Altenmüller

Die Musiktherapie hat sich in den letzten Jahrzehnten sehr dynamisch gewandelt. Jahrzehntausende wurde sie angewendet, in frühen schamanistischen Kulturen von Heilern, in der Depressionsbehandlung von König Saul durch Davids Harfenspiel, in der Linderung der Schlaflosigkeit des Grafen Kayserling durch Johann Sebastian Bachs Goldberg-Variationen. Aber erst in der jüngeren Neuzeit entstand eine Vielzahl von professionell vermittelten musiktherapeutischen Verfahren, die sich in der Praxis bewährt haben und die segensreich in verschiedenen Settings eingesetzt werden können. Aber wie wirken sie? Was geht dabei im Gehirn vor sich? Und ist es überhaupt wichtig, etwas über das Gehirn zu wissen?

Ja, das ist wichtig, denn nun können nach wissenschaftlichen Maßstäben Wirksamkeitsbelege gesammelt werden und der Stellenwert der verschiedenen therapeutischen Interventionen bestimmt, verglichen und eben „objektiv" belegt werden. Mit diesem Paradigmen-Wechsel der „neurowissenschaftlich fundierten Musiktherapie" sollen nicht die Verfahren als altmodisch und überholt dargestellt werden, sondern wir verstehen jetzt endlich, was wir viele Jahrzehnte intuitiv überwiegend richtig gemacht haben.

Musikhören und Musikmachen erschließt uns eine reiche Innenwelt. Beim Hören eines Musikstückes werden Millionen von Nervenzellen neu verknüpft, denn Hören ist immer auch Gehörbildung, ein aktiver, Bedeutung generierender Lernvorgang. Aus den riesigen Informationsfluten des musikalischen „Stimulus" erzeugt unser Gehirn im Hörvorgang (meist) einen geordneten, verstehbaren sinnlichen Eindruck, der von unseren musikalischen Vorerfahrungen profitiert. Die Hörsituationen werden im biographischen Gedächtnis eingespeichert, Emotionen werden erzeugt und es werden mächtige Erinnerungsspuren gelegt. Direkte Wirkungen betreffen das autonome Nervensystem: Pulsschlag, Stresshormonlevel und andere körperliche Signale werden bereits im Hirnstamm und im Mittelhirn unbewusst verarbeitet und können beispielsweise in der Arbeit mit Frühchen, Kleinkindern oder auch mit bewusstseinsgestörten Menschen segensreich eingesetzt werden.

Nicht immer sind allerdings diese Erinnerungsspuren mit Freude und Wohlbefinden verknüpft, sie können auch schmerzliche Inhalte, Gedanken an unwiederbringlich vergangene schöne Momente oder auch an schlimme Grenzüberschreitungen repräsentieren. MusiktherapeutInnen wissen das und können derartige Innenwelten vorsichtig erkunden und die PatientInnen leiten. Musik induzierte autobiographische Erinnerungen aus der emotional so bewegten Jugendzeit können Menschen im fortgeschrittenen Stadium der Demenz aktivieren und ihnen erneute Momente der Identität und Selbstfindung verschaffen.

Musikmachen im musiktherapeutischen Setting ist wirkmächtig, denn Hören, Bewegen, Sehen, Spüren tragen bei zur emotionalen Kommunikation, erschließen Wege zu Verborgenem und öffnen für PatientInnen und TherapeutInnen Fenster in das Innenleben. Hirnphysiologisch sind die Grundlagenmechanismen dieser Musikwirkungen in der Zwischenzeit gut verstanden. Schon nach wenigen Minuten des Musizierens kommt es zu Verschaltungen zwischen den Hörregionen und den Bewegungsregionen des Großhirns. Rhythmen und Melodien aktivieren Netzwerke in den Basalganglien, tief im Inneren des Gehirns, und tragen zur Bewegungsplanung und zur geordneten Wahrnehmung bei. Entstehen starke Emotionen, sei es durch eine bewegende Gruppenimprovisation oder ein anderes Erlebnis des Sich-Hörens und Gehört-Werdens, dann schütten Zentren des limbischen Systems Dopamin und Endorphine aus und sorgen dafür, dass diese Momente im Gedächtnis haften bleiben.

Die Gehirnforschung hat in den letzten Jahrzehnten noch eine für MusiktherapeutInnen sehr wichtige Erkenntnis beigetragen: Unser Gehirn ist bis in das hohe Alter veränderbar, die Vernetzungen können neu geknüpft werden, Nervenzellen können sich vergrößern und sich in manchen Regionen sogar neu bilden. Musik ist einer der mächtigsten Antriebe für diese als „Neuroplastizität" bezeichneten Vorgänge, denn Motorik, Hören, Fühlen, Sehen werden in zeitlich und räumlich geordneten Strukturen gefordert und mit Emotionen belegt.

Was sollen MusiktherapeutInnen also über das Gehirn wissen? Das was in diesem Buch steht. Thomas Stegemann versteht es meisterhaft, die komplizierten Vorgänge beim Musikhören und Musikmachen, bei musikalischer Interaktion und beim Aufbau einer (musik-)therapeutischen Beziehung lebensnah, praxisbezogen, gut verständlich und fachlich äußerst kompetent darzustellen! Dieses Buch ist auch eine Hommage an die großartige Arbeit aller musiktherapeutisch tätigen Kolleginnen und Kollegen, die mit viel Enthusiasmus, Kreativität und Professionalität ihrer täglichen Arbeit nachgehen. Möge das Buch dazu beitragen, ihnen allen Kraft und Motivation für diese so anspruchsvolle, schwierige Arbeit zu verleihen.

Ich wünsche diesem Buch eine weite Verbreitung!

Hannover, im Juni 2018
Univ.-Professor Dr. med. Dipl. mus. Eckart Altenmüller

Einleitung

Help, I need somebody – Erste Hilfe zum Lesen von neurowissenschaftlichen Texten

Fachartikel können mitunter erschlagend oder – ungewollt – als bestes Einschlafmittel auf ihre LeserInnen wirken. Das gilt leider auch für viele neurowissenschaftliche Texte – zumal die meisten davon auf Englisch geschrieben sind. Selbst wenn man sich mit Neugier und großem Elan zu einem Thema belesen will, bei dem man denkt: „Ah, das ist doch spannend für die Musiktherapie!", weicht die euphorische Leselust nicht selten einem resignierten Lesefrust … Woran liegt das? Und was kann man dagegen tun?

Um das Lesen von neurowissenschaftlichen Texten zu erleichtern, möchte ich Sie zu Beginn dieses Buches mit den **„CAB"-Regeln** der Ersten Hilfe" vertraut machen (bei den lebensrettenden Erstmaßnahmen gilt mittlerweile die Reihenfolge: Chest compression (Herzdruckmassage) – Airway (Atemwege freimachen) – Breathing (Beatmung)).

Auch wenn es beim Lesen neurowissenschaftlicher Texte nicht um Leben und Tod geht, können Erste-Hilfe-Regeln auch hier nicht schaden: Dabei steht C für Checklist, A für Achsen und B für Brodmann-Areale.

C = Lese-Checkliste

Ein Problem bei Fachartikeln ist, dass die Informationen, die in den häufig recht langen Texten enthalten sind, unheimlich komprimiert und gleichzeitig sehr detailliert dargeboten werden. Dazu kommt die Fachsprache, die auf in dieser Disziplin ungeübte LeserInnen einen geradezu abschreckenden Effekt haben kann. Die Gefahr, dass man sich zwischen Fachausdrücken, Zahlen, Statistiken, Tabellen und Detailinformationen verliert, ist relativ groß. Daher ist es wichtig, dass man sich vor dem Lesen eines solchen Textes einen Plan zurechtlegt, wie man an die Lektüre herangeht. Bewährt hat sich hierfür aus meiner Erfahrung die **SQR-Methode** – eine Art Lese-Checkliste –, die beispielsweise in dem Buch „Frei geschrieben" von Judith Wolfsberger sehr anschaulich erklärt wird.

Wolfsberger, J. (2010). Frei geschrieben. Mut, Freiheit und Strategie für wissenschaftliche Abschlussarbeiten (3. Aufl.). Wien: Böhlau / UTB.

1 **Survey** = sich einen Überblick verschaffen. Es ist hilfreich, sich zuallererst den Aufbau und den Umfang eines Textes (eines Artikels, Kapitels oder eines ganzen Buches) zu vergegenwärtigen. Auch die folgenden Fragen helfen bei der ersten Orientierung: Wovon handelt der Text? Wer hat ihn geschrieben? Wann, wo und in welchem Kontext wurde er publiziert? Für den zweiten Schritt kann man den Text erst einmal zur Seite legen.

2 **Question** = sich fragen, was man von dem Text will. Gerade wenn man viele Texte lesen muss (wie z.B. bei der Erstellung einer Abschlussarbeit), ist es enorm zeitsparend, wenn man sich zuerst überlegt, warum man genau diesen Text lesen will. Machen Sie sich Gedanken, welche konkreten Fragen Sie an den Text haben und welche Antworten Sie sich erwarten. Vorteilhaft ist es, wenn Sie Ihre Fragen an den Text verschriftlichen oder visualisieren (z.B. in einem Mindmap).

3 **Read** = konzentriert und fokussiert lesen. Erst jetzt fangen Sie an, den Text aufmerksam zu lesen. Die vorher formulierten Fragen helfen Ihnen, fokussiert zu bleiben. Sie können somit schneller und besser entscheiden, ob oder was aus diesem Text für Sie relevant ist. Machen Sie sich Stichpunkte auf Ihrem Frage-Zettel oder Ihrem Mindmap und schreiben Sie immer dazu, auf welcher Seite was stand – nichts ist frustrierender als langes Suchen nach Textstellen, von denen man nur noch vage erinnert, dass sie rechts oben standen …

A = Achsen

Das Gehirn ist eines der komplexesten Gebilde im Universum – entsprechend schwierig ist es, sich im Gehirn zurechtzufinden. Für die detailliertere, dreidimensionale Lokalisation von Punkten im Gehirn existieren unterschiedliche Koordinatensysteme. Am gebräuchlichsten sind der „Talairach-Raum“ (nach dem französischen Neurochirurgen Jean Talairach, 1911–2007) und das „MNI-Standardgehirn“ (nach einem vom Montreal Neurological Institute aus 152 Gehirnscans gemittelten → **template brain**; Mit dem Pfeil gekennzeichnete Begriffe werden im Glossar ab S. 210 erklärt).

BEISPIEL

Lage des primären auditorischen Cortex: Der primäre auditorische Cortex in der rechten Hirnhälfte hat die folgenden Koordinaten auf den Achsen x, y und z (die Zahlen entsprechen Millimeter; der Ursprung des Koordinatensystems liegt bei der vorderen Kommissur (AC), d.h. der Querverbindung zwischen den beiden Temporallappen):

50; -21; 7 (MNI)

48; -21; 10 (Talairach)

Online frei verfügbare Computerprogramme erlauben die Darstellung der betreffenden Strukturen, d.h. wenn in einem Artikel die Koordinaten einer Hirnregion angegeben sind, lässt sich mithilfe dieser Programme visualisieren, wo genau im Gehirn das betreffende Areal lokalisiert ist (vgl. Abb. 0.1).

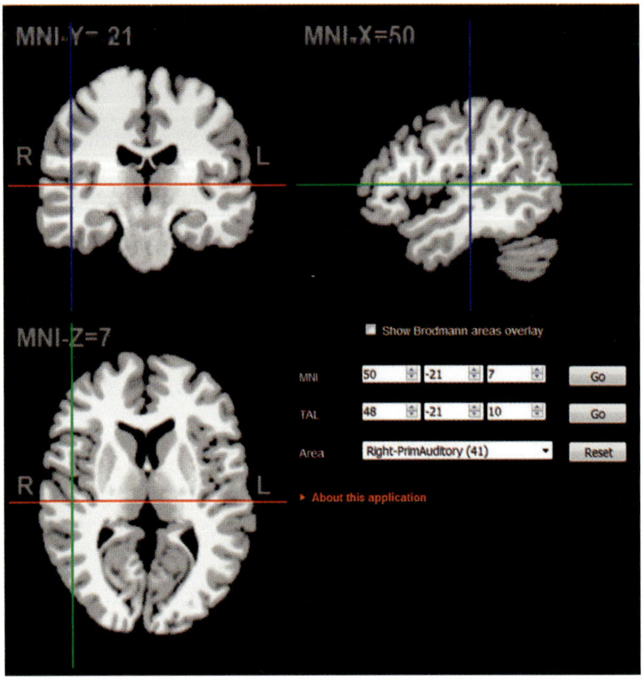

Abb. 0.1: Markierung des primären auditorischen Cortex im MNI-Atlas

Internetlinks:
www.thehumanbrain.info/brain/locator.php, 19.05.2018
http://sprout022.sprout.yale.edu/mni2tal/mni2tal.html, 19.05.2018

Für eine grobe Orientierung gibt es eine Art Wegweiser mit Richtungsbezeichnungen, deren Nomenklatur zu kennen eine große Hilfe darstellt (s. Abb. 0.2).

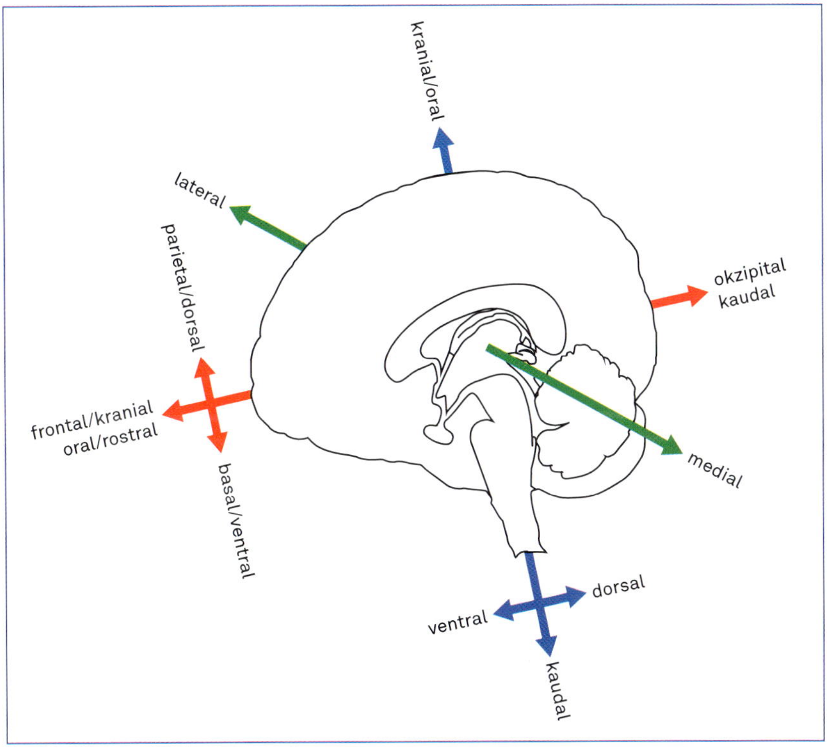

Abb. 0.2: Lagebezeichnungen im Gehirn (nach Schünke et al,. 2006, S. 198)

Ein für neurowissenschaftliche Texte typischer Satz – hier aus einem Abstract zu den neurobiologischen Grundlagen der Improvisation – lautet:

> *„A network of prefrontal brain regions commonly linked to improvisatory behavior is highlighted, including the pre-supplementary motor area, medial prefrontal cortex, inferior frontal gyrus, dorsolateral prefrontal cortex, and dorsal premotor cortex" (Beaty, 2015, S. 108).*

Wie helfen uns die Lagebezeichnungen beim Verständnis dieser Zeilen? Nehmen wir den Begriff *dorsolateral prefrontal cortex*. Auch wenn Sie zunächst keine Ahnung haben, um welche Hirnstruktur es sich hier handelt, so können Sie sich die Lokalisation des Hirnareals mithilfe der Lagebezeichnungen (und ein bisschen Vorwissen) schnell ableiten – und zwar von hinten nach vorn: Spätestens nach der Lektüre der ersten beiden Kapitel aus Teil I dieses Buches wissen Sie, dass mit *cortex* die Hirnrinde gemeint ist. Die Bezeichnung *frontal* weist – wie Sie der Abbildung 0.2 entnehmen können – auf den vorderen Bereich des

Gehirns, in diesem Fall auf den Frontallappen hin. Den Terminus *präfrontal* finden Sie unter den **Top 25** der wichtigsten Hirnstrukturen im Online-Zusatzmaterial dieses Buches: Der präfrontale Cortex (PFC) umfasst die vorderen Bereiche des Frontallappens. Mit *dorsolateral* wird die Hirnregion noch weiter eingegrenzt: *Lateral* bezeichnet den zur Außenseite des Gehirns gelegenen Teil des PFC und *dorsal* – siehe Abbildung 0.2 – den zur Oberseite des Gehirns hin gelegenen Abschnitt.

Mit diesen von der Nomenklatur abgeleiteten Informationen können Sie die Lokalisation des dorsolateralen präfrontalen Cortex (DLPFC) selbst bestimmen. Probieren Sie es aus: Welche von den drei Markierungen in Abbildung 0.3 ist die korrekte – violett, hellblau oder türkis? (Und für Fortgeschrittene: Wie heißen die beiden anderen Areale?) Die Antwort finden Sie, genauso wie die Lösungen zu den anderen Übungsaufgaben, im Online-Zusatzmaterial.

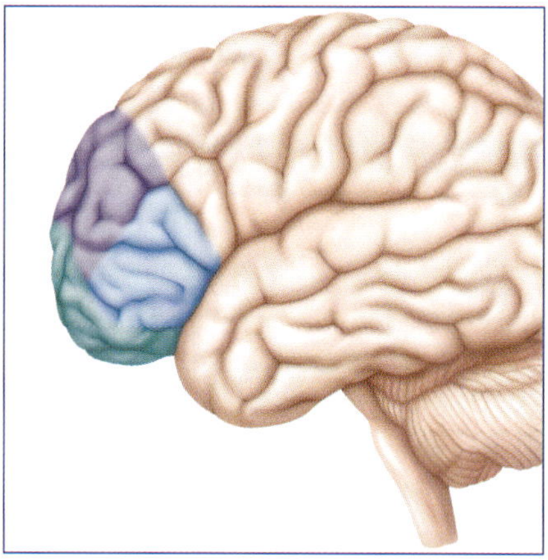

Abb. 0.3: Dorsolateraler präfrontaler Cortex (oder nicht?)

B = Brodmann-Areal

Nicht selten stößt man in neurowissenschaftlichen Texten (so auch in diesem Buch) auf die Buchstabenkombination BA. BA ist die Abkürzung für Brodmann-Areal. Korbinian Brodmann (1868–1918) war ein deutscher Psychiater und Neuroanatom, der die Großhirnrinde nach histologischen Kriterien – d. h. nach ihrer mikroskopischen Zellarchitektur – in 52 Felder eingeteilt hat. Viele der schon von Brodmann aufgrund ihrer Struktur identifizierten Hirnareale bilden auch funktionell eine Einheit und werden deshalb auch heute noch nach Brodmann bezeichnet: Z.B. der primäre motorische Cortex (BA 4), das Broca-Areal (BA 44 und 45) oder auch der oben erwähnte DLPFC, der Teile der Brodmann-Areale 9 und 46 umfasst (s. auch Abb. 0.4):

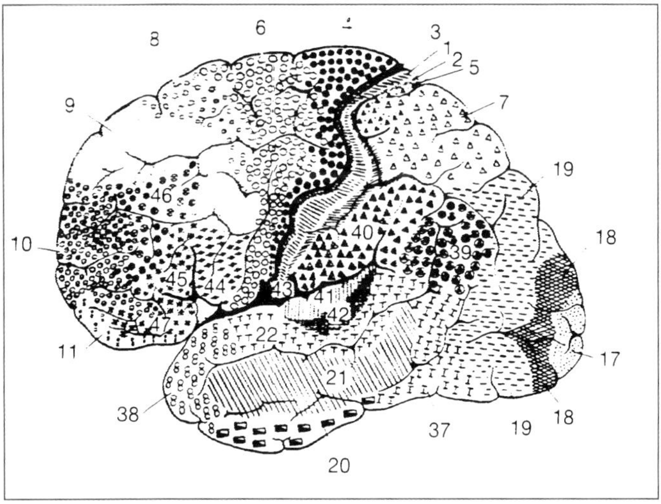

Abb. 0.4: Brodmann-Areale der Großhirnrinde (Kasten, 2007, S. 13)

TIPP

- Probieren Sie die SQR-Methode bei einfacheren und kürzeren Texten aus und gehen Sie dann zu schwierigeren und längeren Texten über. Mit ein bisschen Übung entwickeln Sie so eine „Automatik“, mit der Sie auch komplexere Sachverhalte effektiver erfassen können.
- Nutzen Sie Gehirn-Modelle und 3D-Internet-Programme, damit Sie die räumlichen Zusammenhänge der Hirnstrukturen besser verstehen und nachvollziehen können.
- Machen Sie sich mit der Nomenklatur der Lagebeziehungen (Abb. 0.2) vertraut und achten Sie bewusst darauf, wo Ihnen diese Bezeichnungen wiederbegegnen. Auch hier gilt: „Wiederholung ist die Mutter der Weisheit“!
- Nutzen Sie die Brodmann-Areale wie eine Landkarte – nicht zum Auswendiglernen, sondern zur Orientierung.

Diese „CAB-Regeln“ (Lese-Checkliste, Achsen und Brodmann-Areale) sollen als „Erste Hilfe“ das Lesen und Verstehen neurowissenschaftlicher Texte erleichtern – wichtig ist natürlich die Verknüpfung mit den neurobiologischen Grundlagen, wie sie in diesem Buch speziell für MusiktherapeutInnen didaktisch aufbereitet und dargestellt werden.

Somewhere there's music – Was MusiktherapeutInnen über das Gehirn wissen sollten

BEISPIEL

Ein 16-jähriger Patient in der Kinder- und Jugendpsychiatrie hat seine Erfahrungen in der Musiktherapie einmal so zusammengefasst: „Auf mich hat Musiktherapie die stärkste Wirkung. Es ist einfach möglich, etwas zu verändern durch bestimmte Klänge, die man entweder erzeugt oder die der Therapeut erzeugt. Das ist einfach Wahnsinn, was da manchmal passiert. Dass quasi alle Sinne durch die Musik angeregt werden können – auf einmal.“ (Stiftung Musik hilft, 2009)

Musik entsteht im Gehirn und Musik wirkt auf das Gehirn – das sind die beiden „take-home messages“ dieses Buches. Auf den nächsten Seiten werde ich erklären, welche neuronalen Mechanismen hinter diesen beiden Gegebenheiten stecken und warum es für MusiktherapeutInnen wichtig ist, die neurobiologischen Grundlagen von Musikhören und Musikmachen nachvollziehen und verstehen zu können. Dies alles ist jedoch vor dem Hintergrund dessen zu sehen, dass unser Gehirn in erster Linie ein „Beziehungsorgan“ ist, wie der Psychiater und Philosoph Thomas Fuchs betont:

> *„Das Gehirn für sich wäre nur ein totes Organ. Lebendig wird es erst in Verbindung mit unseren Muskeln, Eingeweiden, Nerven und Sinnen, mit unserer Haut, unserer Umwelt und mit anderen Menschen“ (Fuchs, 2008, S. 21).*

Daher geht es in diesem Buch nicht nur um das Gehirn und Musik, sondern um den Menschen in seiner Ganzheit und in seinen Umweltbezügen (siehe auch Hüthers Metapher der „Hirnzwiebel“ in Kap. 2).

Seit über zehn Jahren halte ich Vorträge, forsche und publiziere ich zu diesem Thema; seit 2011 unterrichte ich Musiktherapie-Studierende im Fach „Neurobiologische Grundlagen“ – das vorliegende Buch ist im Wesentlichen auf Grundlage des Vorlesungsskripts sowie meiner musiktherapeutischen Dissertation zum Thema Musik und Entspannung (Stegemann, 2013) entstanden.

Diese Publikation ist als Kurzlehrbuch *und* Nachschlagewerk konzipiert – nicht nur für Studierende der Musiktherapie (und anderer Disziplinen), sondern auch für praktizierende MusiktherapeutInnen und alle, die sich für die Zusammenhänge zwischen Musiktherapie und Neurobiologie interessieren. Es kann also chronologisch von vorn nach hinten gelesen werden, was dem didaktischen Aufbau entspricht; jedes Kapitel steht aber auch für sich, und mithilfe des Stichwortverzeichnisses und des Anhangs lassen sich konkrete Fragestellungen oder Themen gezielt recherchieren.

Es gibt bereits viele gute Bücher über das Gehirn und Musik – warum also noch eines? Und warum eines speziell für MusiktherapeutInnen?

Die Spezialisierung in den Neurowissenschaften macht es immer schwieriger, auf dem aktuellen Stand der Forschung zu bleiben. Im Zeitraum von 2006 bis 2015 lässt sich weltweit ein deutlicher Anstieg der neurowissenschaftlichen Publikationen verzeichnen – insgesamt wurden in diesen zehn Jahren 340.210 Fachartikel veröffentlicht (Yeung, Goto & Leung, 2017). Im Durchschnitt sind das knapp 100 neurowissenschaftliche Artikel, die pro Tag neu erscheinen. Das bedeutet: Die Schwierigkeit ist nicht mehr wie früher die der Informationsbeschaffung (Anfang der 1970er-Jahre gab es im deutschsprachigen Bereich nicht mal eine Handvoll Musiktherapie-Bücher), sondern die Herausforderung ist die Auswahl, Selektion und Gewichtung der Information. Dieses Buch will hierbei eine Hilfestellung anbieten, indem es die unverzichtbaren „Basics" knapp und verständlich darstellt und Empfehlungen für weiterführende und vertiefende Lektüre gibt.

Angefacht durch die „Dekade des Gehirns", die in den 1990er-Jahren in den USA ausgerufen wurde, erleben wir bis heute einen wahren „Neuro-Boom", der sich nicht nur auf den medizinischen Sektor beschränkt; als „Leitdisziplin" üben die Neurowissenschaften einen großen – nicht unumstrittenen – Einfluss auch auf andere Fachbereiche aus, wie etwa auf die Erziehungswissenschaft oder die Philosophie. ForscherInnen auf der ganzen Welt, die sich moderne Untersuchungsmethoden wie funktionelle Kernspintomographie (→ **fMRI**), → **PET**, → **MEG** und andere zunutze machen (s. Glossar), haben seit einigen Jahren die Musik entdeckt – und umgekehrt greifen zunehmend MusikforscherInnen auf die neuen Techniken aus den Neurowissenschaften zurück.

Was bringt die Neurobiologie der Musiktherapie?

Die Wichtigkeit der Neurowissenschaften für die Musiktherapie und die Relevanz neurobiologischer Kenntnisse wird in den letzten Jahren immer wieder betont – dazu zwei Zitate aus Übersichtsarbeiten von US-amerikanischen Musiktherapeutinnen:

„It is important for music therapists to understand that the brain is ever changing and we possess unique tools to create positive brain changes throughout the lifespan from birth to death" (Stegemöller, 2014, S. 216).

„To understand the reasons behind the effectiveness of music in augmenting treatment of children and adolescents receiving psychiatric treatment, it is important to first understand the effects of music on the brain" (Yinger & Gooding, 2014, S. 536).

Es gibt eine Reihe von praktischen und forschungsbezogenen Gründen, warum neurobiologische Kenntnisse für MusiktherapeutInnen relevant sind bzw. warum die Musiktherapie als Disziplin von den Neurowissenschaften profitieren kann. Aus meiner Sicht gehören zu den wichtigsten praktischen Aspekten die folgenden Punkte:

- *Musiktherapeutische Methoden und Techniken:* Das Wissen um neurobiologische Zusammenhänge ermöglicht es MusiktherapeutInnen, die mit funktionellen Ansätzen arbeiten, ihre Arbeitsweisen so auf die individuelle Symptomatik ihrer PatientInnen auszurichten, dass ihre Interventionen zielgerichteter und effektiver wirken können. Darüber hinaus können aber auch psychotherapeutisch-orientierte MusiktherapeutInnen neurobiologische Erkenntnisse – z. B. zu neurophysiologischen Prozessen der Traumaverarbeitung – konkret nutzen, wenn sie mit PTSD-PatientInnen arbeiten.
- *Psychoedukation:* Das Vermitteln von Informationen zu psychischen Erkrankungen ist in vielen – nicht nur verhaltenstherapeutischen Programmen – zu einem wichtigen Baustein der Behandlung geworden. Das gilt auch für die Musiktherapie: So kann es beispielsweise für den Therapieprozess wichtig sein, Symptome einer PTSD auch neurobiologisch erklären zu können, um den PatientInnen die Einordnung ihrer Beschwerden zu erleichtern.
- *Interdisziplinäre Kommunikation:* Der Austausch von Informationen mit anderen Berufsgruppen ist ein wesentlicher Faktor für den Erfolg von Therapien in multimodalen Behandlungssettings. Je vertrauter MusiktherapeutInnen mit dem medizinischen Fachvokabular sind und je versierter sie ihr

eigenes Tun in der Musiktherapie in eine Sprache „übersetzen" können, mit der andere Berufsgruppen etwas anfangen können, desto klarer können Indikationen für die Musiktherapie gestellt werden und desto effektiver kann den PatientInnen geholfen werden.

- *Berufspolitik:* MusiktherapeutInnen müssen sich nach wie vor an vielen Stellen für die Anerkennung ihrer Arbeit einsetzen und stark machen. Neurobiologische Kenntnisse können insbesondere in medizinisch geprägten Settings einen guten „Türöffner" darstellen. Stegemöller (2014, S. 212) schreibt dazu:

„Yet, to be effective at obtaining both financial and administrative support for music therapy services, the ability to explain why music therapy works from a neurophysiological perspective can be highly beneficial".

- *Theoriebildung:* Die Theoriebildung ist an der Schnittstelle zwischen Praxis und Forschung verortet. Für die in der Musiktherapie noch zu leistende Theoriebildung – im Sinne eines eigenständigen Verfahrens – können wissenschaftliche Erkenntnisse aus den Neurowissenschaften ein brauchbares „Geländer" darstellen: Das neurobiologische Grundlagenwissen erlaubt es, schulenunabhängig Wirkebenen von Musik und Musiktherapie zu beschreiben (vgl. Kap. 15), um darauf aufbauend ein integratives Theoriegebäude zu errichten.

Bezogen auf die **Musiktherapie-Forschung** lassen sich – in Anlehnung an die Psychotherapieforschung (Schiepek, 2011) – vier Felder benennen, die auch im Hinblick auf die Frage, wie die Musiktherapie von den Neurowissenschaften profitieren kann, von großer Relevanz sind.

1. Wirkungsforschung
2. Vorhersage von (differenziellen) Therapieeffekten
3. Identifikation von Endophänotypen
4. Kognitive Basisstörungen als Ausgangspunkt für die Entwicklung musiktherapeutischer Interventionen

Zu 1. Wirkungsforschung. Neurobiologische Messmethoden sind geeignet, um Therapieeffekte darzustellen und zu belegen. In der Psychotherapieforschung wurden seit Ende der 1990er-Jahre vermehrt elektrophysiologische und → **bildgebende Verfahren** (→ **EEG**, → **fMRI**, → **PET**, etc.) eingesetzt, um die Wirksamkeit von psychotherapeutischen Interventionen zu überprüfen (für eine Übersicht siehe Schiepek, 2011).

In der Musiktherapie sind solche Studien noch rar: In zwei → **Bildgebungsstudien** einer Heidelberger Forschungsgruppe (Krick, Argstatter, Grapp, Plinkert & Reith, 2017a,b) konnten mittels → **fMRI** positive Effekte eines musiktherapeutischen Behandlungsprogramms bei Tinnitus-PatientInnen dargestellt werden. In einer großen Studie zur Wirkung von psychodynamischer, improvisationsbasierter Musiktherapie (als Ergänzung zur Standardtherapie) bei depressiven PatientInnen ging die klinische Verbesserung nach der Therapie mit → **EEG**-Veränderungen einher, die Hinweise auf neuronale Reorganisationsprozesse in fronto-temporalen Hirnarealen geben (Fachner, Gold & Erkkilä, 2013).

Zu 2. Vorhersage von (differenziellen) Therapieeffekten. Die Forschung zur Vorhersage von Therapieeffekten hat zum Ziel, vor Beginn einer Behandlung Faktoren benennen zu können, die Auskunft darüber geben, welche Therapie zu welchem Zeitpunkt für welche Patientin / welchen Patienten am erfolgversprechendsten ist. Solche → **Prädiktoren** können z. B. → **Biomarker** sein, d. h. dass objektive Messwerte als Grundlage für eine differenzielle Indikationsstellung eingesetzt werden könnten. Ein Forschungsteam um den australischen Psychologen Richard Bryant untersuchte bei PatientInnen mit PTSD, inwieweit der Therapieerfolg bei kognitiv-behavioraler Therapie (CBT) mit strukturellen Bildgebungsbefunden korrelierte (Bryant et al., 2008). Es zeigte sich, dass ein vergrößertes Volumen des rostralen anterioren Cingulums (s. ↗ **Top 25**) ein Ansprechen auf die Verhaltenstherapie vorhersagen konnte. Studien dieser Art liegen für die Musiktherapie meines Wissens nach noch nicht vor – dies wäre aber wünschens- und lohnenswert, z. B. für die Entscheidung, ob ein Patient eher von einer medikamentösen, einer musiktherapeutischen Behandlung oder einer Kombination aus beidem profitieren könnte.

Zu 3. Identifikation von Endophänotypen. In der Biologie versteht man unter einem → **Phänotyp** das durch Genetik und Umwelteinflüsse beeinflusste äußere Erscheinungsbild. *Endo*phänotypen (oder Neuroendophänotypen) sind stabile, genetisch beeinflusste Merkmale auf neurobiologischer Ebene (z. B. Reduktion der grauen Substanz im orbitofrontalen Cortex bei PatientInnen mit Zwangsstörungen oder verminderte Reaktionshemmung bei PatientInnen mit ADHS). Der Begriff wurde eingeführt bzw. in der psychiatrischen Genetik übernommen, um die „Kluft zwischen dem Beobachtbaren und den genetischen Grundlagen zu schließen" (Müller, Candrian & Kropotov, 2011, S. 119).

Endophänotypen können als eine spezifische Form bzw. eine Subkategorie von Biomarkern verstanden werden. Biomarker sind objektiv messbare Parameter (z. B. das Blutbild), die Aufschluss geben über pathologische Veränderungen des Körpers und die zu diagnostischen Zwecken oder zum Monitoring von

Krankheitsverläufen eingesetzt werden können. Im musikpsychologischen und musiktherapeutischen Bereich wurde bislang am häufigsten Cortisol als Biomarker untersucht (Koelsch & Stegemann, 2012) – Cortisol ist ein Hormon der Stressachse (vgl. Kap. 12), das z. B. bei depressiven Störungen chronisch erhöht ist. In einer Bildgebungsstudie gelang es erstmals, Größenveränderungen im primären auditorischen Cortex bei Kindern mit ADHS, ADS und Dyslexie als möglichen Biomarker zu identifizieren (Serrallach et al., 2016). Es zeigte sich, dass Kinder mit den o. g. Diagnosen (Durchschnittalter elf Jahre) – im Vergleich mit einer Kontrollgruppe – ein vergrößertes Planum temporale im linken primären auditorischen Cortex aufweisen sowie im → **MEG** eine Asynchronie zwischen rechter und linker Hirnhälfte. Letztere Auffälligkeit reduzierte sich im Verlauf von drei Jahren signifikant bei den Kindern, die ein Musikinstrument lernten, was auf den positiven Effekt von Musik während der Hirnentwicklung hinweist.

Die Erforschung von Biomarkern in musiktherapeutischen Studien kann u. a. dabei helfen, die interne und externe → **Validität** von Untersuchungen zu verbessern.

Zu 4.: Kognitive Basisstörungen als Ausgangspunkt für die Entwicklung musiktherapeutischer Interventionen. Wenn in der Psychiatrie/Kinder- und Jugendpsychiatrie und in der Neurologie kognitive Defizite als zugrunde liegende Pathomechanismen von unterschiedlichen Störungsbildern identifiziert werden, können in der funktionell ausgerichteten Musiktherapie leichter „passgenaue“ Behandlungsangebote entwickelt werden. Dieser Ansatz wird in der Musiktherapie in verschiedenen Bereichen bereits erfolgreich eingesetzt: In der Neurologischen Musiktherapie nach Thaut dienen die pathophysiologischen Kenntnisse z. B. zur Aphasie bei Schlaganfall als Ausgangspunkt für entsprechende Interventionen, wie die Melodic Intonation Therapy, MIT (LaGasse & Thaut, 2013). Bei der MIT werden durch Singen und Mitklopfen die nicht geschädigten Areale der nicht dominanten Hirnhälfte stimuliert, damit sie Funktionen des lädierten motorischen Sprachzentrums übernehmen bzw. kompensieren können und somit PatientInnen geholfen wird, sich sprachlich zu äußern.

Einen kritischen Blick werfen Juckel und Edel (2014) auf die bisherigen neurobiologischen Ansätze in der Psychotherapieforschung, wenn sie schreiben:

> *„Viele dieser Studien finden zwar Effekte, die aus neurobiologischer Sicht plausibel erscheinen, beispielsweise eine ‚Normalisierung' der Aktivierung involvierter Regionen nach der Intervention, viel interessanter aber wären Studien, die einzelne Wirkmechanismen und -faktoren von Psychotherapie aus neurobiologischer Perspektive untersuchen: Was genau macht Psycho-*

therapie erfolgreich? Welche Rolle kommt der Klärung und dem Verständnis einzelner innerer Vorgänge und Erfahrungen im Rahmen psychodynamischer Therapien zu? Welche Effekte haben bestimmte Prozesse des Lernens, Übens oder Trainierens in hochstrukturierten verhaltenstherapeutischen Programmen? Welche genaue Wirkung haben Beziehungs- und Bindungsaspekte oder Übertragungs- und Gegenübertragungsmechanismen als Elemente der therapeutischen Interaktion? Untersuchungen solcher Fragestellungen mittels funktionell bildgebender und/oder elektrophysiologischer Methoden wären ausgesprochen spannend, wenn sie systematisch, d.h. genau auf die bisherige Datenlage abgestimmt, auf klar umrissene Details fokussieren würden" (S. 13).

Diese Überlegungen sind auf die Musiktherapie-Forschung sicherlich gut übertragbar und bieten eine Reihe von lohnenswerten Anknüpfungspunkten für zukünftige Studien.

Meines Erachtens ist es für eine „neurobiologische Musiktherapie" (also einen Musiktherapie-Ansatz, der sich allein an neurobiologischen Prinzipien orientiert) zu früh – und bisherige Ansätze dazu erscheinen mir auch nicht überzeugend. Eine *neurowissenschaftlich informierte* Musiktherapie hingegen, d.h. ein Vorgehen, das neurobiologische Erkenntnisse integriert und in Diagnostik, Indikationsstellung und Behandlung berücksichtigt, erscheint mir als eine Notwendigkeit. Daher ist es aus meiner Sicht für MusiktherapeutInnen an der Zeit, sich Grundlagenwissen anzueignen, um aktuelle Forschungsergebnisse adäquat und kritisch einschätzen und reflektieren zu können.

Aufbau und Ziele des Buches

Studierenden der Philosophie, der Mathematik und der Medizin wird die Aufgabe gestellt, das Telefonbuch auswendig zu lernen. Die Philosophie-Studentin fragt: „Warum?", der Mathematik-Student: „Nach welchem System?" und die Medizin-Studierende fragt: „Bis wann?" (Bisher ist nicht überliefert, was Musiktherapie-Studierende geantwortet haben – Vorschläge bitte an den Autor schicken!)

Dieser Witz verdeutlicht, was die Problematik beim Erwerb medizinischen Wissens ist: Aufgrund von hohem Zeitdruck und enormem Arbeitspensum geht es primär darum, Prüfungswissen bis zu einem bestimmten Termin parat zu haben – und meist ist es dann genauso schnell wieder vergessen wie die Fakten „eingetrichtert" wurden … Diese Gefahr besteht auch bei neurobiologischen Inhalten – oftmals geht es um Fakten, bei denen die „Warum"-Frage ins Leere läuft und die man einfach auswendig lernen muss. Ziel dieses Buches ist es jedoch, eher die großen Zusammenhänge darzustellen und verständlich zu machen, anstatt detaillierte Fakten zum Auswendiglernen aufzulisten.

Dieses Buch soll insbesondere Informationen vermitteln, die sich praktisch anwenden lassen – daher beginnt es mit einer „Ersten Hilfe zum Lesen von neurowissenschaftlichen Texten“. Außerdem werden in allen Kapiteln durch Exkurse und Fallbeispiele immer wieder Querverbindungen zu Musik und Musiktherapie hergestellt.

In Teil I werden in vier Kapiteln die Grundlagen der Neuroanatomie und -physiologie vermittelt. Mein Anliegen ist es, komplexe Sachverhalte in möglichst einfacher Sprache darzustellen – gleichzeitig geht es mir aber auch darum, einen Grundstock an Fachvokabular zur Verfügung zu stellen, mit welchem sich die LeserInnen im Klinik-Kontext zurechtfinden können (also z. B. neurologische Untersuchungsbefunde nachvollziehen können).

Teil II behandelt die Sinnesphysiologie – bezogen auf das Hören und das somatosensorische System, also die „Kanäle“, über die Musik wahrgenommen werden kann. Das Kapitel 7 beinhaltet einen klinischen Exkurs zum vorherigen Kapitel und vermittelt wichtige Grundlagen zum Thema Schmerz.

Teil III des Buches beschäftigt sich aus neurowissenschaftlicher Perspektive mit vier Domänen, die klinisch von großer Bedeutung sind: Bewusstsein, Aufmerksamkeit, Lernen und Gedächtnis.

Im Teil IV geht es um die Neurobiologie von Emotionen, Bindung, Stress und Entspannung – grundlegende Kenntnisse der hierbei involvierten neuronalen Strukturen und Prozesse sind wichtig für das Verständnis der Musikverarbeitung, die in Teil V beschrieben wird. Aus didaktischen Gründen ist dieser Teil in zwei Kapitel – Musik-Perzeption und Musizieren – unterteilt, wenngleich diese Trennung gewissermaßen artifiziell ist.

Im letzten Teil des Buches werden zusammenfassend sechs neurobiologische Wirkebenen der Musiktherapie vorgestellt: (1) Synchronisierung/Harmonisierung, (2) Spiegelungsphänomene, (3) Aktivierung von Bindungssystemen, (4) Aktivierung von Belohnungssystem und emotionalen Zentren, (5) Entspannung und Aktivierung und (6) Neuroplastizität.

Im Glossar werden Fachbegriffe erklärt, die im Text an der betreffenden Stelle nicht näher erläutert werden (aus didaktischen oder Platzgründen).

Limitationen – Was dieses Buch nicht leisten kann

1 Der Anspruch dieses Buches kann nur der einer Einführung und eines groben Überblicks über die für die Musiktherapie relevanten neurobiologischen Grundlagen sein – zu jedem Kapitel gibt es ganze Lehrbücher und eine Vielzahl von Fachartikeln. Hinweise zu weiterführender Literatur am Ende jeden Kapitels laden dazu ein, sich ggf. näher mit der Materie zu beschäftigen.
2 Das vorliegende Buch kann weder ein Neurologie- noch ein Psychiatriebuch ersetzen – das Anliegen dieses Textes ist es vielmehr, Grundlagen zu vermitteln, die ein Verständnis von Ätiologie und Pathomechanismen neurologischer und psychiatrischer Krankheitsbilder erleichtern. Auf spezifische Störungsbilder wird exemplarisch im Text, in Exkursen oder in klinischen Beispielen ohne Anspruch auf Vollständigkeit eingegangen. Die systematische Darstellung neurologischer und psychiatrischer Krankheitsbilder in Bezug auf die neurobiologischen Mechanismen und deren Bedeutung für die Musiktherapie ist Stoff für das nächste Buch.
3 Die „Halbwertszeit“ von Wissen in den Neurowissenschaften verringert sich wohl im gleichen Maße wie die Zahl an facheinschlägigen Publikationen wächst (s.o.). Auch das macht die Faszination dieser Disziplin aus – die einzige Konstanz ist die Veränderung. Daher zielen Inhalt und Didaktik dieses Buches auch darauf ab, ein Wissensfundament zu legen, auf dem neue Informationen integriert werden können und so in die praktische Arbeit einfließen können: Mutatis mutandis.

Der Psychotherapieforscher Klaus Grawe schreibt in seinem Buch zur Neuropsychotherapie: „Die richtige Mischung von Neurotransmittern macht noch keinen glücklichen Menschen“ (Grawe, 2004, S. 20). Das vorliegende Buch will weder eine Anleitung zum Glücklich-Sein, noch ein Rezeptbuch für Neurotransmitter-Cocktails anbieten, sondern es möchte – im Sinne einer neurowissenschaftlich informierten Musiktherapie – die Tür zur faszinierenden Welt der Wechselwirkungen zwischen Musik, Beziehung und Gehirn ein kleines Stück öffnen. Treten Sie ein …

Teil I

1 *Come on baby, light my fire* – Nervengewebe

Kapitelübersicht

- Nervenzellen (Neuronen): Aufbau und Funktion
- Neuroplastizität
- Gliazellen: Typen und Aufgaben
- Grundprinzipien der Erregungsleitung
- Chemische und elektrische Informationsübertragung
- Neurotransmitter

Das menschliche Gehirn wird heutzutage gerne mit einem Computer verglichen. Diese Analogie impliziert eine logische und geplante Abfolge von Rechenschritten, die zwar höchst komplex sind und in großer Geschwindigkeit ablaufen; letztendlich können aber Computer nur bedingt mehr leisten als das, wofür sie konstruiert wurden und womit sie gefüttert wurden – daher ist diese Metapher ein wenig irreführend. Als eine Entsprechung für die Vorgänge des menschlichen Gehirns im musikalischen Bereich würde sich vielleicht das Bild des Orchesters anbieten – durch die Tätigkeit vieler hoch spezialisierter Individuen entsteht auf der Grundlage einer Partitur und durch die leitende Funktion des Dirigenten ein sinnvolles Ganzes. Das Gehirn arbeitet aber nicht wie ein klassisches Orchester, sondern eher wie eine überdimensionale New Orleans Dixieland-Brassgroup oder wie ein gigantisches Free-Jazz-Ensemble. Die Vorgänge im Gehirn ähneln eher den Prinzipien der freien Improvisation, indem mehr oder weniger unabhängig voneinander ablaufende Prozesse und Dynamiken am Ende eine Gestalt bilden. Keiner weiß am Anfang, wo die Musik hinführt. Kleine „Fehler" stören nicht, sondern machen den Reiz und das Individuelle aus bzw. sind Ausgangspunkte für neue und kreative Lösungen.

Wenn wir uns die „MusikerInnen" dieser freien Improvisation genauer anschauen, so finden wir zwei Typen von Zellen, die das zentrale Nervensystem (ZNS) ausmachen: Nervenzellen (Neuronen) und Stützzellen (Gliazellen). Wenn man den Vergleich der konzertierenden KünstlerInnen weiterführen will, dann sind die Neuronen die MusikerInnen auf der Bühne und die Gliazellen sind die

Menschen im Hintergrund, die dafür sorgen, dass so ein Konzert überhaupt stattfinden kann: Bühnenarbeiter, Roadies, Beleuchter, Security, Hauspersonal, Management etc.

Im menschlichen Gehirn finden sich etwa 100 Milliarden Neuronen und ca. zehnmal so viele Gliazellen. Alle diese Zellen sind jeweils mit bis zu 10.000 anderen Zellen verbunden. Die Größenordnungen, mit denen wir es hier zu tun haben, werden plastischer, wenn man sich vorstellt, dass es in unserem Gehirn mehr Zellverbindungen (Synapsen) als Blätter im Amazonas-Regenwald gibt. Kann das stimmen?

BEISPIEL

Rechenbeispiel: „Das menschliche Gehirn enthält etwa 100 Milliarden Nervenzellen, das ist eine Eins mit elf Nullen. Wie viele Bäume gibt es im Amazonas? Dazu ist im Jahr 2013 eine wissenschaftliche Schätzung in der Zeitschrift Science erschienen: Rund 400 Milliarden Bäume gibt es demnach, verteilt auf 16000 Arten. Also viermal so viele wie Hirnzellen beim Menschen – aber dieser Faktor soll uns nicht weiter stören.

In dem Artikel steht nicht, wie viele Blätter jeder dieser Bäume hat. Aber eine Zahl zwischen 1000 und 10000 wäre plausibel. Und damit käme man dann tatsächlich auf einen Gesamtwert, der in der Größenordnung vergleichbar ist mit der Zahl der Synapsen im menschlichen Gehirn, nämlich zwischen 100 Billionen und einer Trillion. Der Vergleich ist also gar nicht so weit hergeholt."

(Drösser, 2017)

Neurone weisen bestimmte Charakteristika auf, durch die sie ihren spezifischen Aufgaben und Anforderungen in idealer Weise nachkommen können und die sie von anderen Körperzellen unterscheiden (Budde & Meuth, 2003, S. 1):

1 Neuronen besitzen eine elektrisch erregbare Membran.
2 Neuronen können untereinander sowie mit weit entfernten → **Effektororganen** (z.B. inneren Organen, Drüsen oder Muskulatur) kommunizieren.
3 Neuronen verfügen über Neurofilamente, d.h. spezifische Proteine des → **Cytoskeletts**, die für Färbungen z.B. mit Antikörpern genutzt werden können.

Bis ungefähr Anfang der 1990er-Jahre war ein weiteres Charakteristikum auf dem Dogma begründet, dass sich Nervenzellen nicht teilen könnten und somit nach der Geburt keine neuen Nervenzellen mehr entstünden. Neuere Forschungen relativieren diese Annahme jedoch und belegen, dass es bis ins Erwachsenenalter noch zur Neubildung von Neuronen in bestimmten Hirngebieten kommt. Eine dieser Regionen ist der Hippocampus, ein Hirnareal, das v.a. für die Gedächtnisbildung von Bedeutung ist.

Neuroplastizität

Unter dem Begriff Neuroplastizität werden Anpassungsprozesse im Gehirn als Reaktion auf neue Erfahrungen oder sich verändernde Lebensumstände verstanden. Diese Anpassungsprozesse finden ständig statt und können mittlerweile auf verschiedenen Ebenen nachgewiesen und sichtbar gemacht werden (vgl. Tab. 1.1). Man unterscheidet zwischen funktioneller und struktureller Neuroplastizität. Funktionelle Neuroplastizität zeigt sich in veränderten Aktivitätsmustern von Nervenzellgruppierungen (cell assemblies), strukturelle Neuroplastizität geht mit länger anhaltenden Veränderungen der weißen oder grauen Substanz im Gehirn einher. Ein Beispiel für strukturelle Neuroplastizität ist die Vergrößerung von bestimmten Arealen des Corpus Callosum – der Hauptverbindung zwischen linker und rechter Hirnhälfte – bei MusikerInnen im Vergleich zu Nicht-MusikerInnen. Diese Veränderungen in der weißen Substanz, die von einer Forschungsgruppe um Gottfried Schlaug untersucht wurden, werden als Folge des intensiven Übens interpretiert, was z.B. bei PianistInnen das Trainieren der Links-Rechts-Koordination in besonderer Weise erfordert (Schlaug, Jäncke, Huang, Staiger & Steinmetz, 1995).

Tab. 1.1: Neuroplastizität (Spitzer, 2002, S. 95)

Ebene	Prozess	Größenordnung	Zeitraum
Synapse	Langzeit-potenzierung	Nanometer bis Mikrometer	Sekunden bis Stunden
Neuron	Wachstum	Mikrometer	Tage bis Wochen
kortikale Karte	Veränderung von Repräsentationen	Millimeter bis Zentimeter	Monate bis Jahre

„Der molekularbiologisch beschreibbare Prozess der Langzeitpotenzierung an **Synapsen** findet innerhalb von Sekunden statt und kann Stunden überdauern. [...] Das Wachstum von **Neuronen** geschieht in Zeiträumen von Tagen, die nicht zuletzt für die Wanderung der neu entstandenen Zellen von der ‚Produktionsstätte' an ihren ‚Einsatzort' benötigt werden. **Kortikale Karten** ändern sich langsam innerhalb von Wochen, wobei besonders ausgeprägte Ausweitungen oder Verschiebungen von Repräsentationen (im Bereich eines Zentimeters und mehr) Jahre benötigen können." (Spitzer, 2002, S.95; Hervorhebungen T.S.)

Neuronen können nach verschiedenen Kriterien unterteilt werden, z.B. nach der Größe, der Axonlänge, der Form, ihrer Funktion oder den Neurotransmittern, die sie produzieren. Eine funktionell wichtige Unterscheidung ist die nach der Richtung der Signalleitung:

- → **afferente Neurone** leiten Impulse von den Rezeptoren oder peripher liegenden Nervenzellen **zum zentralen Nervensystem (ZNS) hin.**
- → **efferente Neurone** leiten Impulse **vom ZNS weg** zu den Zielzellen in der Peripherie

Aufbau eines Neurons

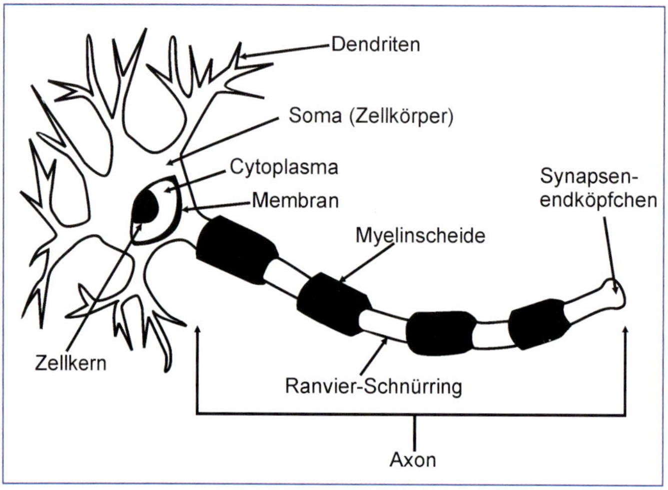

Abb. 1.1: Struktur einer Nervenzelle (Kasten, 2007, S.14)

Beim Aufbau einer Nervenzelle kann grob zwischen einer „Eingangsseite" (hier kommen Signale von anderen Neuronen an) und einer „Ausgangsseite" (hier werden Impulse weitergeleitet) unterschieden werden (s. Abb. 1.1). Die wichtigsten Bestandteile der „Eingangsseite" sind der Zellkörper (das Zellsoma) mit dem

Zellkern sowie die Dendriten. Die Dendriten sind zweigähnliche Strukturen, die mit anderen Nervenzellen in Kontakt stehen und dabei bis zu 200.000 Informationseinheiten aufnehmen können.

Die „Ausgangsseite" wird von einem länglichen Fortsatz, dem Axon, gebildet, das Signale z. T. über große Entfernungen weiterleiten kann. Beim Menschen verbinden die längsten Axone das Rückenmark mit den Zehenspitzen; die längsten Axone beim Wal erreichen eine Länge von ca. 20 Metern.

Um die elektrische Signalübertragung effektiver zu machen, ist ein Teil der Axone mit einer „Isolierschicht", dem Myelin, ummantelt (s. u.). Dadurch werden Übertragungsgeschwindigkeiten von 120 Meter/Sekunde möglich. Dies erlaubt es z. B. GeigerInnen, in Bruchteilen von Sekunden auf Ungenauigkeiten in der Intonation mit einer Korrektur der Fingerstellung zu reagieren.

Gliazellen

Die Gliazellen haben im Wesentlichen drei Aufgabenbereiche:

1. Stützfunktion
2. Ernährungsfunktion
3. Elektrische und immunologische Schutzfunktion

Darüber hinaus sind Gliazellen aber auch an Prozessen der Hirnentwicklung (→ **„Pruning"**), der Neuroplastizität (vgl. Exkurs oben) sowie der → **Neurotransmission** (vgl. Tab. 1.2) beteiligt, d. h. ihre „Kompetenzen" reichen über die Funktion eines Stützgewebes weit hinaus und müssen differenziert betrachtet werden. Die Gliazellen können in fünf Typen eingeteilt werden:

- Astrozyten („Alles-Könner")
- Oligodendrozyten („Isolatoren")
- Mikrogliazellen („Staubsauger")
- Ependymzellen („Tapete")
- Schwann-Zellen („Außenmitarbeiter")

Die Astrozyten und die Oligodendrozyten machen den Hauptteil der Gliazellen im ZNS aus. Die **Astrozyten** sind die „Alleskönner" im ZNS; sie nehmen fast den gesamten Raum ein, der nicht von Nervenzellen oder Blutgefäßen ausgefüllt wird und gewährleisten die Struktur und Stabilität des Nervengewebes. Darüber hinaus sind sie wesentlich an der Versorgung der Neuronen und an Reparaturprozessen (Glianarbe) beteiligt. Durch die Aufnahme von Kaliumionen aus dem → **Extrazellulärraum** tragen die Astrozyten zur Aufrechterhaltung des Membranpotenzials bei (s. u.). Durch die Aufnahme von Neurotransmittern unterstützen sie die Effektivität der synaptischen Übertragung (s. u.). Darüber hinaus sind sie auch an immunologischen Prozessen beteiligt und formen eine Barriere gegen die Ausbreitung von Infektionen im Gehirn.

Die Isolierung von Axonen durch Myelinisierung erfolgt innerhalb und außerhalb des ZNS von verschiedenen Zelltypen: Im ZNS sind dafür die **Oligodendrozyten** zuständig, außerhalb, im peripheren Nervensystem (PNS), wird das Myelin von **Schwann-Zellen** gebildet. Während innerhalb des ZNS praktisch alle Axone myelinisiert sind, kommen im PNS auch nicht-myelinisierte Axone vor, beispielsweise für die Fortleitung von Eingeweideschmerzen.

BEISPIEL

Klinisches Beispiel Gliome: Im Gehirn unterscheidet man primäre (oder hirneigene) Tumore von sekundären Tumoren, die durch Metastasierung von Tumoren in anderen Organen des Körpers entstehen. Die *primären* Tumore gehen von hirneigenen Strukturen aus und entwickeln sich vermutlich aus neuronalen oder glialen Stammzellen. Bei Gliazellen – im Unterschied zu den Neuronen – findet ständig eine Zellerneuerung statt. Aus diesem Grund gehören Tumoren glialen Ursprungs zu den häufigsten hirneigenen Tumoren: Gliome machen mit vier bis fünf Neuerkrankungen pro 100.000 Einwohner / Jahr ca. 40 % der hirneigenen Tumoren aus.

Zu den Allgemein-Symptomen von Hirntumoren gehören Kopfschmerzen, epileptische Anfälle (wichtigstes Frühsymptom) sowie Antriebsstörung, affektive Verflachung, Desinteresse und Verlangsamung (neuropsychologische Auffälligkeiten). Daneben entwickeln sich im weiteren Verlauf sogenannte Herd- oder fokale Symptome, die sich je nach Lokalisation des Tumors unterscheiden: So kann es beispielsweise bei Tumoren im Hirnstamm zu Hirnnervenlähmungen kommen (s. Kap. 2).

Myelin

Die Markscheiden sogenannter markhaltiger Nervenzellen werden aus Myelin gebildet (s. Abb. 1.1). Myelin ist ein Fett-Eiweiß-Gemisch, das von spezialisierten Gliazellen (s. o.) produziert wird und der elektrischen Isolierung von Axonen dient. Dadurch wird die Nervenleitgeschwindigkeit (NLG) deutlich erhöht (60 – 120 m / s im Vergleich zu marklosen Nervenfasern mit einer NLG von 0,5 – 2 m / s).

BEISPIEL

Klinisches Beispiel Multiple Sklerose: Die multiple Sklerose (MS) ist eine der häufigsten neurologischen Erkrankungen des jungen Erwachsenenalters. Bei der MS handelt es sich um ein schubförmig oder chronisch progredient verlaufendes Krankheitsbild bislang ungeklärter Ätiologie. Chronisch-entzündliche Prozesse führen zu einer sog. „Entmarkung“, also zu einer zunehmenden Zerstörung der Myelinscheiden im ZNS. In der Folge kommt es u.a. zu Lähmungserscheinungen (Paresen), Sensibilitäts- und Koordinationsstörungen. Darüber hinaus können viele unterschiedliche und z.T. unspezifische Symptome auftreten (wie z.B. Schmerzen, psychische Veränderungen, Sehstörungen), die für den Verlauf, die Krankheitsverarbeitung und die Lebensqualität von großer Bedeutung sind.

Musikmedizinische und musiktherapeutische Ansätze werden zunehmend in der Behandlung von MS-PatientInnen eingesetzt und beforscht. Positive Effekte zeigen sich u.a. in der Verbesserung motorischer Leistungen, kognitiver Funktionen sowie der Stimmung und der Lebensqualität (Moumdjian, Sarkamo, Leone, Leman & Feys, 2017; Raglio et al., 2015; Seebacher, Kuisma, Glynn & Berger, 2017; Thaut, Peterson, McIntosh & Hoemberg, 2014).

Saltatorische Erregungsleitung

Eine weitere Zunahme der Nervenleitgeschwindigkeit wird durch den Mechanismus der „Saltatorischen Erregungsleitung“ erzielt (s. Abb. 1.2). Hierbei „überspringt“, wie die Bezeichnung bereits verrät (lat. saltare = springen), der elektrische Impuls einzelne Abschnitte des Axons (Internodium). Diese Abschnitte werden von Ranvier-Schnürringen (benannt nach dem französischen Anatomen Louis-Antoine Ranvier) begrenzt (s. auch Abb. 1.1). An diesen Stellen ist die Isolierung unterbrochen und das Signal kann fast verlustlos weitergeleitet werden.

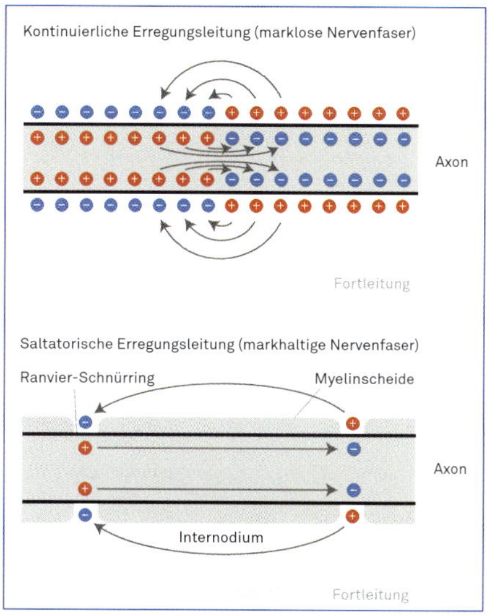

Abb. 1.2: Signalweiterleitung an Axonen (nach Birbaumer & Schmidt, 2010, S. 44)

Nerven und Bahnen

Im peripheren Nervensystem (PNS) werden Signale über Nerven vermittelt, vergleichbar mit Datenkabeln. Diese Nerven bestehen aus Bündeln von Nervenfasern; jede davon aus Axon und Hüllstruktur. Im zentralen Nervensystem (ZNS) werden diese Verbindungen als Bahnen (Tractus) bezeichnet. Im PNS enthalten Nerven typischerweise sowohl afferente als auch efferente Fasern; man spricht dann von einem *gemischten* Nerv. Diese Fasern können myelinisiert oder unmyelinisiert sein. Wie bei einem Stromkabel werden einzelne Fasern und Faserbündel von verschiedenen Hüllstrukturen eingefasst. Die einzelnen Nervenfasern sind vom *Endo*neurium umhüllt. Das *Peri*neurium fasst mehrere Fasern zu Faserbündeln zusammen und besteht aus straffem Bindegewebe. Die äußere Hülle eines Nerven, die die Nervenfaserbündel (Faszikel) und die Blutgefäße zusammenhält, wird als *Epi*neurium bezeichnet.

Elektrische und chemische Informationsübertragung

Es gibt im Wesentlichen zwei Formen der Informationsübertragung im Gehirn: Eine elektrische und eine chemische. Innerhalb einer Nervenzelle werden Signale als elektrische Impulse weitergegeben – man spricht hier von Aktionspotenzialen (umgangssprachlich: Die Neuronen „feuern"). Bei den Aktionspotenzialen handelt es sich um eine kurzfristige Ladungsumkehr des Membranpotenzials, welche in erster Linie durch den Einstrom von Natrium-Ionen ausgelöst wird (Depolarisation). Durch den Ausstrom von Kalium-Ionen wird der Ausgangszustand, das Ruhepotenzial, wiederhergestellt (Repolarisation). Die Auslösung eines Aktionspotenzials folgt dem „Alles-oder-nichts-Prinzip", d. h. sobald die jeweilige Schwelle überschritten ist, wird ein Aktionspotenzial ausgelöst; bleibt das Signal jedoch unterhalb der erforderlichen Amplitude, wird kein Impuls weitergeleitet (s. Abb. 1.3).

Der zweite wichtige Mechanismus bei der Informationsübertragung ist die chemische Signalweitergabe zwischen zwei Zellen. Der Kontaktbereich zwischen zwei Zellen wird als **Synapse** bezeichnet (s. Abb. 1.4).

Synapsen können Axone untereinander verbinden (axoaxonal), sie können zwischen einem Axon und einem Dendriten bestehen (axodendritisch) oder sie können sich direkt am Zellkörper befinden (axosomatisch). Die Synapse besteht jeweils aus der präsynaptischen Endigung (einer Auftreibung am Ende des Axons), dem synaptischen Spalt und der postsynaptischen Membran mit spezialisierten Rezeptoren. Die präsynaptische Endigung enthält Bläschen (Vesikel), die Botenstoffe (Neurotransmitter) enthalten.

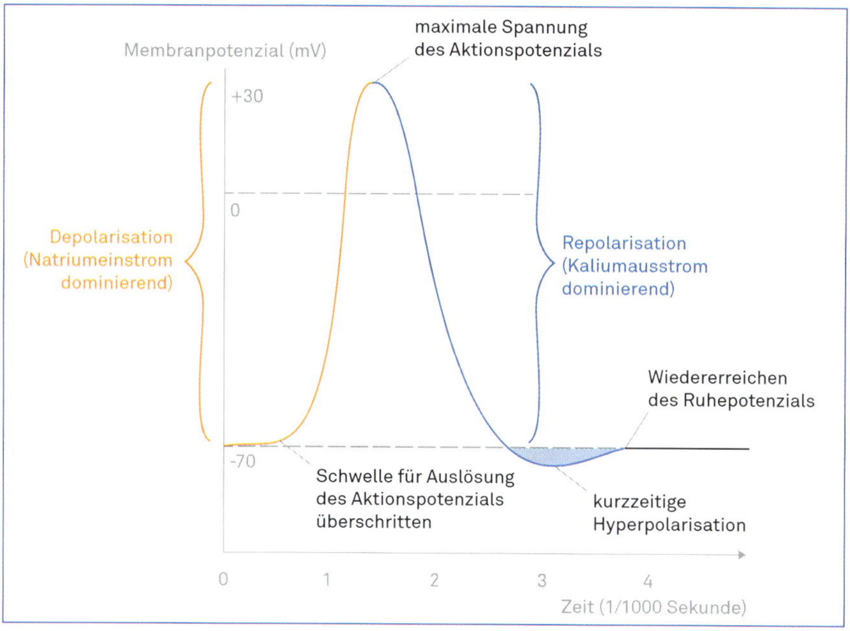

Abb. 1.3: Aktionspotenzial (nach Menche, 2016, S. 130)

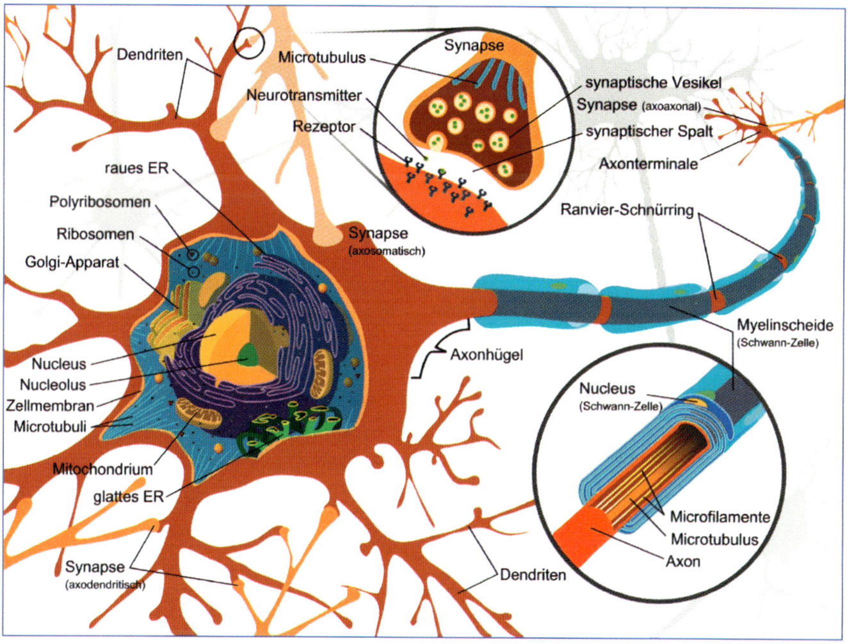

Abb. 1.4: Nervenzelle mit Synapsen (Wikimedia: LadyofHats)

Durch ein Aktionspotenzial, das über das Axon die präsynaptische Endigung erreicht, wird der Impuls zur Entleerung der Vesikel in den synaptischen Spalt vermittelt. Daraufhin werden die Botenstoffe ausgeschüttet und binden an den passenden Rezeptoren auf der postsynaptischen Membran. Durch das „Andocken" der Botenstoffe nach dem „Schlüssel-Schloss-Prinzip" kann wiederum ein Aktionspotenzial ausgelöst werden und das Signal wird in der nächsten Zelle weitergeleitet. Hieran wird deutlich, dass elektrische und chemische Übertragungsmechanismen Hand in Hand arbeiten und sich ergänzen. Die Transmitterwirkung ist zeitlich begrenzt: In der Regel werden die Botenstoffe in die präsynaptische Zelle wiederaufgenommen (eine Art Recycling; engl. *re-uptake*), oder sie werden durch spezielle Eiweißstoffe (Enzyme) aufgespalten und damit „unschädlich" gemacht.

Neurotransmitter können abhängig von den Rezeptoren, auf die sie treffen, eine erregende (exzitatorische) oder eine hemmende (inhibitorische) Wirkung entfalten. Die Prozesse, die an der postsynaptischen Membran ablaufen, sind z. T. sehr komplex. Folgende Kriterien muss ein Molekül erfüllen, um als **Neurotransmitter** zu gelten:

1 Das Molekül muss im präsynaptischen Neuron synthetisiert und gespeichert werden.
2 Das Molekül muss nach einer Stimulation aus der präsynaptischen Axonterminale freigesetzt werden.
3 Das Molekül muss bei künstlicher Anwendung im Experiment eine Reaktion in der postsynaptischen Zelle hervorrufen, die der Reaktion entspricht, die bei der natürlichen Freisetzung des Neurotransmitters durch das präsynaptische Neuron entsteht. (Bear, Connors & Paradiso, 2012, S. 151).

Die **wichtigsten Neurotransmitter** sind in Tabelle 1.2 beschrieben:

Tab. 1.2: Übersicht der wichtigsten Neurotransmitter

Neurotransmitter	Funktion	Vorkommen	Bedeutung für Musikerleben/ -ausführung
Acetylcholin	exzitatorisch am Skelettmuskel; sonst exzitatorisch oder inhibitorisch	ZNS, PNS, motorische Endplatte	motorische Ausführung beim Musizieren
Biogene Amine			
Noradrenalin	exzitatorisch oder inhibitorisch	ZNS, PNS	unklar

Neurotransmitter	Funktion	Vorkommen	Bedeutung für Musikerleben/ -ausführung
Dopamin	generell exzitatorisch; teilweise inhibitorisch	ZNS, PNS	„Glückshormon"; wird beim Musikhören ausgeschüttet
Serotonin	generell inhibitorisch	ZNS, PNS	antidepressive und schmerzmodulierende Wirkung (u.a. durch Musik und Tanz)
Aminosäuren			
GABA	inhibitorisch	ZNS	sedierende Wirkung; evtl. Zusammenhang mit beruhigender Musikwirkung
Glutamat	exzitatorisch	ZNS	nicht eindeutig zuordenbar
Neuropeptide			
Substanz P	exzitatorisch	ZNS, PNS	unklar
Met-Enkephalin (Endorphin)	generell inhibitorisch	ZNS	endogenes „Schmerzmittel"; evtl. Zusammenhang mit algolytischer Musikwirkung

ZUSAMMENFASSUNG

Wenn man sich das Gehirn als ein gigantisches Free-Jazz-Ensemble vorstellt, dann sind die Neuronen und die Gliazellen die ProtagonistInnen, die die Musik machen bzw. für das „Drumherum" sorgen. Neuronen haben einen spezifischen Aufbau (Zellkörper, Axon, Dendriten) und unterscheiden sich von anderen Körperzellen z.B. dadurch, dass sie eine elektrisch erregbare Membran besitzen. Die ca. 100 Milliarden Nervenzellen im menschlichen Gehirn sorgen für den Austausch und die Speicherung von Informationen. Eine wichtige Voraussetzung dafür ist auch die Neuroplastizität – darunter versteht man die Fähigkeit von Neuronen, sich auf funktioneller und struktureller Ebene an veränderte Anforderungen zu adaptieren. Kognitive Vorgänge wie Lernen und Gedächtnisbildung beruhen auf neuroplastischen Mechanismen.

Gliazellen (z.B. Astrozyten und Oligodendrozyten) haben Stütz-, Ernährungs- und Schutzfunktionen und sind u.a. für die Bildung des Myelins zuständig. Myelin ist ein Fett-Eiweiß-Gemisch, das der elektrischen Isolierung von Axonen dient und damit die Nervenleitgeschwindigkeit deutlich erhöht.

Die Informationsweiterleitung im Gehirn und im peripheren Nevernsystem erfolgt sowohl elektrisch (Stichwort: Saltatorische Erregungsleitung) als auch chemisch (Stichworte: Synaptischer Spalt, Neurotransmitter). Neurotransmitter sind Botenstoffe des Nervensystems, die erregend (exzitatorisch, z.B. Glutamat) oder hemmend (inhibitorisch, z.B. GABA) wirken können. Weitere wichtige Neurotransmitter sind Dopamin und Serotonin, die auch im Zusammenhang mit der stimmungsaufhellenden Wirkung von Musik eine wichtige Rolle spielen.

Weiterführende Literatur:

Chanda, M.L. & Levitin, D.J. (2013). The neurochemistry of music. Trends in Cognitive Sciences, 17(4), 179–193.

Menche, N. (Hrsg.). (2016). Biologie – Anatomie – Physiologie (8. Aufl.). München: Urban & Fischer.

Pape, H.-C., Kurtz, A. & Silbernagl, S. (Hrsg.). (2018). Physiologie (8. Aufl.). Stuttgart: Thieme.

Zilles, K. & Rehkämper, G. (1998). Funktionelle Neuroanatomie (3. Aufl.). Berlin: Springer.

Wiederholungsfragen zu Kapitel 1

1 Aus wie vielen Neuronen besteht das menschliche Gehirn?
2 Welche Zelltypen sind die „Protagonisten“ des Nervengewebes?
3 Was zählt zu den besonderen Kennzeichen von Nervenzellen?
4 Was versteht man unter Neuroplastizität?
5 Welche Aufgaben haben Gliazellen?
6 Welchen Zweck erfüllt die Myelinscheide des Axons?
7 Was passiert mit den Nervenzellen im ZNS bei Multipler Sklerose?
8 Was meint der Begriff „saltatorische Erregungsleitung“?
9 Woraus setzt sich ein Nerv zusammen?
10 Welche Mechanismen liegen dem Ruhe- und Aktionspotenzial zugrunde?

11 Beschreiben Sie den Aufbau einer Synapse.
12 Was versteht man unter Neurotransmittern?
13 Nennen Sie die beiden Funktionsmechanismen von Neurotransmittern und geben Sie jeweils ein Beispiel.

2 *Check my brain* – Aufbau und Funktion des Gehirns

Kapitelübersicht

- Historisches: Phrenologie
- Gliederung des Gehirns
- Graue und weiße Substanz
- Aufbau und Funktion von
  - Großhirn
  - Kleinhirn
  - Zwischenhirn
  - Hirnstamm
- Blutversorgung des Gehirns
- Liquorräume und Ventrikelsystem

Historisches: Phrenologie

Eine alte Redensart lautet: „Man kann den Menschen nur vor den Kopf gucken" (anstatt hinein), soll heißen, man kann sich nie sicher sein, was in dem Gehirn einer anderen Person vor sich geht. Wie faszinierend und verlockend musste daher die Behauptung des Wiener Arztes Franz Joseph Gall gewesen sein, man könne von der Schädelform eines Menschen auf dessen Charakter schließen. Diese Vorstellung elektrisierte die Wiener Gesellschaft Ende des 18. Jahrhunderts und führte dazu, dass das „Köpfe-Abtasten nach Doktor Gall" bald zu einer Art „modischen Gesellschaftsspiels" (Schott, 2002, S. 1188) wurde, welches Kaiser Franz II. schließlich dazu nötigte, dem Treiben ein Ende zu setzen und die Verbreitung der Lehren des „Doctor Medicinä Gall" zu verbieten:

„Da über diese Kopflehre, von welcher mit Enthusiasmus gesprochen wird, vielleicht manche ihren eigenen Kopf verlieren dürften, diese Lehre auch auf Materialismus zu führen, mithin gegen die ersten Grundsätze der Religion und der Moral zu streiten scheint, so werden Sie diese Privatvorlesungen allsogleich [...] verbieten lassen (zitiert nach Düweke, 2001, S. 53).

Der aus Deutschland stammende Franz Joseph Gall (1758–1828) war über Untersuchungen bei Tieren und Menschen zu der Auffassung gekommen, dass das Verhalten von Lebewesen durch „Hirnorgane" an der Hirnoberfläche bestimmt würde, deren Ausprägung sich wiederum in der Gestalt und Formung der Schädelknochen widerspiegele. Auf einer Vortragsreise durch Deutschland, Dänemark, Holland und die Schweiz machte er seine „Schedellehre", die „Phrenologie", bekannt und stieß mit seinen öffentlichen Demonstrationen bei Laien und Fachleuten gleichermaßen auf großes Interesse, aber durchaus auch auf Widerspruch. Gall unterschied 27 Grundfakultäten, d. h. Fähigkeiten oder Veranlagungen, die ihren Sitz jeweils in einem „Hirnorgan" hätten: Dazu gehörten neben dem „Fortpflanzungstrieb" und dem „Würg- und Mordsinn" auch der „Tonsinn", welchen er über der äußeren Wölbung des Augenbogens lokalisierte. Im Jahre 1806 schrieb er:

„Und dieser Tonsinn muß an dem bezeichneten Orte seinen Sitz haben, da man an allen Menschen und Thieren, welche die Fähigkeit haben, Töne aufzufassen und selbst hervorzubringen, zum Beispiel Papagayen, Elstern, Raben, Gimpeln und allen männlichen Singvögeln jene beyden Erhabenheiten über den äußeren Augenbogenwinkeln bemerkt, dagegen sie sich bey andern Vögeln und Thieren, welchen dieser Sinn abgeht, zum Beispiel bey Pfauen, Hunden et cetera so wie bey Menschen, welche nicht einmal Musik gern hören, gar nicht finden. An großen Musikern, zum Beispiel bey Mozart, Gluck, Haydn, Viotti und anderen mehr findet sich dieses Organ in ausgezeichneter Größe. – Es umfasst zugleich den Sinn für Takt und Rhythmus, und findet sich sogar oft bey Taubstummen, die dann auch so gut nach dem Takte einer Musik zu tanzen im Stande sind, als ob sie das feinste Gehör hätten (zitiert nach Schott, 2002, 1188).

Schott (2002) resümiert, dass Galls Schädellehre zwar „vor dem Hintergrund der naturwissenschaftlichen Medizin als unhaltbares Konstrukt kritisiert und ihr Urheber als Spintisierer belächelt wurde" (S. 1188), ihr aus heutiger Sicht jedoch eine „bahnbrechende" Funktion für die Entstehung der modernen Neurowissenschaften zukomme:

„Denn erstmals wurde die hirnphysiologische beziehungsweise anthropologische Bedeutung der Hirnrinde grundsätzlich anerkannt, wenn auch auf höchst spekulativem Weg“ (S. 1188).

Gliederung des Gehirns

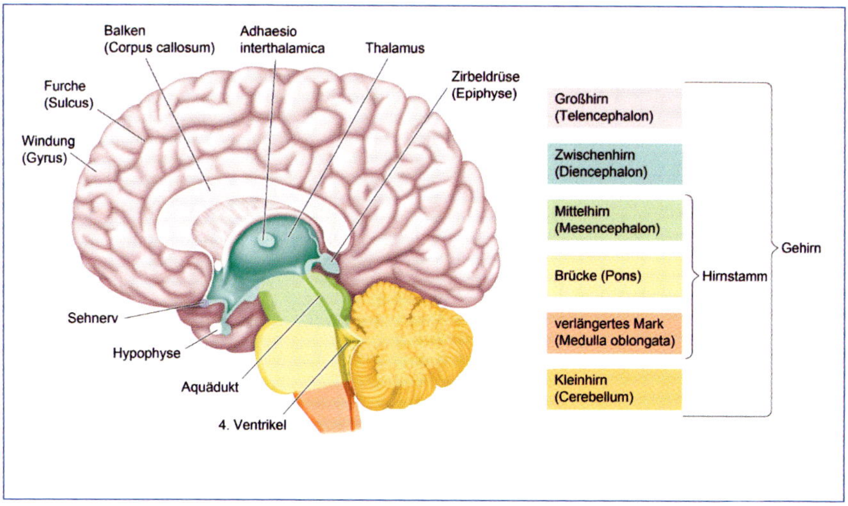

Abb. 2.1: Gliederung des Gehirns

Die Abbildung 2.1 zeigt schematisch die gängige Unterteilung des Gehirns in fünf (bzw. mit dem verlängerten Rückenmark in sechs) Abschnitte:

1 Telencephalon (Großhirn)
2 Diencephalon (Zwischenhirn)
3 Mesencephalon (Mittelhirn)
4 Pons (Brücke)
5 Medulla oblongata (verlängertes Mark)
6 Cerebellum (Kleinhirn)

Der funktionell als eine Einheit agierende Hirnstamm setzt sich aus (3) Mesencephalon, (4) Pons und (5) Medulla oblongata zusammen.

Diese Gliederung entspricht sowohl der zeitlichen Abfolge der Ontogenese (der Hirnentwicklung des Embryos) als auch jener der Phylogenese (Stammesgeschichte). Der Neurowissenschaftler Gerald Hüther vergleicht den Aufbau und die Entwicklung des Gehirns mit jenen einer Zwiebel:

> *„Die ältesten, während der Hirnentwicklung zuerst herausgeformten Bereiche sind gewissermaßen das Herz der Hirnzwiebel. Sie liegen tief unten im Gehirn, wo das Rückenmark beginnt […] Deshalb ist dieser Hirnstamm untrennbar mit dem Körper verbunden, ähnlich wie das Herz der Zwiebel mit den Wurzeln, die sie im Boden verankern" (Hüther & Michels, 2011, S. 45).*

Die nächste „Schicht" bildet das limbische System, das für die Generierung und Regulation von Emotionen zuständig ist, und welches gesondert behandelt wird (vgl. Kap. 10). In dem Zwiebelmodell folgen darauf die Großhirnrinde und die präfrontale Rinde, Hirnareale, die für „höhere Hirnfunktionen", wie Handlungsplanung, Sprache oder Musizieren von Bedeutung sind. Die äußerste Schicht bildet in Hüthers Modell das „Betriebsklima", welches er folgendermaßen beschreibt:

> *„Zu diesem Betriebsklima gehört schon das Milieu im Mutterleib während der Schwangerschaft. Während der Kindheit ist es das Familienklima, das Klima im Kindergarten und in der Schule, später kommt noch das Klima am Arbeitsplatz dazu. Immer ist es das dort herrschende Betriebsklima, das darüber entscheidet, welche Erfahrungen ein Kind oder später ein Erwachsener überhaupt machen kann. Weil dieses Klima einen so prägenden Einfluss auf die Entwicklung des Gehirns hat, sollten wir sehr darauf achten, in welchem Klima und unter welchen Bedingungen Kinder aufwachsen und Erwachsene ihr Zusammenleben gestalten" (Hüther & Michels, 2011, S. 50).*

Großhirn

Obwohl das menschliche Gehirn mit einem durchschnittlichen Gewicht von 1.400 Gramm nur etwa 2 % der Körpermasse ausmacht, verbraucht es immerhin ca. 20 % der Energie. Dabei ist es mit einem Verbrauch von ca. 12 W (vergleichbar einer kleinen Glühbirne im Kühlschrank) höchst effizient. Das Großhirn macht den größten Teil des menschlichen Gehirns aus. Im Vergleich zum Gehirn z. B. einer Ratte fällt auf, dass die Oberfläche des menschlichen Großhirns nicht glatt ist, sondern zahlreiche Windungen aufweist. Diese charakteristische Oberflächenstruktur entsteht durch eine Auffaltung der Großhirnrinde (Cortex). Die dadurch entstehenden Windungen bezeichnet man als Gyri (Singular: Gyrus) und die Furchen dazwischen als Sulci (Singular: Sulcus).

Das Großhirn besteht im Wesentlichen aus zwei Strukturen: Den beiden symmetrischen Großhirnhälften (Hemisphären; getrennt durch die Fissura longitudinalis cerebri) und mehreren paarig angelegten Basalganglien (s. u.). Die Basalganglien, die u. a. im Zusammenhang mit der Motorik wichtige Teilfunktionen übernehmen, liegen tiefer im Gehirn und sind von außen nicht sichtbar.

Neuro-Musik-Mythen:

Die rechte Hirnhälfte ist kreativ, künstlerisch, die linke ist rational, analytisch – dieser Auffassung begegnet man immer noch in vielen populär-wissenschaftlichen Büchern. Richtig ist jedoch, dass gerade das Zusammenspiel beider Hemisphären sowohl für Kreativität als auch für rationales Denken wichtig ist. Gleichwohl gibt es Domänen, in denen eine Hirnhälfte dominant(er) ist, z.B. die linke Hirnhälfte bei der Sprachproduktion. Aber selbst das gilt nicht uneingeschränkt. Bezogen auf die Musik geht man inzwischen von „relativer Hemisphärenlateralisation" unterschiedlicher Aspekte der Musikrezeption und des aktiven Musizierens aus. Das bedeutet, dass nach gegenwärtigem Forschungsstand nicht die linke oder rechte Hälfte des Gehirns allein für eine Funktion zuständig ist, sondern dass stets beide Hirnhälften an der jeweiligen Fähigkeit/Leistung beteiligt sind, wenn auch mit unterschiedlicher Gewichtung. Die Tabelle 2.1 fasst die wichtigsten Erkenntnisse zusammen.

Tab. 2.1: Übersicht über die relative Hemisphärenlateralisation unterschiedlicher musikalischer Teilleistungen (Altenmüller, 2012, S. 536)

	Linke Hemisphäre	**Rechte Hemisphäre**
Artikulation	++++	+
Klangfarben	++	+++
Dynamik	++	+++
Tonhöhe	++	+++
Intervalle	+++	++
Konturen	++	+++
Perioden	abhängig von Ausbildung	
Rhythmen	+++	++
Metren	++	+++
Gedächtnis	+?	++++?
Emotionen	positiv	negativ

Wie die Abbildung 2.2 illustriert, wird jede Hemisphäre in vier Hauptareale aufgeteilt, die als Lappen oder Lobi (Singular: Lobus) bezeichnet werden. Dabei unterscheidet man – abgeleitet von der Lokalisation der Lappen – den Lobus frontalis, der durch den Sulcus centralis vom Lobus parietalis abgetrennt wird, den Lobus occipitalis sowie den Lobus temporalis, der durch den Sulcus lateralis von den ersten beiden Lobi separiert wird. Wichtige funktionelle Areale, die sich an der Oberfläche des Gehirns befinden, sind:

- Der primäre motorische Cortex (Gyrus präcentralis) und das Broca-Sprachzentrum im Stirn- oder Frontallappen (Lobus frontalis),
- der primäre sensorische Cortex (Gyrus postcentralis) im Parietallappen (Lobus parietalis),
- das primäre Hörzentrum und Großteile des Wernicke-Sprachzentrums im Temporallappen (Lobus temporalis)
- und das primäre Sehzentrum im Okzipitallappen (Lobus occipitalis).

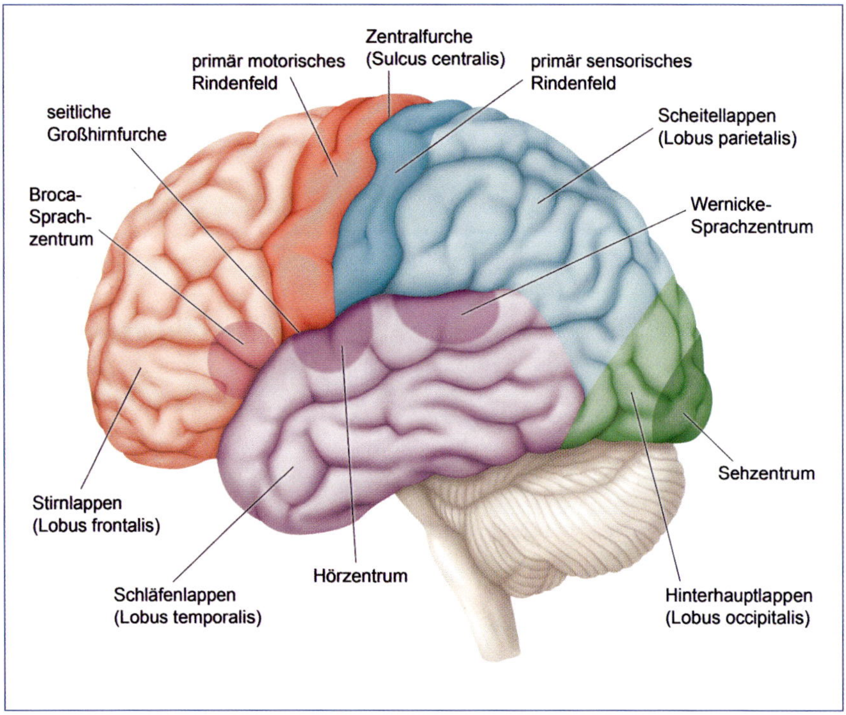

Abb. 2.2: Gliederung des Großhirns (nach Menche 2016, S. 135)

Neben den primären Rindenfeldern, die direkt mit peripheren Körperregionen oder -organen verbunden sind (z. B. das primäre Sehzentrum über die Sehbahn mit dem Auge), gibt es noch sekundäre Rindenfelder und Assoziationsfelder. Die sekundären Rindenfelder sind eng mit den primären verbunden und speichern z. B. frühere Erfahrungen (z. B. das sekundäre sensorische Rindenfeld gleicht frühere Empfindungen mit aktuellen Sinneseindrücken ab). Sie sorgen also für eine erste integratorische Verarbeitung der eingehenden Informationen. Die Assoziationsfelder können keiner einzelnen Sinnesmodalität zugeordnet werden, sondern zeichnen sich im Gegenteil dadurch aus, dass sie dabei helfen, verschiedene komplexe Sinneseindrücke zu einem Gesamteindruck zusammenzuführen.

Bei einem Frontalschnitt durch das Gehirn (s. Abb. A.2 im „Kleinen Hirnatlas") lassen sich sehr deutlich dunklere und hellere Bereiche unterscheiden. Die helleren Bereiche werden als weiße Substanz, die dunkleren als graue Substanz bezeichnet. Die hellere Färbung der weißen Substanz kommt durch das Myelin der Nervenbahnen zustande (vgl. Kap. 1), die graue Substanz erhält ihre Färbung durch die oberflächlich liegenden Nervenzellkörper. Eine der wichtigsten Nervenbahnen ist das Corpus Callosum (Balken), welches die Hauptverbindung zwischen linker und rechter Hirnhälfte bildet. Neben der grauen Substanz der Hirnrinde fallen abgegrenzte Areale grauer Substanz in der Tiefe des Gehirns auf, die als Hirnkerne bezeichnet werden (z. B. die Basalganglien oder die Amygdala).

Die Basalganglien setzen sich aus mehreren Hirnkernen zusammen (s. **Top 25** und Abb. A.2 im „Kleinen Hirnatlas") und dienen in ihrem Zusammenspiel einer Feinabstimmung aller Bewegungsimpulse, die im motorischen System entworfen wurden (z. B. Assoziationscortex) und zur Umsetzung gelangen oder ggf. unterdrückt (inhibiert) werden. Die weiße Substanz zwischen den Kernen der Basalganglien enthält auf- und absteigende Nervenfasern. Eine der wichtigsten absteigenden Bahnen ist die Pyramidenbahn, die den Gyrus präcentralis (primärer Motocortex) mit dem Rückenmark verbindet und dabei zur → **kontralateralen** Seite kreuzt (daher führen z. B. Schädigungen der linken Hirnhälfte zu motorischen Symptomen auf der rechten Körperseite, z. B. Lähmungen). Während das pyramidale System primär für die Willkür- bw. Feinmotorik zuständig ist, werden unwillkürliche Bewegungen, Extremitäten- und Rumpfmotorik sowie Muskeltonus durch das extrapyramidale System gesteuert. Als sein wichtigster Bestandteil gelten die Basalganglien, wenngleich sich ihre Funktion nicht allein darauf beschränkt (s. **Top 25**). Klinisch wichtige Basalganglienstörungen sind der Morbus Parkinson und der Morbus Huntington.

Kleinhirn

Das Kleinhirn (Cerebellum) liegt unterhalb des Lobus occipitalis (vgl. Abb. 2.2) und grenzt an den IV. Ventrikel (Ventrikel = mit Liqour gefüllte Hirnkammer). Das Kleinhirn stellt das Kontrollzentrum dar für:

1 Koordination von willkürlicher Muskelaktivität,
2 Gleichgewicht und
3 Muskeltonus.

Darüber hinaus scheint das Kleinhirn an Lernvorgängen – motorisch wie rein kognitiv – beteiligt zu sein, die auf vielen Wiederholungen basieren („Wiederholung ist die Mutter der Weisheit"), was in besonderer Weise für das Erlernen von Musikinstrumenten von Bedeutung ist.

Zwischenhirn

Das Zwischenhirn (Diencephalon) bildet – anatomisch wie funktionell – die Schaltstelle zwischen Großhirn und Hirnstamm. Die wichtigsten Strukturen des Zwischenhirns sind der Thalamus, der darunter liegende Hypothalamus, die Hypophyse und die Epiphyse (Glandula pinealis). Die Abbildung A.3 im „Kleinen Hirnatlas" zeigt diese Strukturen im Sagittalschnitt.

Der folgende „Steckbrief" skizziert grob die Aufgaben des Zwischenhirns, auf die an anderer Stelle noch ausführlicher eingegangen werden soll:

1 Thalamus = „Tor zum Bewusstsein"
2 Hypothalamus = oberstes Integrationsorgan vegetativer Funktionen
3 Hypophyse = Hirnanhangsdrüse
   a) Adenohypophyse (Hypophysenvorderlappen, HVL): Produktion und Ausschüttung von u. a. → **glandotropen Hormonen** (z. B. ACTH, TSH)
   b) Neurohypophyse (Hypophysenhinterlappen, HHL): Ausschüttung von ADH und Oxytocin
3 Epiphyse = „innere Uhr": Produktion von Melatonin (Steuerung des Tag-Nacht-Rhythmus)

Generell lassen sich die Aufgaben des Zwischenhirns so zusammenfassen, dass es für die Koordination unbewusster vegetativer und sensomotorischer Funktionen zuständig ist.

Hirnstamm

Der Hirnstamm – bestehend aus Medulla oblongata, Pons und Mesencephalon (vgl. Abb. 2.1) – beherbergt die Strukturen, die für die Aufrechterhaltung und Regulation lebenswichtiger Funktionen zuständig sind, wie Atmung und Kreislauf, Schlaf, Reflexbewegungen etc. Einige Strukturen lassen sich den einzelnen (nicht scharf) voneinander abgegrenzten Abschnitten zuordnen, andere Strukturen sind über den ganzen Hirnstamm verteilt:

Medulla oblongata / Pons

- Hinterstrangkerne
- Olivenkernkomplex
- Brückenkerne

Mesencephalon

- Nucleus ruber
- Substantia nigra

Im ganzen Hirnstamm verteilt

- Hirnnervenkerne (vgl. Hirnnerven, Kap. 3, S. 61–63)
- Formatio reticularis
- Bahnsysteme innerhalb des Hirnstamms
- große, durch den Hirnstamm ziehende auf- und absteigende Bahnsysteme (z. B. Pyramidenbahn)

Die Formatio reticularis (FR) spielt eine wichtige Rolle im Zusammenhang mit Arousal, d. h. mit dem Wachheits- und Erregungsniveau eines Menschen. Die FR ist ein Koordinationsgebiet aus Kernen (dicht zusammenliegende Nervenzellgruppen) und netzartig verzweigten Nervenzellgruppen (daher die Bezeichnung „reticularis" = netzartig). Dieses Netz erstreckt sich von der Medulla oblongata bis zum Mittelhirn (vgl. Abb. A.6 im „Kleinen Hirnatlas").

Funktionell können folgende Zentren gegeneinander abgegrenzt werden: Weck- oder Wachzentrum, motorisches Zentrum, Atemzentrum, Kreislaufzentrum, Brechzentrum (Area postrema), Miktionszentrum und Augenbewegungszentrum.

Musiktherapeutischer Bezug: Dem Säuglingsforscher Daniel Stern zufolge stellen die Arousal-Systeme „plausible Kandidaten“ (Stern, 2011, S. 95) eines neurobiologischen Korrelats für das Erleben dynamischer Vitalitätsformen dar:

> *„Arousal ist Aktivierung, Erregung, Animation. Wissenschaftlich formuliert, ist es ebendie Kraft, die hinter der Initiation, Stärke und Dauer nahezu aller unserer Aktivitäten steht […]. Folglich umfasst Arousal auch das Abschalten oder Dämpfen dieser Aktivierung, die Beruhigung der Erregung oder die Inaktivierung von Bewegung und Emotion“ (Stern, 2011, S. 79).*

Man kann davon ausgehen, dass die dynamischen Qualitäten von Musik über diese Arousalsysteme vermittelt werden (vgl. auch Stegemann, 2013). So kann ein Schneller- oder Lauter-Werden in der Musik eine ergotrope, d. h. aktivierende Wirkung nach sich ziehen; leiser werdende Klänge oder ein Ritardando können auf Zuhörende einen trophotropen, d. h. beruhigenden und entspannenden Effekt haben (vgl. auch Kap. 12).

Blutversorgung des Gehirns

BEISPIEL

Klinisches Beispiel Schlaganfall (Apoplex/Insult): Der Schlaganfall ist eines der häufigsten neurologischen Störungsbilder, eine der häufigsten Todesursachen und – volkswirtschaftlich – eine der teuersten Erkrankungen. Es gilt: Jeder Schlaganfall ist ein Notfall, denn „Zeit ist Hirn“! Aufgrund einer Minderversorgung mit Blut (ischämischer Schlaganfall oder Hirninfarkt) oder einer Blutung im Gehirn (Hämorrhagischer Schlaganfall oder Insult) kommt es zu einem akuten Sauerstoffmangel, der nach kurzer Zeit zu irreversiblen Nervenzellschädigungen führt. Typische Symptome, die auf einen Schlaganfall hinweisen, sind: Sehstörungen, Schwindel, Taubheitsgefühl, Lähmungen der Extremitäten oder einer ganzen Körperhälfte, Verwirrung, Sprach- oder Wortfindungsstörungen, starker Kopfschmerz.

Musiktherapie (z. B. die Neurological Music Therapy) spielt eine wichtige Rolle in der Rehabilitation von PatientInnen nach einem Schlaganfall. Typische Einsatzbereiche sind die Sprachförderung bei Aphasie durch die Kombination von Singen und Rhythmusklopfen (Melodic Intonation Therapy) oder die Unterstützung von Bewegungsübungen bei Lähmungen und Paresen durch das Musizieren mit einfachen Instrumenten oder auch an speziell konstruierten Vorrichtungen.

Anatomie der Gefäßversorgung des Gehirns

Das Gehirn hat – wie in Kapitel 1 bereits erwähnt – einen relativ hohen Energieverbrauch. Daher bedarf es einer „lückenlosen" Versorgung mit Blut, über das sowohl Sauerstoff als auch Nährstoffe dem Gehirn zugeführt werden. Wird die Blutzufuhr unterbrochen, so kommt es bereits nach ca.zwei Sekunden zu einer Bewusstseinsstörung und einer Ohnmacht (Synkope). Das Gehirn wird im Wesentlichen durch vier Arterien mit Blut versorgt: Durch die zwei Karotiden

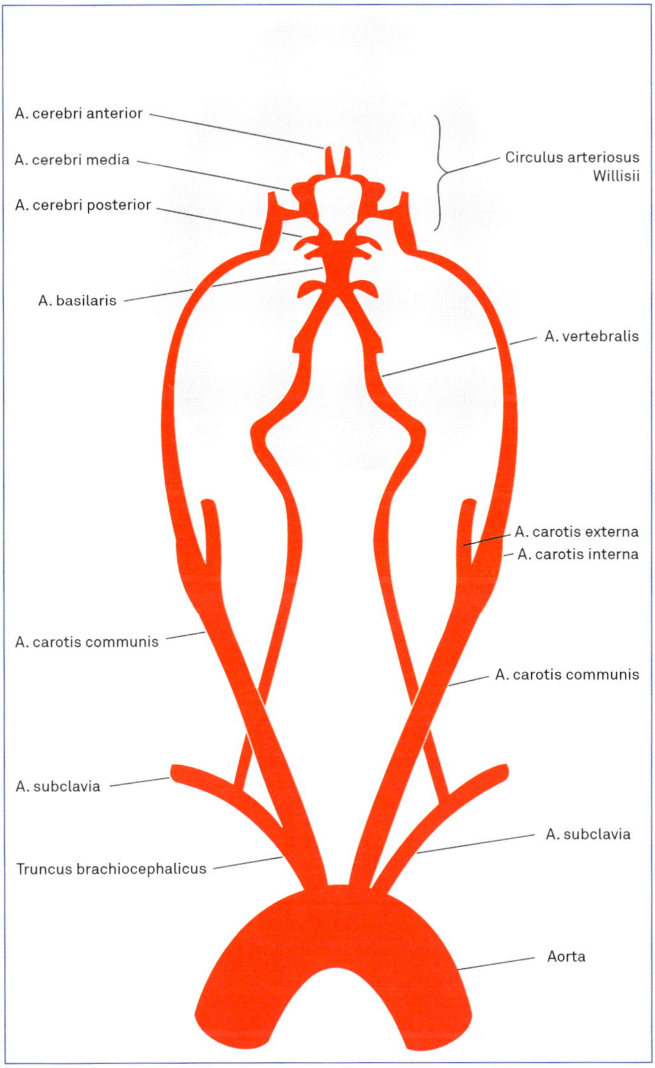

Abb. 2.3: Anatomie des Gefäßsystems des Gehirns (nach Hacke, 2016, S. 184)

(A. carotis), deren Puls sich links und rechts am Hals tasten lässt und durch die Vertebralis-Arterien, die sich zur A. basilaris vereinigen (s. Abb. 2.3). All diese Blutgefäße sind im Gehirn über einen arteriellen Gefäßring miteinander verbunden, den Circulus arteriosus Willisii (benannt nach dem englischen Arzt und Begründer der Neuroanatomie Thomas Willis, 1621 – 1675).

Die das Gehirngewebe versorgenden Arterien sind entweder Äste der Karotiden oder der A. basilaris, die jeweils für bestimmte Areale des Gehirns zuständig sind. So spricht man im Klinik-Jargon beispielsweise von einem „Mediainfarkt", wenn es zu einem embolischen Verschluss der A. cerebri media kommt. Äste der Karotiden (Arteriae carotis internae) sind:

- Die Arteria cerebri anterior garantiert die Blutversorgung der vorderen zur Mitte hin gelegenen Abschnitte des Großhirns. Die beiden vorderen Arterien sind durch einen Verbindungsast (Arteria communicans anterior) verbunden, welcher den Ring im vorderen Bereich komplettiert.
- Die Arteria cerebri media ist das wichtigste Gefäß für die Versorgung des Großhirns

Äste der Arteria basilaris:

- Die Arteria cerebri posterior versorgt – wie der Name schon andeutet – die hinteren zur Mitte hin gelegenen Abschnitte des Großhirns. (s. Abb. 2.4)

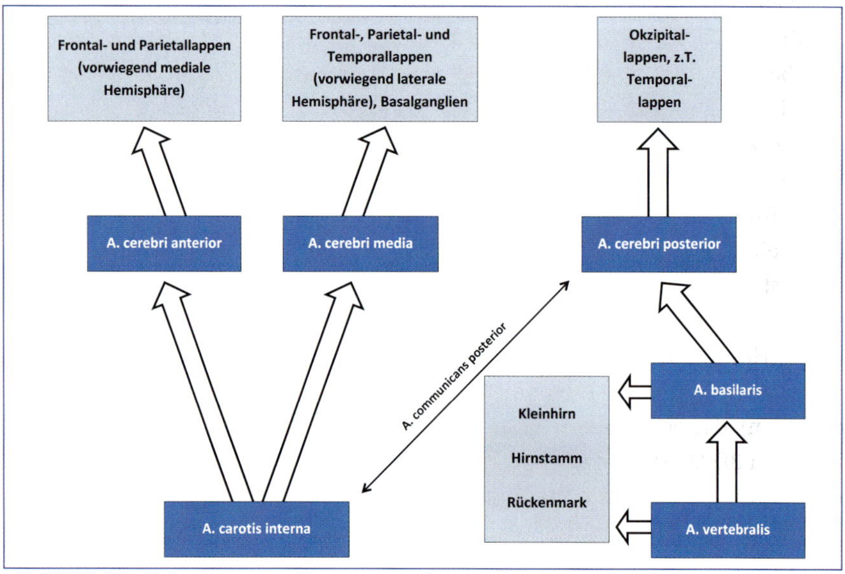

Abb. 2.4: Versorgungsgebiete des Gehirns (nach Trepel, 2012, Abb. 11.7)

Liquorraum – Ventrikelsystem

BEISPIEL

Klinisches Beispiel Hydrozephalus: Bei einem Hydrozephalus („Wasserkopf"; s. Abb. 2.5) kommt es zu einer krankhaften Erweiterung der Liquorräume im Gehirn. Ursache für einen Hydrozephalus ist ein Ungleichgewicht zwischen Produktion und Resorption/Abfluss der Hirnflüssigkeit (Liquor cerebrospinalis). Im Rahmen einer Hirnhautentzündung kann es z. B. zu einer gestörten Resorption von Liquor kommen. Abflusshindernisse können auch angeboren sein (Gehirnfehlbildungen). Um den erhöhten Hirndruck zu entlasten, wird in der Regel eine Drainage gelegt, womit Liquor durch eine künstliche Verbindung (Shunt) in die Bauchhöhle oder in den rechten Vorhof des Herzens abgeleitet wird.

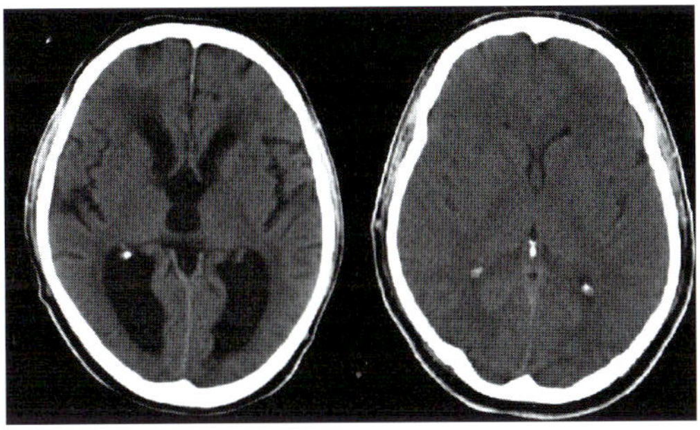

Abb. 2.5: Hydrocephalus (Wikimedia: MBq) (links CT eines Hydrocephalus internus; rechts ein normales Gehirn zum Vergleich)

Um das Gehirn und das Rückenmark (s. Kap. 3) vor Verletzungen zu schützen, sind beide Strukturen nicht nur von Knochen umgeben (Schädelknochen bzw. Wirbelsäule), sondern zusätzlich von einer Flüssigkeit (Liquor), der darüber hinaus noch Aufgaben bei der Ernährung und der immunologischen Abwehr zukommen.

Die von der Flüssigkeit ausgefüllten Hohlräume werden als Liquorraum bezeichnet. Man unterscheidet dabei einen inneren und einen äußeren Liquorraum. Der innere Liquorraum umfasst das Ventrikelsystem im Gehirn sowie den Zentralkanal des Rückenmarks. Das Ventrikelsystem des Gehirns besteht aus vier miteinander verbundenen Hohlräumen: Je ein Seitenventrikel in jeder Großhirnhemisphäre, ein dritter Ventrikel im Zwischenhirn sowie ein vierter im Rautenhirn (Rhombencephalon), das von Pons, Kleinhirn und Medulla oblongata gebildet wird (mithilfe von 3D-Darstellungen lässt sich das ausgedehnte Ventrikelsystem am besten vermitteln, z. B. die kostenlose App „3D Brain").

Der äußere Liquorraum umschließt das ganze Gehirn und das Rückenmark und wird von den inneren beiden Hirnhäuten gebildet (= Subarachnoidalraum).

Produziert wird die Hirnflüssigkeit in einer Struktur des inneren Liquorraums, dem Plexus choroideus, der aus spezialisierten Gliazellen besteht (vgl. Kap. 1 und Abb. A.2 im „Kleinen Hirnatlas"). Die sogenannten Arachnoidalzotten im äußeren Liquorraum sind für die Resorption des Liquors zuständig.

BEISPIEL

Klinisches Beispiel Liquorpunktion (Lumbalpunktion): Bei der Liquorpunktion wird mithilfe einer Nadel Flüssigkeit aus dem Subarachnoidalraum des Rückenmarks entnommen. Die Punktion erfolgt meist im Bereich der Lendenwirbelsäule, daher auch die Bezeichnung „Lumbalpunktion". Die Untersuchung des Liquors dient der Diagnose und Differenzialdiagnose bei einer Reihe von neurologischen Erkrankungen. Dabei erhält man u. a. Hinweise auf die folgenden Informationen:

- Diagnostik entzündlicher Erkrankungen des ZNS
- Nachweis einer Subarachnoidalblutung (SAB)
- Nachweis einer Blut-Liquor-Schrankenstörung
- Nachweis von Antikörpern
- Nachweis von Tumorzellen
- Verdacht auf intrakranielle Drucksteigerung (Liquordruckmessung)

Tab. 2.2: Gehirnabschnitte / -areale und ihre Funktionen

Hirnabschnitt / -areal		**Funktionen**
Neokortex		höhere geistige Fähigkeiten; Wahrnehmen, Denken, Handeln
Großhirn (Telencephalon)	Frontallappen	Motorik, exekutive Funktionen (u. a. Handlungsplanung), Kurzzeitgedächtnis, Sprachproduktion
	Parietallappen	Somatosensorik, intermodale Integration, Raumkognition, Sprachverständnis, mathematisches Denken
	Okzipitallappen	Sehen (primäre und sekundäre Verarbeitung visueller Stimuli)
	Temporallappen	Hören (primärer und sekundärer auditiver Cortex); s. Kap. 5
	Corpus Callosum	Hauptverbindung zwischen den beiden Hemisphären
	Limbisches System	Emotionsverarbeitung; s. Kap. 10
	Basalganglien	subkortikale Bewegungskontrolle
Kleinhirn (Cerebellum)		feinmotorische Bewegungskontrolle, Gleichgewicht, motorische und kognitive Lernvorgänge

Hirnabschnitt / -areal		**Funktionen**
Zwischenhirn (Diencephalon)	Thalamus	„Tor zum Bewusstsein“
	Hypothalamus	oberstes Integrationsorgan vegetativer Funktionen
	Hypophyse	Hormonausschüttung (Stress, Wachstum, Sexualverhalten)
	Epiphyse	„innere Uhr“
Hirnstamm	Mittelhirn (Mesencephalon)	subkortikale Wahrnehmungs- und Verhaltenssteuerung
	Pons (Brücke)	Brückenkerne
	Medulla oblongata	Übergang zum Rückenmark
Formatio reticularis		Koordinationsnetzwerk für Arousal

ZUSAMMENFASSUNG

Aufbau, Struktur und Funktionen des Gehirns sind in Tabelle 2.2 stichpunktartig zusammengefasst.

Die Blutversorgung des Gehirns wird im Wesentlichen durch vier Arterien sichergestellt: Durch die zwei Karotiden (A. carotis) sowie durch die Vertebralis-Arterien, die sich zur A. basilaris vereinigen. Über den Circulus arteriosus Willisii sind diese Gefäße miteinander verbunden. Die Arteria cerebri media ist das wichtigste Gefäß für die Versorgung des Großhirns.

Die Gehirnflüssigkeit (Liquor) umspült das Gehirn und das Rückenmark und füllt das Ventrikelsystem aus. Man unterscheidet zwei Seitenventrikel (I und II) in den Großhirnhemisphären, einen III. Ventrikel im Zwischenhirn sowie einen IV. im Rautenhirn (Rhombencephalon).

Weiterführende Literatur:

Bear, M. F., Connors, B. W. & Paradiso, M. A. (2012). Neurowissenschaften (3. Aufl.). Berlin: Springer.

Schünke, M., Schulte, E. & Schumacher, U. (2006). Prometheus – Kopf und Neuroanatomie. Stuttgart: Thieme.

Trepel, M. (2012). Neuroanatomie (5. Aufl.). München: Urban & Fischer.

Wiederholungsfragen zu Kapitel 2

1 Welche dieser Hirnstrukturen liegen unpaar vor (kommen im Gehirn also nur einmal vor)?
 a) Hypophyse
 b) Hippocampus
 c) Epiphyse
 d) Amygdala
2 Welche Funktionen sind im Großhirn angesiedelt?
3 Woraus setzt sich die graue Substanz des Cortex zusammen?
4 Woraus besteht die weiße Substanz im Gehirn?
5 Was beherbergt der Gyrus praecentralis?
6 Was ist der Unterschied zwischen primären und sekundären sensorischen Rindenfeldern?
7 Welche Funktion hat die Pyramidenbahn?
8 Welche Aufgaben kommen den Basalganglien zu?
9 Welche Funktionen erfüllt das extrapyramidale System?
10 Aus welchen Hauptbestandteilen besteht das Zwischenhirn?
11 Wie lässt sich die Rolle des Thalamus beschreiben?
12 Welche Strukturen bilden den Hirnstamm?
13 Wofür ist das Kleinhirn zuständig?
14 Wo befinden sich die für das Überleben erforderlichen Steuerungszentren (z.B. Atmung)?
15 Die Verstopfung welcher Hirnarterie führt am häufigsten zu einem Schlaganafall?
16 Welcher Raum wird bei einer Lumbalpunktion punktiert?

3 *Chills run up and down my spine* – Rückenmark und Peripheres Nervensystem

Kapitelübersicht

- Aufbau und Funktion des Rückenmarks
- Hirnnerven
- Spinalnerven
- Reflexe

Das Rückenmark – eingebettet und gut geschützt im Wirbelkanal der Wirbelsäule liegend – verbindet die peripheren Nerven mit dem Gehirn. Unter dem peripheren Nervensystem (PNS) fasst man alle Teile des Nervensystems zusammen, die nicht zum Gehirn oder zum Rückenmark gehören (z. B. Hirnnerven, Spinalnerven).

Rückenmark

Beim Rückenmark handelt es sich um eine weißliche, schlauchartige Struktur mit einem Durchmesser von ca. 1 cm. Es beginnt am Foramen magnum (großes Hinterhauptloch) – einer Öffnung der hinteren Schädelgrube –, wo es ohne sichtbaren Übergang an der Medulla oblongata anschließt, und endet auf Höhe des 1. oder 2. Lumbalwirbels. Wie im Gehirn lassen sich graue und weiße Substanz voneinander abgrenzen. Die überwiegend aus Zellkörpern bestehende graue Substanz bildet mit seiner charakteristischen schmetterlingsartigen Struktur das Zentrum des Rückenmarks. Sie wird umgeben von auf- und absteigenden Bahnen, die mit ihren myelinisierten Nervenfaserbündeln die weiße Substanz ausmachen.

Im Querschnitt lässt sich die graue Substanz in Vorder-, Seiten- und Hinterhorn untergliedern. Entsprechend werden die Abschnitte der weißen Substanz als Vorder-, Seiten- und Hinterstrang bezeichnet. In der neurologischen Praxis werden die ersten beiden meist als Vorderseitenstrang bezeichnet (s. Abb. 3.1).

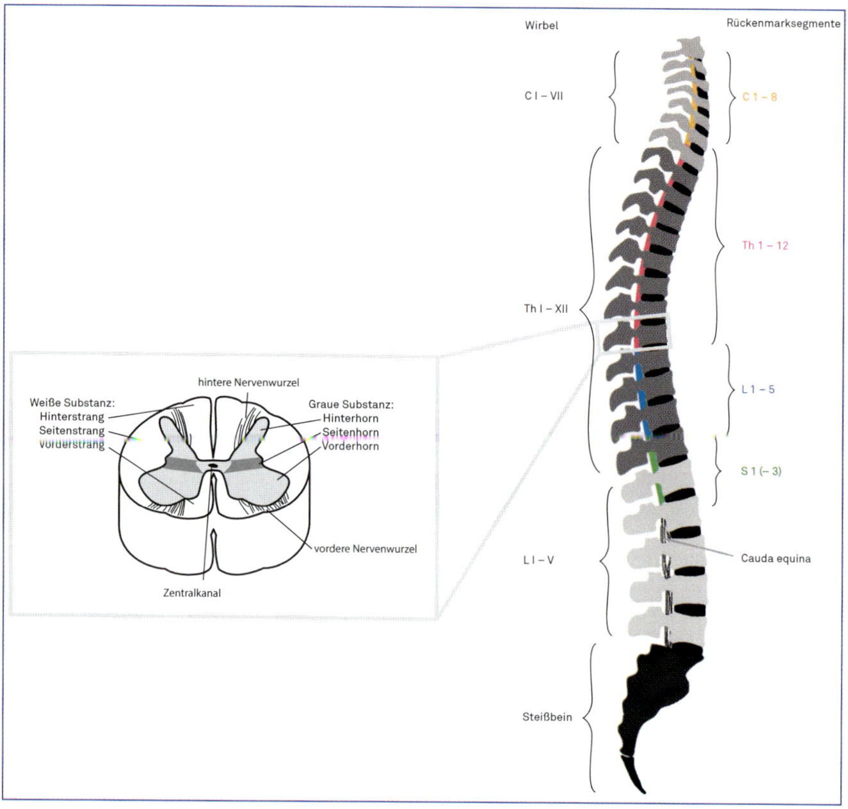

Abb. 3.1: Segmentale Gliederung und Struktur von Wirbelsäule und Rückenmark

Gänsehaut und Musik!

Die „shivers up and down the spine" – also wenn einem ein eiskalter (oder wohliger) Schauer den Rücken hinunterläuft – bezeichnet man auch als „chills" oder im Deutschen als „Gänsehaut". Mit der Wirbelsäule (engl. spine) hat das aber relativ wenig zu tun – mit dem Rückenmark dagegen schon eher. Für das Aufstellen der Haare – die Gänsehaut – ist ein kleiner Muskel am Haarbalg zuständig: Der M. arrector pili – ausgelöst durch eine Sympathikusaktivierung (vgl. Kap. 4). Es handelt sich hierbei um ein Rudiment, d.h. eine körperliche Reaktion, die ihren evolutionären Sinn ganz oder teilweise verloren hat. Das Aufstellen der Haare – in Reaktion auf Kälte oder einen starken emotionalen Reiz – hatte bei unseren Vorfahren vermutlich die Funktion, dass (1) bei niedrigen Temperaturen zwischen den aufgestellten Haaren eine isolierende Luftschicht entsteht, die einer Auskühlung entgegenwirkte, und dass (2) bei einer Bedrohung die Körperoberfläche vergrößert wurde und man gegenüber dem Angreifer größer erschien.

Wann und warum löst aber Musik Gänsehauterlebnisse aus? Mit diesen Fragen beschäftigt sich eine Arbeitsgruppe um Eckart Altenmüller (s. Altenmüller & Bernatzky, 2015). Die wichtigste Voraussetzung für ein Gänsehauterlebnis beim Musikhören ist ihren Untersuchungen zufolge ein unerwarteter Bruch in der musikalischen Struktur (sei es eine überraschende harmonikale Wendung oder der plötzliche Einsatz einer Singstimme). Die Verbindung der Chill-Reaktion mit Erwartungen (und deren Erfüllung bzw. „Enttäuschung") wird auch durch die Theorie der „sweet anticipation" von David Huron (2006) gestützt bzw. von experimentellen Befunden: Salimpoor und Kollegen (2011) konnten zeigen, dass Dopamin während der Erwartungsphase und des „peak"-Erlebnisses (also dem Gänsehaut-Moment) an verschiedenen Stellen im Belohnungssystem ausgeschüttet wird. Die Dopamin-Ausschüttung bewirkt u.a., dass wir uns diese Erlebnisse besonders gut im Gedächtnis behalten können, was z.B. erklären könnte, warum sich manche Menschen noch nach Jahrzehnten an bestimmte Musikstücke (und damit zusammenhängende Situationen) in ihrer Jugend erinnern können.

Auch aversive akustische Stimuli – man denke an das Kratzen von Fingernägeln an einer Tafel – können eine Chill-Reaktion hervorrufen. Dass uns solche – meist schrillen, lauten und „kratzigen" – Geräusche die Haare zu Berge stehen lassen können, könnte mit der Alarmfunktion des auditiven Systems zusammenhängen: Panikschreie von Stammesgenossen, das schrille Rufen von Greifvögeln oder auch das schreiende Baby sollten uns alarmieren und in den „fight-or-flight-Modus" versetzen. Die positive Chill-Reaktion auf Musik – das intensive Glückserleben beim Hören von vertrauten Klängen – ist im Hinblick auf den evolutionären, adaptiven Mechanismus schwieriger zu erklären. Dass die Zuwendung zu neuen akustischen Reizen bzw. das genaue Hinhören auf bekannte Klänge einen belohnenden Effekt auf das Gehirn hat, könnte evolutionär „lohnend" gewesen sein, weil damit die Schulung des Gehörs – im Sinne eines analytisch, differenzierenden Hörens – gefördert wurde. Ein gutes Gehör und ein gutes auditives Gedächtnis mögen für die Früh-Menschen beim Jagen und bei der Verteidigung ein Überlebensvorteil gewesen sein.

Wie auch immer die evolutionären Funktionen zu verstehen sind, Gänsehaut-Momente bleiben einer der zuverlässigsten Indikatoren für „starke Emotionen beim Musikhören" – und man möchte sie nicht missen …

Segmentale Gliederung

Das Rückenmark (RM) weist eine sogenannte segmentale Gliederung auf, die zwar äußerlich nicht sichtbar ist, aber funktionell (und klinisch) eine wichtige Rolle spielt. Sie orientiert sich an den Punkten, wo die Spinalnervenpaare austreten (s. u.). In Analogie zur Wirbelsäule (WS) wird auch das Rückenmark in fünf Abschnitte unterteilt (s. Abb. 3.1):

- Acht Halssegmente (C1-C8)
- Zwölf Brustsegmente (Th1-Th12)
- Fünf Lendensegmente (L1-L5)
- Fünf Kreuzbeinsegmente (S1-S5)
- Drei Steißbeinsegmente (Co1-Co3)

> Die Abkürzungen, die im Klinikjargon meist verwendet werden, beziehen sich auf die lateinischen Bezeichnungen für die jeweiligen Abschnitte (Halsmark = pars cervicalis: C1–C8; Brustmark = pars thoracica: Th1–Th12; Lendenmark = pars lumbalis: L1–L5; Sakralmark = pars sacralis: S1–S5; Steißmark = pars coccygea: Co1-Co3).

Wie in Abbildung 3.1 zu sehen ist, liegt das Rückenmark mit seinen Segmenten höher als die entsprechenden Abschnitte der Wirbelsäule. Das hängt mit dem sogenannten „fetalen Aufstieg“ zusammen: Die WS wächst nach der Embryonalzeit, in der das RM noch den ganzen Wirbelkanal ausfüllt, schneller und schiebt sich so allmählich nach kaudal am RM vorbei. So entsteht der Eindruck, das RM würde in der WS „aufsteigen“. Auf Höhe des Oberrandes des 2. Lendenwirbels endet das RM beim erwachsenen Menschen. Der darunter liegende Teil, wo sich lediglich die Nervenfasern der Spinalnerven finden, wird aufgrund seines schweifartigen Aussehens als Cauda equina („Pferdeschweif“) bezeichnet.

BEISPIEL

Klinisches Beispiel „Querschnittslähmung“: Als Querschnittslähmung wird ein neurologisches Syndrom bezeichnet, bei dem es – meist infolge eines Traumas (z.B. Motorradunfall) – zu einer Schädigung aller Rückenmarksstrukturen „auf einer Höhe“ kommt (z.B. auf Höhe des Rückenmarkssegments C5). Die klinische Symptomatik bei einer kompletten Querschnittsläsion zeigt sich durch eine beidseitige zentrale Lähmung mit Sensibilitätsstörungen und vegetativen Störungen (gestörte

Thermoregulation, Verlust der Kontrolle über Ausscheidungsfunktionen). Prinzipiell gilt, dass die Funktionen unterhalb der Rückenmarksschädigung beeinträchtigt oder erloschen sind, d.h. je höher die Läsion desto größer sind die Funktionsausfälle.

Hirnnerven

Als Hirnnerven werden Nerven bezeichnet, die nicht dem Rückenmark, sondern direkt dem Gehirn entspringen. Die zwölf Hirnnervenpaare des Menschen übernehmen wichtige Aufgaben bei der sensorischen, motorischen und vegetativen Versorgung v.a. im Kopf- und Halsbereich. In der Abbildung 3.2 sind die zwölf Hirnnerven (die mit römischen Ziffern nach der Reihenfolge ihres Austritts aus dem Hirnstamm bezeichnet werden) mit ihrer Lokalisation und ihren wichtigsten Aufgaben dargestellt.

Um die Reihenfolge und die Namen der zwölf Hirnnerven besser zu memorieren, gibt es eine Reihe von Merksprüchen – nicht nur wegen des musikalischen Bezugs bevorzuge ich den folgenden:

I Onkel (N. **o**lfactorius)
II Otto (N. **o**pticus)
II orgelt (N. **o**culomotorius)
IV tag- (N. **t**rochlearis)
V täglich (N. **t**rigeminus)
VI aber (N. **a**bducens)
VII freitags (N. **f**acialis)
VIII verspeist er (N. **v**estibulocochlearis)
IX gerne (N. **g**lossopharyngeus)
X viele (N. **v**agus)
XI alte (N. **a**ccessorius)
XII Hamburger (N. **h**ypoglossus)

Wichtig ist es auch, sich die funktionelle Einteilung der Hirnnerven zu merken:

- Sensorische Hirnnerven (I, II, VIII)
- Überwiegend willkürmotorische Hirnnerven (III, IV, VI, XI, XII)
- Gemischte Hirnnerven, d.h. willkürmotorisch, sensorisch und/oder parasympathisch (V, VII, IX, X)

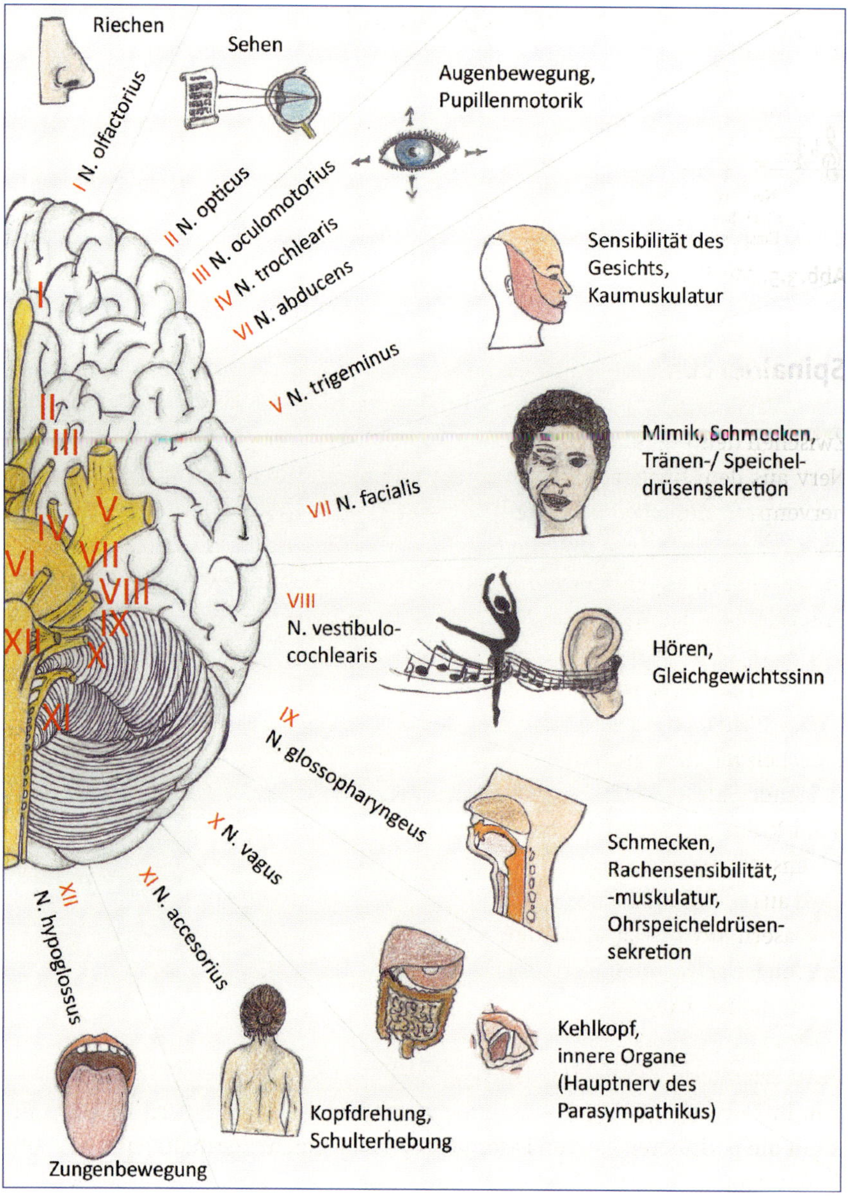

Abb. 3.2: Die zwölf Hirnnerven (nach Menche, 2016, S. 146)

Hierfür gibt es eine musikalische Merkhilfe (die Ursprungsidee einer musikalischen Merkhilfe verdanke ich Prof. Dr. Eckhard Friauf; Text und Melodie dieser musikalischen Merkhilfe (s. Abb. 3.3) stammen aus meiner Feder).

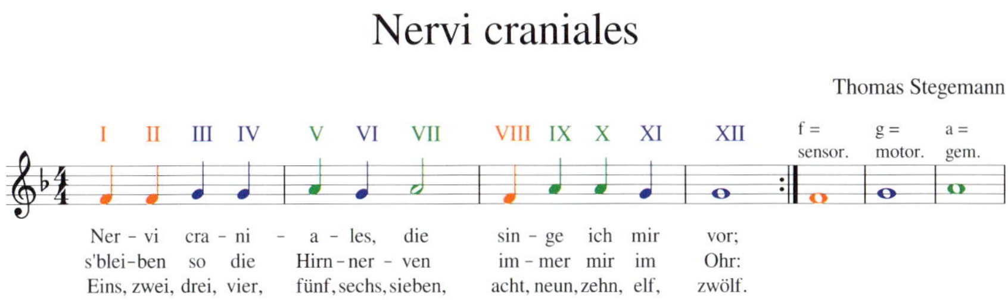

Abb. 3.3: Musikalische Merkhilfe

Spinalnerven

Zwischen den Wirbelkörpern tritt auf der linken und rechten Körperseite je ein Nerv aus dem Rückenmark aus bzw. ein. Man spricht hier von einem Spinalnervenpaar, das nach dem Wirbelkörper, an dem es austritt benannt wird. Aufgrund der Längendifferenz zwischen RM und WS infolge des fetalen Aufstiegs (s. o.) treten die Spinalnerven jeweils weiter oben aus dem RM aus, verlaufen innerhalb des Wirbelkanals nach unten, um dann auf Höhe des zugehörigen Wirbelkörpers die Wirbelsäule zu verlassen und in die Peripherie, also z. B. zum linken Arm, zu ziehen (s. Abb. 3.1).

Die Spinalnerven sind gemischte Nerven, d. h. sie bestehen sowohl aus motorischen als auch aus sensiblen Fasern. Die motorischen Fasern ziehen als absteigende Bahnen vom Gehirn zu den Muskeln. Als Fortsetzung der Pyramidenbahn kreuzen sie im RM zur kontralateralen Seite und verlaufen in den sog. Seitensträngen des RM (Tractus corticospinales laterales). Sie treten im Vorderhorn aus (→ **efferent**) und ziehen als Motoneurone zu den Muskeln. Die sensiblen Fasern, über die u. a. Berührungs- und Schmerzsignale zum Gehirn geleitet werden (→ **afferent**), treten am Hinterhorn in das Rückenmark ein.

Für die neurologische Praxis ist es wichtig zu verstehen, dass die Spinalnerven zwar segmental getrennt aus dem Rückenmark austreten, dass es aber in sog. *Nervenplexus* (Plexus ist sowohl die Singular- als auch die Pluralform) – d. h. in Nervengeflechten – zu einer Durchflechtung der Fasern kommt und somit die peripheren Nerven Fasern mehrerer Segmente enthalten (s. Abb. 3.4). Zu den großen Nervengeflechten gehören der Plexus cervicalis im Halsbereich, der Plexus brachialis (Armgeflecht) sowie der Plexus lumbalis (Lendengeflecht).

Die segmentale Gliederung findet sich auch auf der Haut wieder: Hier spricht man von Dermatomen (Hautfelder). Die ringförmig verlaufenden Dermatome werden jeweils von einem Rückenmarkssegment sensibel innerviert (s. Abb. 3.1). Daher lässt sich klinisch bei Sensibilitätsstörungen auf die Höhe der Schädigung im Rückenmark schließen.

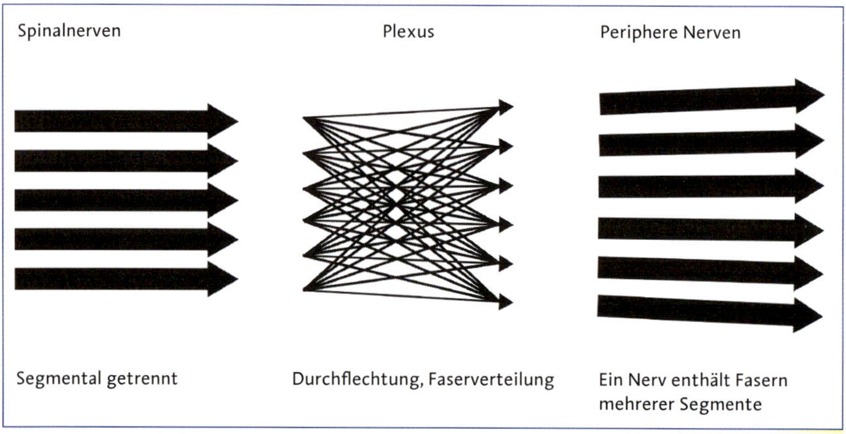

Abb. 3.4: Faserverlauf im Nervenplexus (nach Trepel, 1995, S. 17)

Reflexe

Motorische Reflexe

Bei einem Reflex – definiert als „unwillkürlich und regelhaft („automatisch") ablaufender Vorgang als physiologische Reaktion eines Erfolgsorgans auf einen adäquaten Reiz" (Pschyrembel, 2017) – können zwei Typen unterschieden werden:

1. Monosynaptische Reflexe oder Muskeleigenreflexe
2. Polysynaptische Reflexe oder Fremdreflexe

Bei ersteren liegen Rezeptor und Effektor im gleichen Organ bzw. Körperteil, z. B. beim Kniesehnenreflex: Durch den Schlag mit dem Reflexhammer kommt es zu einer Dehnung der Muskelspindel im Oberschenkelstrecker (M. quadriceps femoris). Dieser Reiz führt auf direktem Wege (ohne „Einschaltung" des Gehirns) auf Rückenmarksebene zu einer Aktivierung von Motoneuronen, die eine Kontraktion des M. quadriceps femoris bewirken (Reflexbogen).

Bei den Fremdreflexen liegen Rezeptor und Effektor an verschiedenen Orten, z. B. bei sogenannten Schutzreflexen. Der über die Haut wahrgenommene Schmerzreiz führt zu einer reflexhaften motorischen Reaktion der Hand (bzw. des Arms).

Klinisches Beispiel Pathologische Reflexe: Außer den physiologischen Reflexen sind in der Klinik die pathologischen Reflexe von Bedeutung. Diese gehören zu den Fremdreflexen. Am bekanntesten ist das Babinski-Zeichen (benannt nach dem polnisch-französischen Neurologen Joseph Babinski, 1857–1932): Streicht man mit dem Griff des Reflexhammers kräftig an der lateralen Fußsohle entlang, kommt es im Fall einer vorliegenden Schädigung zu einer Dorsalextension der Großzehe und einer Spreizung der Kleinzehen. Während der „positive Babinski" (wie es im Klinik-Jargon heißt) im Säuglings- und Kleinkindalter noch physiologischerweise auftritt, ist er später ein Zeichen für die Schädigung der Pyramidenbahn, wie sie beispielsweise bei einer Querschnittslähmung vorliegt (s.o.).

Vegetative Reflexe

Neben den oben dargestellten motorischen Reflexbögen gibt es noch die vegetativen Reflexe, die folgendermaßen unterteilt werden können:

- viszero-viszerale Reflexbogen (Viscera (lat.) = Eingeweide): z.B. Blasen- und Mastdarmreflex
- viszero-somatischer Muskelreflex: z.B. Abwehrspannung der Bauchmuskulatur bei Appendizitis (Blinddarmentzündung)
- viszero-kutaner Reflexbogen (cutis (lat.) = Haut): z.B. Hautrötung, Hyperästhesie)
- kuti-viszeraler Reflexbogen: Wärmflasche, Reflexzonenmassage (s.u.)

Ein Beispiel für einen viszero-kutanen Reflexbogen: Die vom Herz kommenden *viszero*-afferenten Fasern treten auf der gleichen Höhe ins Rückenmark ein wie die von einem bestimmten Hautareal (Dermatom) kommenden *somato*-afferenten Fasern. Bei Schmerzen, wie z.B. bei einem Herzinfarkt, ordnet das Gehirn die Schmerzen dann dem Hautareal der Brustwand und nicht dem inneren Organ zu, was man sich diagnostisch zu Nutze machen kann (die Hautareale, die einem bestimmten inneren Organ zugeordnet werden können, werden nach dem englischen Neurologen Henry Head (1861–1940) als Head-Zonen bezeichnet).

Praxisbezug: Für die Musiktherapie bedeutsam könnte der umgekehrte Fall sein: Die Beeinflussung des inneren Organs durch die Stimulation der Haut mit Vibrationen (kuti-viszeraler Reflexbogen). Was als Wirkmechanismus bei der Wärmflasche und bei der Reflexzonenmassage angesehen wird, könnte unter Umständen auch die Effekte von vibroakustischer Stimulation und von Klangschalen-Therapie erklären.

ZUSAMMENFASSUNG

Das Rückenmark, das vom Foramen magnum bis zum 1./2. Lumbalwirbel reicht, verbindet die peripheren Nerven mit dem Gehirn. Im Querschnitt erkennt man die grauen Nervenzellkörper als charakteristische schmetterlingsförmige Struktur im Innern, umgeben von der weißen Substanz der auf- und absteigenden Nervenbahnen. Klinisch bedeutsam ist die segmentale Gliederung des Rückenmarks, die sich an den Punkten orientiert, an denen die Spinalnervenpaare austreten (C1 – C8; Th1 – Th12; L1 – L5; S1 – S5). Die segmentale Gliederung findet sich auch auf der Haut wieder: Hier spricht man von Dermatomen (Hautfelder).

Die Hirnnerven sind zwölf paarig angelegte Nerven, die nicht aus dem Rückenmark, sondern direkt aus dem Hirn entspringen. Zum besseren Memorieren siehe Merkspruch („Onkel Otto orgelt …") und Musikalische Merkhilfe.

Unter einem Reflex versteht man einen unwillkürlich ablaufenden Vorgang, der als regelhafte physiologische Reaktion auf einen bestimmten Reiz (z. B. Schlag mit dem Reflexhammer) auftritt. Man unterscheidet zwischen Muskeleigenreflexen (monosynaptisch; z. B. Kniesehnenreflex) und Fremdreflexen (polysynaptisch; z. B. Schutzreflexe). Von den vegetativen Reflexformen könnte der kuti-viszerale Reflexbogen für die Musiktherapie relevant sein und einen Erklärungsansatz für die positive Wirkung von Vibrationen auf den menschlichen Körper bieten.

Weiterführende Literatur:

Hacke, W. (Hrsg.). (2016). Neurologie. Berlin: Springer.
Menche, N. (Hrsg.). (2016). Biologie – Anatomie – Physiologie (8. Aufl.). München: Urban & Fischer.
Trepel, M. (2012). Neuroanatomie (5. Aufl.). München: Urban & Fischer.

Wiederholungsfragen zu Kapitel 3

1 Was gehört zu den wichtigsten Aufgaben des Rückenmarks?
2 Wie wird die graue Substanz des Rückenmarks untergliedert?
3 Was versteht man unter einer Rückenmarksschädigung auf Höhe C5?
4 Wie heißen die zwölf Hirnnerven?

5 Welche Hirnnerven sind rein sensorisch?
6 Was versteht man unter Spinalnerven?
7 Was ist ein Nervenplexus?
8 Was ist ein Dermatom?
9 Welche unterschiedlichen Arten von Reflexen gibt es?
10 Wie heißt der Muskel, der für die Gänsehaut sorgt?

4 *Fight or flight* – Autonomes Nervensystem

Kapitelübersicht

- Sympathikus und Parasympathikus
- Stressachsen
  - HPA-Achse
  - SAM-Achse
- Musikwirkung

Die Organisation der nervalen Steuerung von lebenswichtigen Funktionen bei Säugetieren lässt sich unterteilen in ein willkürliches und ein autonomes Nervensystem (ANS), welches auch als vegetatives Nervensystem bezeichnet wird. Ersteres dient der überwiegend bewussten Kontrolle und Steuerung der Skelettmuskulatur (quergestreifte Muskulatur), letzteres reguliert überwiegend unbewusst und autonom ablaufende Prozesse, die über glatte Muskulatur (z. B. Darm), Drüsen (z. B. Schweißdrüsen der Haut) und über die Herzmuskulatur vermittelt werden.

Sympathikus und Parasympathikus

Das vegetative oder autonome Nervensystem (ANS) ist klassischerweise aus zwei Schenkeln aufgebaut, die in der Regel als Gegenspieler fungieren: Der Sympathikus und der Parasympathikus. Das Eingeweidenervensystem (enterisches Nervensystem) wird inzwischen als eigenständiger dritter Bestandteil des ANS angesehen.

Vereinfacht ausgedrückt ist der Sympathikus für „*fight or flight*"-Situationen und der Parasympathikus für „*rest and digest*"-Phasen zuständig. Alle Organe des Körpers – mit Ausnahme der Skelettmuskulatur – werden durch Nervenfasern sowohl des Sympathikus als auch des Parasympathikus innerviert (s. Tab. 4.1). Die Steuerungsprozesse lebenswichtiger Funktionen wie z. B. Atmung, Herz-Kreislauf, Stoffwechsel und Wasserhaushalt laufen unwillkürlich und damit größtenteils unbewusst ab. Die Wirkungen am Erfolgsorgan (postganglionär) werden über unterschiedliche Neurotransmitter vermittelt (Acetylcholin beim Parasympathikus; Noradrenalin beim Sympathikus).

Sympathikus

Die Neurone des Sympathikus liegen im Rückenmark (Höhe C8 – L2 / L3), von wo aus Axone zum Grenzstrang ziehen. Als Grenzstrang (*Truncus sympathicus*) bezeichnet man eine beidseits der Wirbelsäule verlaufende Kette von Ganglien (Nervenknoten), in denen größtenteils die Umschaltung vom 1. auf das 2. Neuron erfolgt. Von hier aus ziehen die sympathischen Nervenfasern zu den Zielorganen (s. Tab. 4.1).

Die Aktivierung des Sympathikus erfolgt in der Regel durch Stimulierung einer bestimmten Hypothalamus-Region (posteriore Kerngruppe; s. u. HPA-Achse); dies bewirkt die Ausschüttung von Katecholaminen (Adrenalin und Noradenalin) im Nebennierenmark. Die Ausschüttung von Adrenalin und Noradrenalin in den Körperkreislauf führt über Anregung zahlreicher Organsysteme (Herz-Kreislauf, Muskulatur, etc.) sowie Dämpfung anderer, potenziell interferierender Funktionseinheiten (Magen-Darm-Trakt, Urogenitaltrakt) zur kurzfristigen Mobilisierung von Energie, wie sie in Stresssituationen benötigt wird.

Parasympathikus

Die präganglionären Neurone des Parasympathikus sind oberhalb des Halsmarks im Hirnstamm und im kaudalen Teil des Rückenmarks, im Sakralmark, lokalisiert. Von dort ziehen die langen Axone einzelner Nerven zu den postganglionären Neuronen, die sich in der unmittelbaren Nähe der von ihnen innervierten Organe befinden. Der Nervus vagus (X. Hirnnerv) ist der Hauptnerv des Parasympathikus und versorgt den gesamten Brust- und den oberen Bauchraum (s. Tab. 4.1).

In der Tabelle 4.1 werden die größtenteils antagonistischen Wirkungen von Sympathikus und Parasympathikus auf einzelne Organe stichwortartig dargestellt.

Tab. 4.1: Übersicht über die Wirkung von Sympathikus und Parasympathikus auf ausgewählte Organe oder Organsysteme (nach Menche, 2016 und Birbaumer & Schmidt, 2010)

Ursprung S	Sympathikus-Wirkung	ORGAN	Parasympathikus-Wirkung	Ursprung PS
thorakales RM *Ganglion cervicale superius*	Erweiterung der Pupille	**Auge**	Verengung der Pupille	Kopf, III
	–	**Tränen- und Speicheldrüsen**	Steigerung der Sekretion	Kopf, IX, VII
thorakales RM *Ganglion stellatum*	Erweiterung der Bronchien	**Lunge**	Verengung der Bronchien	Kopf, X (N. vagus)
	Zunahme von Herzfrequenz + Kontraktionskraft	**Herz**	mäßige Abnahme von Herzfrequenz + Kontraktionskraft	
thorakales RM	Erweiterung von Blutgefäßen (teils auch Verengung)	**Skelettmuskulatur**	–	–
thorakales RM *Ganglion coeliacum / mesentericum superius*	Verminderung von Tonus und Bewegungen; Kontraktion der Sphinkteren	**Magen-Darm-Trakt (außer Dickdarm + Rektum)**	Steigerung von Tonus und Bewegungen; Entspannung der Sphinkteren	Kopf, X (N. vagus)
	Verminderung der Sekretion	**Verdauungsdrüsen**	Steigerung der Sekretion	
thorakales RM *Ganglion mesentericum inferius*	Verminderung von Tonus und Bewegungen; Kontraktion der Sphinkteren	**Dickdarm und Rektum**	Steigerung von Tonus und Bewegungen; Entspannung der Sphinkteren	Sakrales RM
	Kontraktion des Sphinkters	**Blase**	Kontraktion des Detrusors (> Entleerung der Blase)	

Legende: Ursprung S = Ursprungsort der sympathischen Fasern; Ursprung PS = Ursprungsort der parasympathischen Fasern; RM = Rückenmark; Römische Ziffern beziehen sich auf die Hirnnerven; in *kursiv* sind die Ganglien des sympathischen Grenzstrangs gesetzt

Interaktion von Sympathikus und Parasympathikus

Auf synaptischer Ebene stellt sich die Interaktion von Sympathikus und Parasympathikus etwas komplexer bzw. differenzierter dar als in dem vereinfachten Modell von Spieler-Gegenspieler (Antagonismus). Dabei wirken die Transmitter des Sympathikus (Noradrenalin) und Parasympathikus (Acetylcholin) auf zwei Ebenen: *Prä*synaptisch (postganglionäre Nervenendigung) und *post*synaptisch (Zielzelle). Bei der präsynaptischen Interaktion hemmen bzw. fördern die jeweiligen Transmitter die Ausschüttung bzw. Wiederaufnahme des anderen Botenstoffs über m- und Alpha-2-Rezeptoren. Postsynaptisch können Acetylcholin über m-Rezeptoren und Noradenalin über Beta-1-Rezeptoren unterschiedliche oder sogar gegensätzliche Effekte an der Zielzelle hervorrufen (z. B. an der Bronchialmuskulatur der Lunge: Kontraktion durch parasympathische und Erschlaffung/Erweiterung durch sympathische Einflüsse).

Stressachse (HPA-Achse)

Bei der Hypothalamus-Hypophysen-Nebennieren-Achse (HPA-Achse) handelt es sich um einen neuroendokrinen Regelkreis, der sich – wie der Name bereits verrät – aus den Ebenen Hypothalamus, Hypophyse und der peripheren Drüse (in diesem Fall der Nebenniere) zusammensetzt. Die in der medizinischen Literatur übliche Abkürzung „HPA" leitet sich ab von den englischen Bezeichnungen: Hypothalamus = **h**ypothalamus; Hypophyse = **p**ituitary gland; Nebennierenrinde = **a**drenal cortex.

Stationen der HPA-Achse

Der **Hypothalamus** ist ein kleines Kerngebiet im Zwischenhirn (s. Abb. A.3 im „Kleinen Hirnatlas"), das sich unterhalb des Thalamus befindet (daher die Bezeichnung; hypo = unterhalb). Der Hypothalamus stellt eine Integrationsstelle hormonaler und nervaler Systeme dar und steuert als übergeordnetes Koordinationszentrum das vegetative Nervensystem. Aufgrund ihrer klinisch relevanten Funktionen können innerhalb des Hypothalamus drei größere Kerngebiete abgegrenzt werden.

1 Die vordere oder rostrale Kerngruppe ist für die Synthese der Hormone zuständig, die über den hinteren Hypophysenlappen freigesetzt werden (Oxytocin und Antidiuretisches Hormon, ADH/Vasopressin).

2 Im Hinblick auf die Stressachse ist die Verbindung mit dem vorderen Hypophysenlappen am wichtigsten, die durch die mittlere Kerngruppe reguliert wird. Die für die Initiierung der Hormonsekretion zuständigen Releasing-Hormone (Neuropeptide, wie z. B. das Corticotropin-Releasing-Hormon, CRH) kommunizieren über ein Pfortadersystem mit der Hypophyse (s. u.).
3 Die hintere oder posteriore Kerngruppe wird als dynamogene Zone bezeichnet, weil ihre Stimulierung eine Aktivierung des Sympathikus bewirkt.

Die **Hypophyse** (zwischen erbsen- und kirschgroß, Gewicht ca. 1 g) ist über den Hypophysenstiel (Infundibulum) direkt mit dem Hypothalamus verbunden und stellt mit diesem eine morphologische und funktionelle Einheit dar: das hypothalamo-hypophysäre System (s. Abb. A.3 im „Kleinen Hirnatlas").

Die Hypophyse besteht aus einem Vorderlappen (HVL, Adenohypophyse) und einem Hinterlappen (HHL, Neurohypophyse). Im HVL werden zahlreiche Peptid- und Proteohormone gebildet. Im Zusammenhang mit dem Stress-System sind vor allem die durch die POMC-Zellen produzierten Hormone von Bedeutung. Proopiomelanocortin (POMC) ist ein Vorläufermolekül, aus dem durch Umwandlungsprozesse ACTH, β-Endorphin sowie andere Peptid-Fragmente (z. B. melanozytenstimulierendes Hormon, MSH) hergestellt werden.

Die Bezeichnung „adrenocorticotropes Hormon" (ACTH) ist abgeleitet von dem Endorgan („adrenocortico" = Nebennierenrinde), auf welches das Hormon wirkt („-trop" = auf etwas gerichtet, auf etwas wirkend).

Die **Nebennieren** (Glandulae suprarenales oder adrenales) liegen als halbmondförmige Organe den oberen Nierenpolen an (von der lateinischen Bezeichnung der Nebennieren leitet sich die Benennung der Nebennierenmark-Hormone Adrenalin und Noradrenalin ab). Die Nebennieren bestehen aus zwei entwicklungsgeschichtlich und funktionell verschiedenen Hormondrüsen: dem Nebennieren*mark* und der Nebennieren*rinde*. Die Nebennierenrinde setzt sich wiederum aus drei morphologisch und funktionell unterschiedlichen Schichten zusammen, die zahlreiche Steroidhormone produzieren (in der Reihenfolge ihrer anatomischen Lage von außen nach innen): Zona glomerulosa (Mineralkortikoide, z. B. Aldosteron), Zona fasciculata (Glukokortikoide, z. B. Cortisol) und Zona reticularis (Androgene).

Glukokortikoide (Cortisol) übernehmen im Stoffwechsel des Körpers eine Vielzahl von Aufgaben zur Regelung der vitalen Funktionen. Die Sekretion von Cortisol unterliegt einem stabilen circadianen Rhythmus mit Höchstwerten in den frühen Morgenstunden. Glukokortikoide unterstützen generell die Bereitstellung von Energieträgern im Blut (Glukoneogenese und Lipolyse). Dies spielt als adaptiver Mechanismus in Stresssituationen eine besondere Rolle. Darüber hinaus werden Immun- und Entzündungsprozesse gehemmt. Durch

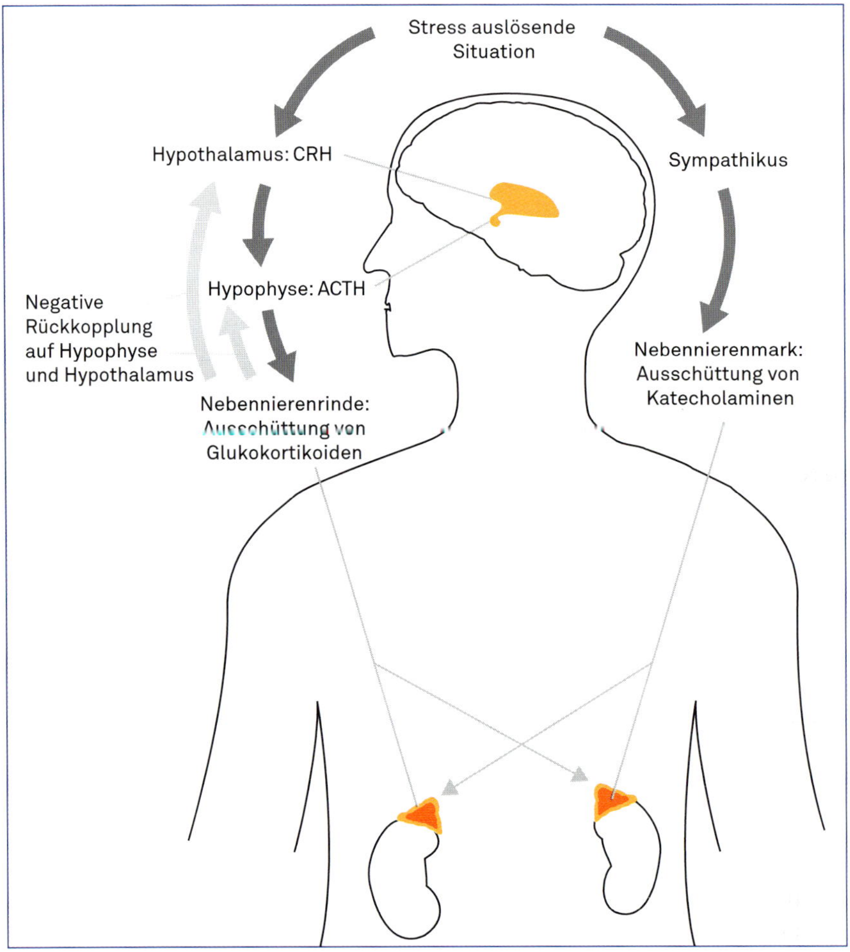

Abb. 4.1: Die Stressachsen und ihre Interaktionen: HPA- (links) und SAM-Achse (rechts)

die Sekretion von Cortisol wird die Effektivität wichtiger endogener Signalsubstanzen verstärkt, indem beispielsweise die Sensibilität von Adrenozeptoren erhöht wird.

Ferner stimulieren Glukokortikoide auf → **parakrinem** Weg auch die Synthese von Katecholaminen im Nebennierenmark (s. u.). Negative Auswirkungen auf den Organismus sind erst bei dauerhaft erhöhten Cortisol-Werten z. B. infolge von chronischen Stresszuständen zu erwarten.

In der Abbildung 4.1 sind die Stressachsen und ihre Interaktionen schematisch dargestellt.

Aktivierung der HPA-Achse

Der Hypothalamus erhält über zahlreiche Verbindungen Informationen aus dem limbischen System (u. a. über die Fornixbahn vom Hippocampus und über die Striae terminales von den Amygdalakernen). Eine stressbedingte Aktivierung insbesondere der mittleren Kerngruppe des Hypothalamus führt zu einer Ausschüttung des Corticotropin-Releasing-Hormons (CRH). CRH bewirkt in der Adenohypophyse die Ausschüttung von ACTH durch die POMC-Zellen. ACTH wird in die Blutbahn abgegeben und bindet an spezifische membranständige Rezeptoren der Nebennierenrinde. Dies stimuliert die Synthese und Sekretion von Cortisol. Neben den oben erwähnten Stoffwechseleffekten (Glukoneogenese und Lipolyse) und der Stimulation der Adrenalinfreisetzung im Nebennierenmark beeinflussen Glukokortikoide auch direkt das Zentralnervensystem (ZNS): Die Glukokortikoide erhöhen die Wahrnehmung von akustischen, taktilen, olfaktorischen und gustatorischen Reizen und modulieren die Emotionsverarbeitung. In diesem Kontext ist wichtig zu erwähnen, dass im Gehirn zwei Typen von Kortikosteroidrezeptoren zu finden sind: die Mineralkortikoidrezeptoren (MR) und die Glukokortikoidrezeptoren (GR), die beide dasselbe Hormon (Cortisol) binden. MR, die primär im limbischen System (Hippocampus) vorkommen, spielen vermutlich die entscheidende Rolle für die Initialphase der Stressantwort. Die GR, die in mehreren ZNS-Regionen zu finden sind, sind in die Beendigung der Stressreaktion involviert.

Wie aus der Abbildung 4.1 ersichtlich, verfügt die HPA-Achse über eine Reihe von Feedbackmechanismen. Die erste negative Rückkopplungsschleife läuft über das ACTH von der Hypophyse zum Hypothalamus (eine hohe ACTH-Konzentration hemmt die Ausschüttung von CRH). Cortisol wirkt auf verschiedenen Ebenen hemmend (negatives Feedback): In der Hypophyse wird die ACTH-Sekretion gehemmt, auf Hypothalamus-Ebene die CRH-Ausschüttung. Auf immunologischer Ebene (entzündungshemmende Prozesse) wird die Anzahl immunkompetenter Zellen gesenkt und die Freisetzung von Cytokinen blockiert.

Die Sympathikus-Nebennierenmark-Achse (SAM)

Neben der HPA-Achse gibt es noch eine zweite wichtige „Stress-Achse“: die Sympathikus-Nebennierenmark-Achse oder auch SAM-Achse (die Abkürzung SAM erklärt sich aus der englischen Bezeichnung: **S**ympathetic **a**dreno-**m**edullary axis). Wie oben dargestellt wird der Sympathikus in Situationen aktiviert, die ein sofortiges, aktives Handeln erfordern – der Körper wird in „Alarmbereitschaft“ versetzt (*fight-or-flight*-Modus). Eine Aktivierung des Sympathikus kann wie oben dargestellt durch eine Stimulierung der posterioren Kerngruppe des

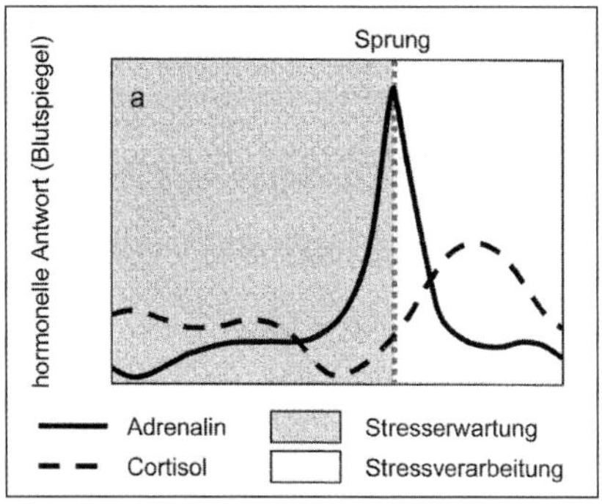

Abb. 4.2: Stressdynamik vor, während und nach einem Fallschirmsprung (Rensing et al., 2006, S. 126)

Hypothalamus erfolgen. Im Nebennierenmark enden präganglionäre Axone des Sympathikus, die sogenannte chromaffine Zellen zur Sekretion von Katecholaminen (Adrenalin und Noradrenalin) veranlassen. Die Ausschüttung von Adrenalin und Noradrenalin führt zu den oben beschriebenen Stressreaktionen des Körpers. Wie die Abbildung 4.1 zeigt, interagieren die beiden Stressachsen (HPA- und SAM-Achse) auf verschiedenen Ebenen miteinander. Das sympathische Nervensystem reagiert schneller und ist deshalb für akute Stressoren zuständig; die Cortisol-Sekretion über die langsamere HPA-Achse moduliert akuten Stress und reagiert auf chronische Stresszustände. Wie in Abbildung 4.2 dargestellt, zeigt die Adrenalinkonzentration ihr Maximum am Höhepunkt des Stresserlebens (hier im Beispiel ein Fallschirmsprung), während das Maximum der Cortisol-Ausschüttung mit einer Verzögerung von ca. 20 – 30 Minuten auftritt (ähnliche Phänomene spielen sich auch bei der Auftrittsangst ab).

BEISPIEL

Wirkung von Musik auf Sympathikus und Parasympathikus: Musik kann auf einen Organismus einen stimulierenden und aktivierenden (ergotropen) oder einen entspannenden und beruhigenden (trophotropen) Einfluss haben. Abhängig von individuellen Faktoren, situativem Kontext etc. kann die gleiche Musik sowohl ergotrop als auch trophotrop wirken. So berichten Jugendliche beispielsweise über die beruhigende Wirkung von lauter, schneller und „harter" Musik, die sich als diametral verschieden zu allen typischen Beschreibungen von „Entspannungsmusik" darstellt (vgl. Stegemann, 2013). Bei Decker-Voigt und Spintge (2000, S. 1) heißt es dazu: „Entspannung und Vitalisierung geschieht in der Wechselwirkung zwischen Musik und Mensch. Es gibt keine spezielle Musik, die mehrere Menschen in derselben Weise stimuliert oder beruhigt […]".

Tabelle 4.2 stellt die Wirkungen von Stress und trophotroper Musik auf verschiedene Organsysteme gegenüber. Dabei zeigt sich, dass Disstress und anxioalgolytische Musik einen gegensätzlichen Einfluss auf die Valenz und Ausprägung der (patho-)physiologischen Stressparameter haben.

Tab. 4.2: Gegenüberstellung von Körperreaktionen auf Stress und auf angenehm empfundene Musik (Stegemann, 2013, S. 98 nach Spintge & Droh, 1992, S. 24 und Spintge, 2009, S. 304)

Parameter	(Aus-)Wirkung von **Stress**	(Aus-)Wirkung von **Musik**
Herz-Kreislauf	Herzfrequenz ↑ Blutdruck ↑	Herzfrequenz ↓ Blutdruck ↓ antiarrhythmische Wirkung rhythmische Variabilität ↑
Atmung	Atemminutenvolumen ↑ Sauerstoffverbrauch ↑	Atemminutenvolumen ↓ Sauerstoffverbrauch ↓ Synchronisation/Harmonisierung des Rhythmus
Psychomotorik	motorische Unruhe ↑ Muskeltonus ↑	motorische Unruhe ↓ Muskeltonus ↓
Rezeption/Perzeption	Schmerzschwelle ↑↓ Schmerzempfindungstoleranz ↓	Schmerzschwelle ↑ Schmerzempfindungstoleranz ↑
Innere Sekretion	Katecholamine ↑ Cortisol ↑	Katecholamine ↓ Cortisol ↓ β-Endorphin ↓

ZUSAMMENFASSUNG

Das vegetative oder autonome Nervensystem (ANS) besteht aus Sympathikus, Parasympathikus und dem Eingeweidenervensystem. Sympathikus und Parasympathikus üben antagonistische Funktionen aus: Dabei ist der Sympathikus für *„fight or flight“*-Situationen und der Parasympathikus für *„rest and digest“*-Phasen zuständig. Die Neurone des Sympathikus finden sich im Rückenmark; die sympathischen Nervenfasern werden im Grenzstrang umgeschaltet, von wo sie zu den Zielorganen ziehen. Der Hauptnerv des Parasympathikus ist der X. Hirnnerv (Nervus vagus), der den gesamten Brust- und oberen Bauchraum innerviert. Acetylcholin (präganglionär) und Noradrenalin (postganglionär) sind die Neurotransmitter, mit denen das sympathische Nervensystem arbeitet; im parasympathischen Schenkel kommt ausschließlich der Neurotransmitter Acetylcholin zum Einsatz. Die Interaktion dieser Neurotransmitter in Verbindung mit verschiedenen Rezeptortypen ist für die differenzielle Wirkung der Gegenspieler Sympathikus und Parasympathikus an den Erfolgsorganen verantwortlich.

Die HPA-Achse ist ein neuroendokriner Regelkreis, der aus den Stationen Hypothalamus, Hypophyse und Nebennierenrinde besteht. Eine stressbedingte Aktivierung der HPA-Achse führt zur Ausschüttung von CRH im Hypothalamus.

Dadurch wird im Hypophysenvorderlappen die Sekretion von ACTH in die Blutbahn angeregt. ACTH bewirkt in der Nebennierenrinde die Synthese und Ausschüttung von Cortisol. Die einzelnen Stationen sind über negative Feedback-Schleifen miteinander verbunden, wodurch die Stressreaktion beendet werden kann.

Eine zweite Stress-Achse ist die Sympathikus-Nebennierenmark-Achse (SAM-Achse): Über Neuronen in der posterioren Kerngruppe des Hypothalamus wird der Sympathikus aktiviert. Dies bewirkt eine Freisetzung von Katecholaminen (Adrenalin und Noradrenalin) aus dem Nebennierenmark.

Musik kann sowohl ergotrop als auch trophotrop wirken, indem sie eher das sympathische oder das parasympathische System anspricht. Diese Effekte können in der Musiktherapie je nach Indikation gezielt zur Vitalisierung oder Entspannung genutzt werden.

Weiterführende Literatur:

Birbaumer, N. & Schmidt, R. F. (2010). Biologische Psychologie (7. Aufl.). Heidelberg: Springer.

Pape, H.-C., Kurtz, A. & Silbernagl, S. (Hrsg.). (2018). Physiologie (8. Aufl.). Stuttgart: Thieme.

Wiederholungsfragen zu Kapitel 4

1. In welche drei Subsysteme kann das vegetative Nervensystem eingeteilt werden?
2. Welche Aufgaben hat das vegetative Nervensystem?
3. Welche Wirkungen haben Sympathikus und Parasympathikus auf
   - **a)** das Herz?
   - **b)** die Bronchien?
   - **c)** die Pupille?
   - **d)** den Magen-Darm-Trakt?
4. Welche Neurotransmitter vermitteln die sympathische und die parasympathische Wirkung?
5. Welche Strukturen bilden die HPA-Achse?

6 Wie kommt es durch Aktivierung der HPA-Achse zur Cortisol-Ausschüttung?

7 Durch welches Organ kommt es zur Ausschüttung von Adrenalin und Noradrenalin infolge der Sympathikus-Aktivierung?

8 Welche Fachtermini bezeichnen die anregende bzw. beruhigende Wirkung von Musik?

9 Welche Wirkungen hat „Entspannungsmusik“ auf

a) das Herz-Kreislauf-System?

b) die Atmung?

c) die Psychomotorik?

d) die Schmerzwahrnehmung?

e) die innere Sekretion?

Teil II

5 *Listen* – Auditives System

Kapitelübersicht

- Entwicklung des auditiven Systems
- Anatomie und Physiologie des auditiven Systems
  - Ohrmuschel und Gehörgang
  - Mittelohr
  - Innenohr
- Zentrale Hörbahn

> *„Das Auge führt den Menschen hinaus in die Welt – das Ohr führt die Welt in den Menschen“ (Zen Sprichwort).*

Das Grundprinzip des Hörens – vermittelt durch das auditive System – besteht in der Umwandlung von Luftdruckschwankungen in neuronale Aktivität. Neurophysiologisch handelt es sich beim (Musik-)Hören um eine rasche Abfolge von Serien-Parallel-Wandlungen, die hierarchisch gegliedert von niedrigeren Analyseebenen zu höheren ablaufen (Bottom-Up-Analyse).

> *„Unter einer Serien-Parallel-Wandlung versteht man einen Prozess, bei dem nacheinander eintreffende Ereignisse zu einem einzigen Ereignis zusammengefasst werden. Ein typisches Beispiel für einen solchen Wandlungsprozess ist das Hören und Verstehen von Sprachlauten. Die akustischen Reize, welche Sprachlaute eines Wortes repräsentieren, treffen nacheinander im Hörsystem ein und werden z.B. zu einem Wort zusammengefasst“ (Jäncke, 2008, S. 279).*

Diese Abläufe dienen der akustischen Analyse, der Verknüpfung mit dem auditorischen Gedächtnis, der auditorischen Gestaltbildung sowie der Verarbeitung musikalischer Syntax und Semantik (Koelsch & Schröger, 2018; vgl. auch Kap. 13). Die „hardware“ dieser Vorgänge stellt das auditive System dar, welches sich aus dem Sinnesorgan Ohr, der zentralen Reizweiterleitung (zentrale Hörbahn) und dem auditorischen Cortex zusammensetzt. Entwicklung, Anatomie und Physiologie des auditiven Systems werden im Folgenden beschrieben.

Entwicklung des auditiven Systems

Neuro-Musik-Mythen:

Der Hörsinn ist – trotz irrtümlicher Angaben auch in der Fachliteratur – nicht die erste ausgereifte und funktionsfähige Sinneswahrnehmung des Menschen. Bevor der Fetus in der Lage ist, Töne, Klänge und Geräusche wahrzunehmen, nimmt er Berührungen und Schwingungen über die Haut wahr. Das Hören setzt nämlich neben der Entwicklung der Hörorgane die synaptischen Verbindungen zum Gehirn voraus (s. Abb. 5.1). Somit kann erst zwischen der 24. und 28. Schwangerschaftswoche davon ausgegangen werden, dass der Fetus Stimmen oder Musik wirklich hört.

Die Entwicklung des auditiven Systems lässt sich grob in eine präauditive und eine auditive Phase einteilen (s. Abb. 5.1). Bereits in der 3. Schwangerschaftswoche (SSW) beginnt mit der Anlage der Ohrplakode die Entwicklung des Hörorgans. Aus dem Labyrinthbläschen entwickelt sich sowohl das Gleichgewichtsorgan (Labyrinthorgan) als auch der Ductus cochlearis als wichtiger Bestandteil des Innenohrs. Ab der sechsten Woche beginnt die Bildung von Windungen, aus denen die Schnecke (Cochlea) entsteht. Ab ca. der 8. SSW setzt parallel dazu die Entstehung des Mittelohrs ein, bei der die Gehörknöchelchen und das Trommelfell angelegt werden, deren Entwicklung erst im 8. Monat abgeschlossen ist. Die Ausbildung von Nervenbahnen und Synapsen sowie die Herstellung von Verbindungen zwischen Innenohr und der primärem Hörrinde leiten die auditive Phase ein (ca. ab der 24. SSW). Spätestens ab der 28. SSW lassen sich Reaktionen auf sehr laute Geräusche (ca. 100 dB) und auf Frequenzen zwischen 1000 und 2000 Hz nachweisen. Die intrauterine „Geräuschkulisse" wird geprägt von rhythmischen (Herzschlag, Atmung) und nicht-rhythmischen (z. B. Verdauungsaktivität) Geräuschen des mütterlichen Körpers sowie zunehmend von akustischen Ereignissen der Außenwelt (Stimmen, Musik, Straßenlärm etc.).

Intrauterine Höreindrücke (wie die Stimme der Mutter oder auch Musik) können auch nach der Geburt noch erinnert werden, wie in einer Untersuchung von Hepper (1991) gezeigt werden konnte: Werdende Mütter waren in zwei Gruppen aufgeteilt worden, abhängig davon, ob sie während der Schwangerschaft regelmäßig (mindestens einmal pro Tag) eine „Daily Soap" im Fernsehen gesehen hatten oder nicht. Die eingängige Titelmelodie dieser Sendung

(*„Neighbours“*) wurde den Babys wenige Tage nach der Geburt vorgespielt, um die Reaktionen der beiden Gruppen zu vergleichen: Babys, denen das Musikstück bekannt war, weil ihre Mütter die TV-Sendung viele Male während der Schwangerschaft gesehen hatten, zeigten eine deutliche Entspannungsreaktion mit signifikanten Veränderungen von Herzrate, Bewegungsaktivität und allgemeinem Aktivierungsniveau. Bei den Babys der Kontrollgruppe (deren Mütter die Sendung nicht gesehen hatten), zeigte sich keine Veränderung.

Dass diese Entspannungsreaktion der Neugeborenen spezifisch auf die intrauterin „gelernte“ Titelmelodie von „Neighbours“ zurückzuführen war, konnte durch ein Folgeexperiment belegt werden, in dem eine andere Gruppe von Babys untersucht wurde, deren Mütter ebenfalls die TV-Sendung während der Schwangerschaft gesehen hatten. Diesen Neugeborenen wurde entweder eine andere TV-Titelmelodie oder die „Neighbours“-Melodie rückwärts vorgespielt: In beiden Fällen gab es keine signifikanten Veränderungen. Zusammenfassend bedeutet dies, dass für die Neugeborenen die „Erinnerung“ an die Titelmelodie von „Neighbours“ verbunden war mit der Erfahrung von Entspannung (vermutlich weil sich ihre Mütter beim Fernsehen auch entspannen konnten) – ein Effekt, der übrigens schon drei Wochen nach der Geburt nicht mehr nachweisbar war.

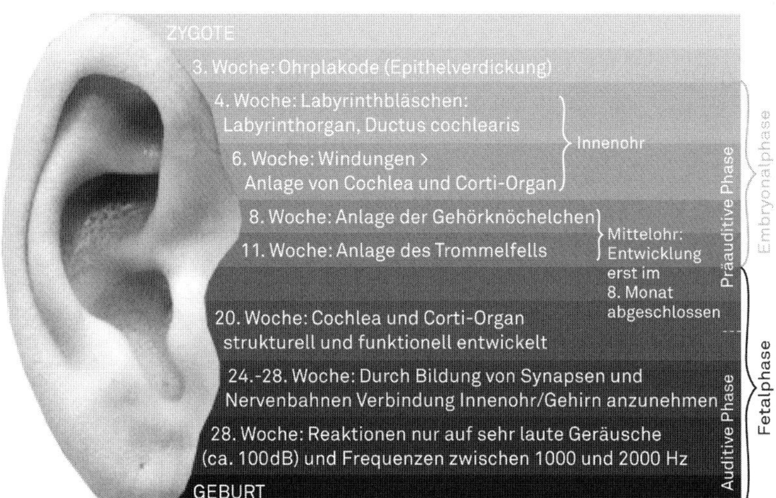

Abb. 5.1: Pränatale Entwicklung des auditiven Systems und seiner Funktionen

Anatomie und Physiologie des Hörens

Das Hören stellt nicht nur für MusikerInnen oder MusiktherapeutInnen ein wichtiges „Werkzeug" dar – auch evolutionär spielte dieser Fernsinn eine zentrale Rolle für das Überleben: Das Hören erlaubte auf weite Distanzen die Einschätzung drohender Gefahren (z. B. das Donnergrollen eines aufziehenden Gewitters) bzw. eröffnete die Möglichkeit der Kommunikation (durch Trommeln, Rufen oder Pfeifen). Darüber hinaus ermöglichte es die Orientierung auch im Dunkeln, und die schnelle Einordnung, was ein bestimmtes Geräusch oder ein Tierlaut bedeutete, war häufig überlebenswichtig. Noch bevor Säuglinge im Alter von ca. sechs Wochen mit dem sozialen Lächeln auf Gesichter reagieren, zeigen sie das Lächeln als Reaktion auf akustische Stimuli, d. h. auf vertraute Stimmen der Eltern.

Die Anatomie und Physiologie des Hörens ist auch deshalb so faszinierend, weil das auditive System „aus wenig ganz viel" macht. Während beim Sehen die optischen Informationen von ca. 125 Millionen Lichtsinneszellen aufgenommen werden, sind es beim Hören gerade einmal 3.500 Sinneszellen im Innenohr, über welche die akustischen Stimuli aufgenommen werden. Daher ist die zentrale Hörbahn auch wesentlich komplexer aufgebaut als die Sehbahn: Bei der Sehbahn gibt es eine Umschaltstation zwischen Sehnerv (N. opticus) und primärem Sehzentrum – bei der Hörbahn dagegen mindestens derer vier (s. unten). Die zunehmende Komplexität der Verschaltungen innerhalb der Hörbahn – von 30.000 beteiligten Neuronen im Spiralganglion bis zu 500.000 im Corpus geniculatum mediale – bildet die neuronale Grundlage für die vielfältigen Analyseschritte, die für das differenzierte Hören notwendig sind (s. auch Kap. 13).

Absolutes Gehör

Als absolutes Gehör (engl. perfect pitch) wird die Fähigkeit bezeichnet, eine bestimmte Tonhöhe mit großer Treffsicherheit ohne äußere Referenz zu produzieren und / oder richtig zu benennen. Das absolute Gehör kommt in der Allgemeinbevölkerung sehr selten vor (Prävalenz: 0,01 %); bei professionellen MusikerInnen hingegen liegt die Prävalenz immerhin bei 10–15 %. Die Ausbildung eines absoluten Gehörs beruht vermutlich auf einem Zusammenspiel genetischer Prädisposition und frühem musikalischen Training während einer sensiblen Entwicklungsphase. Ergebnisse aus → **bildgebenden Studien** geben Hinweise darauf, dass – neben anderen Hirnregionen – insbesondere der posteriore Bereich des linken dorsolateralen präfrontalen Cortex (DLPFC) sowie beidseits das Planum temporale bei Personen mit absolutem Gehör bei der Tonhöhenzuordnung beteiligt sind (Hou, Chen, Song, Sun & Beauchaine, 2017).

Auditives System 1: Außen-, Mittel- und Innenohr

Das Hörorgan setzt sich zusammen aus Außen-, Mittel- und Innenohr (s. Abb. 5.3). Über das äußere Ohr (Ohrmuschel und Gehörgang), welches wie ein Trichter wirkt, erreichen die Schallwellen das Trommelfell als Grenze zum Mittelohr. Dahinter liegt die mit Luft gefüllte Paukenhöhle mit den Gehörknöchelchen Hammer, Amboss und Steigbügel. Das Mittelohr steht über die Tuba auditiva (Ohrtrompete/Eustachische Röhre) in Verbindung zum Rachenraum – diese Verbindung ermöglicht die „Belüftung" der Paukenhöhle und damit den Druckausgleich. Das Trommelfell und die Gehörknöchelchen bilden die Verbindung zum Innenohr. Sie fungieren dabei nicht nur als Schallbrücke, sondern vermindern die Verluste der Schwingungsenergie, die beim Übergang von Luft zur Innenohrflüssigkeit auftreten. Dadurch wird, je nach Frequenzbereich, ein Gewinn an Hörvermögen um 10–20 Dezibel (dB) erzielt.

Der Hörbereich des Menschen (s. Abb. 5.2) liegt zwischen 20 und 20.000 Hertz (Hz, 1 Hertz = 1 Schwingung/s; z. B. Kammerton a^1 = 440 Hz bzw. bei vielen Orchestern etwas höher). Die Hörschwelle – also der Schalldruckpegel (dB), bei dem Menschen einen Ton oder ein Geräusch gerade noch wahrnehmen können – ist frequenzabhängig, d. h. sehr tiefe oder sehr hohe Töne müssen lauter sein, um gehört zu werden. Am besten werden Frequenzen zwischen 3.500 und 4.000 Hz, die im oberen Hauptsprachbereich liegen, vom menschlichen Gehör wahrgenommen.

Das Innenohr umfasst zwei Sinnesorgane: Zum einen das Hörorgan, welches wegen seiner Form „Schnecke" (lat. Cochlea) genannt wird, und zum anderen das Gleichgewichtsorgan (die Bogengänge). Die Cochlea hat zweieinhalb Windungen und besteht aus drei flüssigkeitsgefüllten Kanälen, die durch Membranen voneinander getrennt sind. Der mittlere von ihnen, der Ductus cochlearis, beherbergt mit dem Corti-Organ das eigentliche Hörorgan (s. Abb. 5.3).

Die Aufgabe des Corti-Organs (benannt nach dem italienischen Anatomen Alfonso Corti, 1822–1876) besteht darin, Schwingungen in Nervenimpulse zu verwandeln. Dies erfolgt über die so genannten Haarzellen. Diese reagieren auf die Auslenkung von sehr feinen Fortsätzen, die in eine gallertartige Masse (Tektorialmembran) hineinragen.

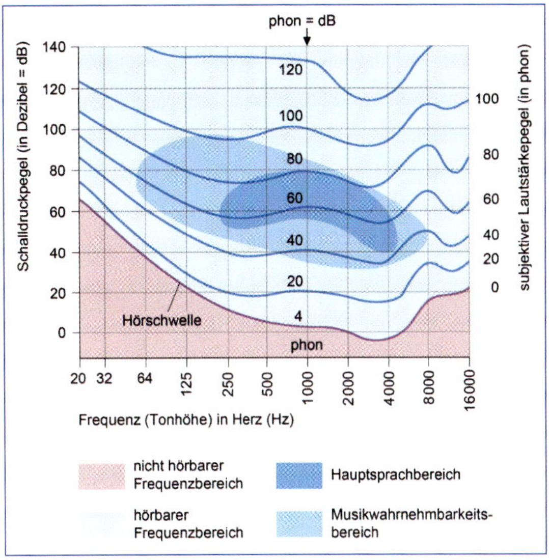

Abb. 5.2: Der menschliche Hörbereich

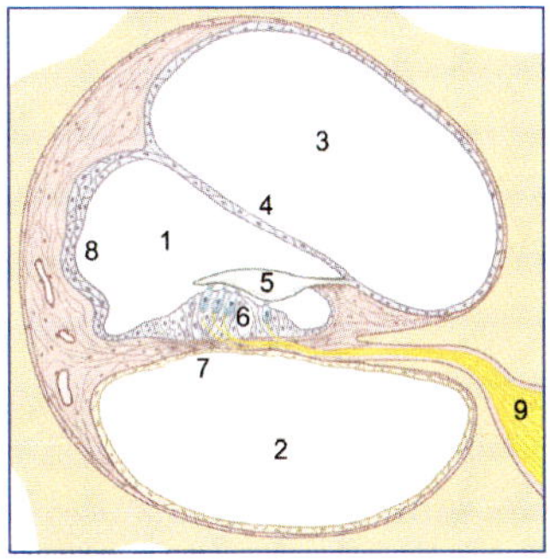

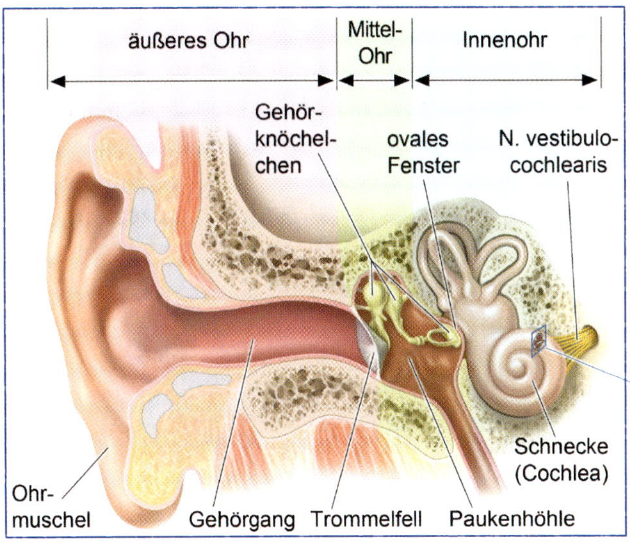

Beschriftung Cochlea:

1 = Scala media
2 = Scala tympani
3 = Scala vestibuli
4 = Reissner'sche Membran
5 = Tektorial-Membran
6 = Haarzellen
7 = Basilarmembran
8 = Stria vascularis
9 = Hörnerv

Abb. 5.3: Außen-, Mittel- und Innenohr mit Cochlea im Querschnitt

Ausgelöst wird diese Auslenkung durch eine Wanderwelle, die sich entsprechend der Schallfrequenz innerhalb der Cochlea fortpflanzt. Sehr hohe Frequenzen stimulieren die am Beginn der Cochlea liegenden Haarzellen, tiefere Frequenzen wandern bis weit in das Innere der Windungen. Der Schall wird so in seine spektralen Komponenten zerlegt, wobei jeder Frequenz ein bestimmter Ort zugeordnet ist. Man spricht daher von einer Frequenz-Ortsabbildung oder der Ortstheorie (Tonotopie). Diese Aufspaltung der Frequenzen durchzieht als ein Grundprinzip das gesamte Hörsystem.

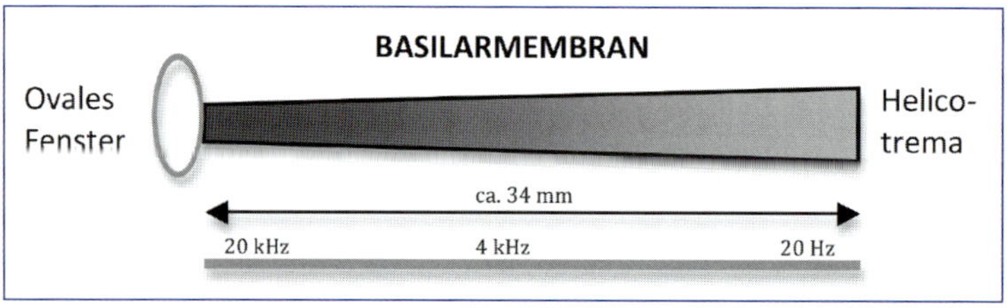

Abb. 5.4: Basilarmembran (schematisch und entrollt; nach Bear et al., 2012, S. 388)

Auditives System 2: Zentrale Hörbahn

Nach der Umwandlung der akustischen Stimuli in neuronale Impulse im Innenohr beginnt die eigentliche Analyse: Dazu wird die Information über die zentrale Hörbahn an das Gehirn weitergeleitet (s. Abb. 5.5). Die wichtigsten Stationen der Hörbahn setzen sich zusammen aus dem Hörnerv, dem Hirnstamm, dem Thalamus („Tor zum Bewusstsein") sowie dem primären Hörzentrum (auditorischer Cortex). Interessanterweise gibt es aber auch Verbindungen, die vom Thalamus direkt zur Amygdala (Mandelkern) und zu Arealen im Frontalhirn führen, die für die Verarbeitung emotionaler Reize zuständig sind (vgl. classical and non-classical pathway in Kap. 12).

Im auditorischen Cortex (s. Abb. A.1 im „Kleinen Hirnatlas") erfolgt die Extraktion akustischer Merkmale wie Tonhöhe, → **Tonchroma**, Timbre, Intensität und → **Rauigkeit**. Wie mittels sog. → **ereigniskorrelierter Potenziale** im → **EEG** gemessen werden kann, laufen diese Analyseschritte bereits innerhalb der ersten 10–100 Millisekunden ab. Dies ermöglicht es uns beispielsweise, dass wir an den Charakteristika eines einzelnen Tones bereits das Instrument erkennen können, mit dem dieser Ton produziert wurde (vgl. Perzeptionsmodell nach Koelsch in Kap. 13).

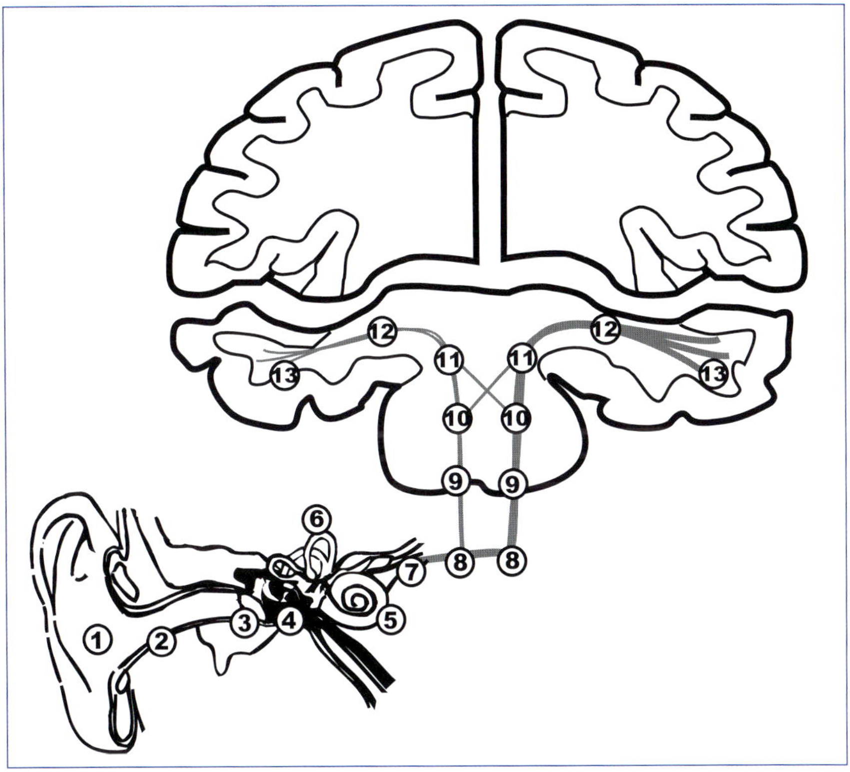

Abb. 5.5: Zentrale Hörbahn (Kasten, 2007, S. 112)
Anatomie des auditorischen Systems. Der Schall läuft von der Ohrmuschel (1) durch den Gehörgang (2) bis an das Trommelfell (3). Im Mittelohr (4) wird er mechanisch über Hammer, Amboss und Steigbügel weitergegeben. In der Cochlea (5) befinden sich feine Haarzellen, die für spezifische Schallfrequenzen sensibel sind. (Daneben liegen die Bogengänge des Gleichgewichtsorgans (6)). Die akustischen Informationen werden über den Hörnerv (7), der am Kleinhirn-Brückenwinkel in den Hirnstamm eintritt, an den Nucleus cochlearis (8) weitergeleitet. Der größere Teil der Nervenfasern kreuzt hierbei zur kontralateralen Hirnhälfte. Die neuronale Erregung läuft nun über die obere Olive (9) über den Lemniscus lateralis (10) zum Colliculus inferior (11). Via Corpus geniculatum mediale (12) wird dann die Hörrinde in der oberen Windung des Temporallappens (13) erreicht.

ZUSAMMENFASSUNG

Die Sinneswahrnehmung Hören wird über das auditive System vermittelt – neurophysiologisch handelt es sich um eine rasche Abfolge von Serien-Parallel-Wandlungen, die die Umwandlung von Luftdruckschwankungen in neuronale Aktivität zum Ziel haben. Das auditive System setzt sich aus dem Ohr, der zentralen Hörbahn sowie dem auditorischen Kortex zusammen.

Die pränatale Entwicklung des auditiven Systems beginnt bereits in der 3. Schwangerschaftswoche (SSW) mit der Anlage der Ohrplakode. Es folgen die Ausdifferenzierung von Innen- und Mittelohr und die Ausbildung von Verbindungen zur primären Hörrinde. Ab etwa der 24. SSW spricht man von der „auditiven Phase“ in der Entwicklung des Hörorgans; spätestens ab der 28. SSW lassen sich Reaktionen des Fetus auf sehr laute Geräusche nachweisen, d.h. erst ab dieser Zeitspanne kann man sicher davon ausgehen, dass Geräusche, Stimmen, Musik etc. vom Gehirn des intrauterin heranwachsenden Kindes tatsächlich registriert werden.

Die Ohrmuschel – zusammen mit dem äußeren Gehörgang – wirkt als Trichter, wodurch Luftdruckschwankungen aufgenommen werden, die auf das Trommelfell treffen. Über die Gehörknöchelchen des Mittelohres wird der Impuls mechanisch zum Innenohr weitergeleitet. Der am ovalen Fenster durch den Steigbügel übertragene Schall löst im Ductus cochlearis eine Wanderwelle aus, deren frequenzabhängiges Amplitudenmaximum zu einer Auslenkung der Haarzellen des Corti-Organs führt. Dadurch wird ein elektrischer Impuls erzeugt, der über den VIII. Hirnnerv (N. vestibulocochlearis) und die zentrale Hörbahn zum Gehirn gesendet wird. Wie die Cochlea ist auch die Hörrinde tonotop geordnet, d.h. jeder Frequenz ist ein bestimmter Ort zugeordnet (Frequenz-Ortsabbildung).

Weiterführende Literatur:

Jäncke, L. (2008). Macht Musik schlau? Bern: Hans Huber. Möller, A. R. (2013). Hearing (3rd ed.). San Diego: Plural Publishing.

Pape, H.-C., Kurtz, A. & Silbernagl, S. (Hrsg.). (2018). Physiologie (8. Aufl.). Stuttgart: Thieme.

Stegemann, T. (2012). Hören Musiktherapeuten anders? Jahrbuch der Musiktherapie (Bd. 8, S. 43–64). Wiesbaden: Reichert.

Wiederholungsfragen zu Kapitel 5

1 Was versteht man unter Serien-Parallel-Wandlung?
2 Ab welchem Zeitpunkt der Schwangerschaft kann man davon ausgehen, dass ein Fetus im Mutterleib hören kann?
3 Was versteht man unter „absolutem Gehör"?
4 Welchen Weg nimmt ein Ton von der Ohrmuschel bis zum N. vestibulocochlearis?
5 Welche „Umwandlungen" erfährt ein Ton auf diesem Weg?
6 Welche knöchernen Strukturen befinden sich in der Paukenhöhle?
7 Wie heißt die Verbindung zwischen Mittelohr und Rachen?
8 Wie heißt der mittlere Gang der Cochlea, der das eigentliche Hörorgan beherbergt?
9 Wie heißen die Stationen der zentralen Hörbahn?
10 Welchen Frequenzbereich können Menschen normalerweise mit dem Sinnesorgan Ohr wahrnehmen?

6 *I've got you under my skin* – Somatosensorisches System

Kapitelübersicht

- Haut: Aufbau und Funktionen
- Hautsensibilität/Tastsinn
- Somatosensorische Bahnen
- Repräsentation in S1/Sensorische Rindenfelder (Homunculus)
- Mechanorezeptoren

„sie mag musik nur, wenn sie laut ist
das ist alles, was sie hört
sie mag musik nur, wenn sie laut ist
wenn sie ihr in den magen fährt
sie mag musik nur, wenn sie laut ist
wenn der boden unter den füßen bebt
dann vergißt sie, daß sie taub ist"
(Herbert Grönemeyer)

Die Haut

Musik geht unter die Haut, der Lärm der Nachbarn geht auf keine Kuhhaut und bei diesem Chef braucht man ein dickes Fell. Dünnhäutig sein, sich in seiner Haut nicht wohlfühlen, seine Haut zu Markte tragen, mit heiler Haut davonkommen usw.

Die Liste der Haut-Metaphern und -Redewendungen ließe sich noch fortsetzen – nicht umsonst gilt die Haut als Spiegel der Seele, soll heißen, dass die Haut ein wichtiges Kommunikationsmittel ist: Sei es, dass man vor Scham errötet oder vor Angst kreidebleich im Gesicht ist. All dies sind relevante soziale Signale, welche die enge Verbindung zwischen Psyche und Haut dokumentieren. Diese ist wechselseitig: Bestimmte Hauterkrankungen können durch Stress ausgelöst oder im Verlauf negativ beeinflusst werden, z. B. Neurodermitis, Psoriasis (Schuppenflechte) oder Herpes-simplex-Infektionen (Bläschen im Mundbereich).

Anatomie: Die Haut ist das größte Organ(-system) des menschlichen Körpers: sie bedeckt beim erwachsenen Menschen eine Fläche von 1,5–2 m^2 und hat ein Gewicht von 3,5–10 kg.

Die Haut besteht im Wesentlichen aus drei Schichten (s. Abb. 6.1): der Oberhaut (Epidermis), der darunterliegenden Lederhaut (Dermis) sowie der Unterhaut (Subkutis). Die oberen beiden Schichten werden gemeinsam auch als Kutis bezeichnet.

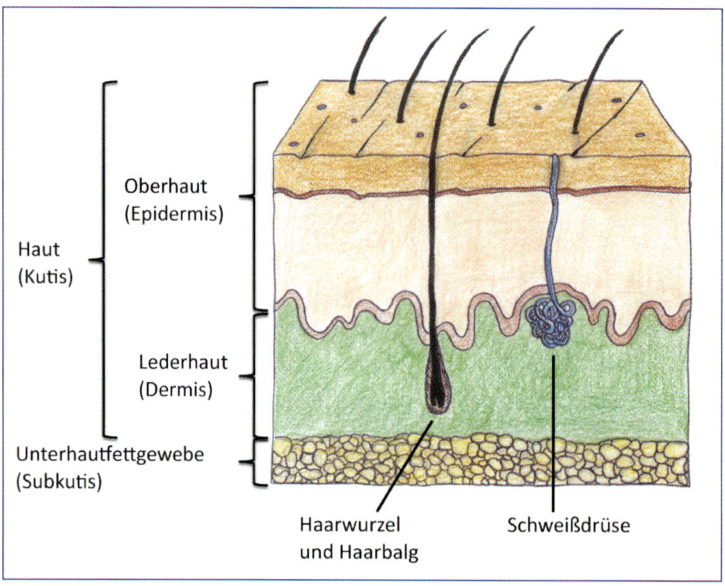

Abb. 6.1: Schichtenmodell der Haut

Die Epidermis (Oberhaut) wird hauptsächlich durch Keratinozyten und Korneozyten gebildet, die den Hornstoff Keratin produzieren. Das Keratin sorgt für die wasserabweisende und schützende Funktion der Haut und verleiht ihr die bei mechanischer Beanspruchung benötigte Festigkeit. Die Epidermis kann wiederum in vier bis fünf Schichten unterteilt werden. Diese heißen von außen nach innen:

- Hornschicht (Stratum corneum)
- Glanzschicht (Stratum lucidum; nur an Handtellern und Fußsohlen vorhanden)
- Körnerschicht (Stratum granulosum)
- Stachelzellschicht (Stratum spinosum)
- Basalzellschicht (Stratum basale)

Die Verhornung erfolgt von innen nach außen, d. h. Zellen werden in der Basalzellschicht neu gebildet und wandern in Richtung Hautoberfläche. Somit findet ca. alle 30 Tage eine Erneuerung der oberen Hautschicht statt.

BEISPIEL

Klinisches Beispiel Hautkrebs: Die Hautfarbe wird v.a. durch das Melanin bestimmt, einem Pigment, das von den Melanozyten gebildet wird, die sich in der Basal- und Stachelzellschicht sowie in den Haarfollikeln befinden. Eine Entartung der Melanozyten kann zum malignen Melanom („Schwarzer Hautkrebs“) führen, eine bösartige Form, dessen Erkrankungsrisiko durch UV-Strahlung (Sonnenbrand) deutlich erhöht wird.

Die wichtigsten Aufgaben der Haut können wie folgt zusammengefasst werden:

- Abgrenzung und Schutz (mechanisch, Wärme, Flüssigkeit, Strahlen)
- Sinnesorgan
- Speicher- und Stoffwechselaufgaben (Fettspeicherung, Vitamin D-Bildung)
- Teil der Immunabwehr (Infektionsschutz)
- Mitregulation von Körpertemperatur und Wasserhaushalt
- Kommunikation

Hautsensibilität / Tastsinn

DEFINITION

Sensibilität umfasst sowohl die Wahrnehmung von Reizen aus der Umwelt als auch die Wahrnehmung von körpereigenen Signalen. Die Vermittlung der entsprechenden Sinneseindrücke kann über einzelne Sinneszellen oder auch über komplexe Sinnesorgane erfolgen.

Eine weitere Unterscheidung lässt sich treffen in:

1. *epikritische* Sensibilität mit Wahrnehmung feiner Reize (Berührung)
2. *protopathische* Sensibilität mit Wahrnehmung von Schmerz- und Temperaturreizen
3. *propriozeptive* Sensibilität (Tiefensensibilität)

Die verschiedenen Empfindungsqualitäten werden von unterschiedlichen Rezeptoren in der Haut, in Muskeln, Sehnen und Gelenken aufgenommen und über spezialisierte sensible (afferente) Bahnen zum Großhirn und zum Kleinhirn weitergeleitet. Das Grundprinzip ist jedoch für alle Bahnen des sensorischen Systems das gleiche: Der Zellkörper des 1. Neurons befindet sich im Spinalganglion. Von dort ziehen die Axone auf unterschiedlichen Bahnen durch das Rückenmark zum 2. Neuron. Die Axone des 2. Neurons werden z. T. noch einmal umgeschaltet (3. Neuron) und ziehen dann zum somatosensorischen Cortex (S1; Gyrus postcentralis) oder ziehen direkt zum Kleinhirn.

Mechanorezeptive und propriozeptive Bahnen verlaufen als Hinterstrangbahnen (Fasciculus gracilis und Fasciculus cuneatus) zunächst → **ipsilateral** und kreuzen auf Höhe der Medulla oblongata (Decussatio lemniscorum) auf die kontralaterale Seite. Die Bahnen für das Schmerz- und Temperaturempfinden kreuzen schon auf Rückenmarksebene und ziehen als Vorderseitenstrang zum Gehirn (s. Kap. 7, Abb. 7.3).

Im somatosensorischen Cortex findet sich – analog zum motorischen System – eine somatotopische Anordnung: „Somatotopie bedeutet, dass die Neurone wie Strukturen auf einer Landkarte in ähnlicher Nachbarschaftsbeziehung stehen wie die rezeptiven Felder ihrer primären Afferenzen in den peripheren Geweben" (Meßlinger, 2018, S. 723). Daraus ergibt sich, dass z. B. die Finger der Hand in ähnlicher räumlicher Nähe im Gehirn „abgebildet" werden (wie eine Miniatur-Ausgabe der Originals): Dieser auf dem Kopf liegende „Homunculus" repräsentiert jedoch die jeweiligen Körperregionen proportional zu der Anzahl der Afferenzen, die aus dem entsprechenden Gebiet kommen. Deshalb sind z.B. die Felder für die Mundregion oder das Handareal relativ groß gegenüber dem Rumpf und erlauben eine entsprechend differenziertere Wahrnehmung (s. Abb. 6.2).

BEISPIEL

In einer der ersten Bildgebungsstudien zur Neuroplastizität bei MusikerInnen untersuchte die Konstanzer Forschungsgruppe um Thomas Elbert und Brigitte Rockstroh die somatosensorische Repräsentation der Finger der linken Hand bei Saiten-Instrumentalisten. Im Vergleich zu Kontrollpersonen zeigte sich bei den Profimusikern (sechs Geiger, zwei Cellisten und einem Gitarrist) ein vergrößertes Repräsentationsareal der Finger der linken Hand, dessen Volumen mit dem Beginn des Instrumentalunterrichts korrelierte, d.h. je länger die Musiker ihr Instrument spielten, desto ausgeprägter war die Größenzunahme des Repräsentationsareals im somatosensorischen Cortex (Elbert, Pantev, Wienbruch, Rockstroh & Taub, 1995).

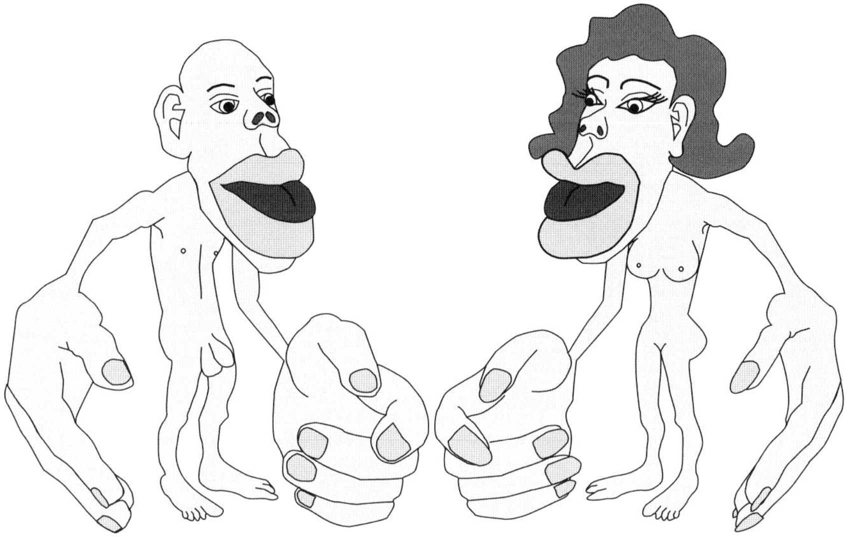

Abb. 6.2: Somatosensorischer Homunculus (Kasten, 2007, S. 35)

In der Tabelle 6.1 sind die wichtigsten Aufgaben und die Antworteigenschaften der jeweiligen Mechanorezeptoren zusammengefasst – einen Überblick über die wichtigsten Mechanorezeptoren sowie deren anatomische Lokalisation vermittelt die Abbildung 7.1 in Kapitel 7.

Tab. 6.1: Mechanorezeption

Mechanischer Reiz	Antworteigenschaft der Rezeptoren	Mechanorezeptoren
Druck	langsam adaptierend	**Merkel-Zellen** Pinkus-Iggo-Tastscheiben Ruffini-Körperchen
Berührung	schnell adaptierend	**Meissner-Körperchen** Krause-Endkolben
Vibration	extrem schnell adaptierend	**Vater-Pacini-Körperchen** Golgi-Mazzoni-Körperchen

BEISPIEL

Im eingangs zitierten Lied von Herbert Grönemeyer wird deutlich, dass Musik nicht nur über das auditive System wahrgenommen werden kann, sondern dass Schwingungen mit dem ganzen Körper aufgenommen werden können. Die auf Vibration spezialisierten Mechanorezeptoren (s. Tab. 6.1) sind die dafür adäquaten „Sinnersorgane". Die über Musik oder Klänge vermittelten Schallwellen werden auch therapeutisch bzw. musiktherapeutisch genutzt. Klangschalen, die auf bestimmte Körperregionen gesetzt werden, entfalten u. a. auf diese Weise ihre Wirkung. Auch die Vibroakustische Therapie, bei der tiefe Frequenzen zwischen 20 und 100 Hz eingesetzt werden, macht sich die aktivierende oder entspannende Wirkung von Schwingungen auf das Vegetativum zunutze.

ZUSAMMENFASSUNG

Die Haut ist das größte Organsystem des menschlichen Körpers; sie erfüllt u. a. wichtige Aufgaben für die soziale Kommunikation und gilt als Spiegel der Seele. Nicht nur deshalb sind Kenntnisse zu Aufbau und Funktionen der Haut für MusiktherapeutInnen relevant: Über die Haut können Schwingungen aufgenommen werden, d. h. auch Klänge/Musik werden über dieses Sinnesorgan aufgenommen.

Die Haut besteht aus Oberhaut (Epidermis), der darunterliegenden Lederhaut (Dermis) sowie der Unterhaut (Subkutis). Zu den wichtigsten Aufgaben der Haut gehören neben den oben genannten (Kommunikation und Sinneswahrnehmung) vor allem auch die Schutzfunktion (mechanisch und immunologisch), Speicher- und Stoffwechselaufgaben sowie die Mitregulation von Körpertemperatur und Wasserhaushalt.

Die Sensibilität lässt sich folgendermaßen differenzieren:

1 epikritische Sensibilität mit Wahrnehmung feiner Reize (Berührung)
2 protopathische Sensibilität mit Wahrnehmung von Schmerz- und Temperaturreizen
3 propriozeptive Sensibilität (Tiefensensibilität)

Die verschiedenen Empfindungsqualitäten werden von unterschiedlichen Rezeptoren in der Haut, in Muskeln, Sehnen und Gelenken aufgenommen und über spezialisierte sensible (afferente) Bahnen zum Großhirn und zum Kleinhirn weitergeleitet. Mechanorezeptive und propriozeptive Bahnen verlaufen als Hinterstrangbahnen, Schmerz- und Temperaturempfinden ziehen als Vorderseitenstrang zum Gehirn.

Im somatosensorischen Cortex (S1) sind die ankommenden Signale somatotopisch repräsentiert („Homunculus"), wobei die Körperregionen mit einer großen Anzahl an Afferenzen (z.B. Fingerspitzen, Zunge) größer abgebildet sind als Körperregionen mit einer geringeren Dichte an Rezeptoren.

Mechanorezeptoren weisen eine hohe Spezifität für bestimmte Stimuli auf: So reagieren manche auf Druck (z.B. Merkel-Tastscheiben), andere auf Berührung (Meissner-Körperchen) oder auf Vibration (Vater-Pacini-Körperchen).

Weiterführende Literatur:

Menche, N. (Hrsg.). (2016). Biologie – Anatomie – Physiologie (8. Aufl.). München: Urban & Fischer

Pape, H.-C., Kurtz, A., & Silbernagl, S. (Hrsg.). (2018). Physiologie (8. Aufl.). Stuttgart: Thieme.

Filmtipp:

Riedelsheimer, T. (Regisseur). (2004). Touch the sound: A sound journey with Evelyn Glennie. Filmquadrat/Skyline Productions.

Wiederholungsfragen zu Kapitel 6

1 Welche Metaphern oder Redewendungen zum Thema Haut (und Psyche) fallen Ihnen noch ein?

2 Welche Dimensionen (Fläche und Gewicht) hat die Haut beim erwachsenen Menschen?
3 Aus welchen Schichten besteht die Haut?
4 Was gehört zu den wichtigsten Aufgaben der Haut?
5 Was versteht man unter Propriozeption?
6 Welchen Weg nehmen Signale des somatosensorischen Systems?
7 Welche Sinnesqualitäten werden über die Hinterstrangbahnen zum Gehirn geleitet?
8 Wo im sensorischen Rindenfeld ist die Knieregion repräsentiert?
9 Über welche Mechanorezeptoren werden Vibrationen aufgenommen?

7 *Everybody hurts* – Schmerz

Kapitelübersicht

- Definition und Funktion von Schmerz
- Schmerzanamnese
- Nozizeptoren
- Biochemie der Schmerzreaktion
- Bahnen der Somatosensorik
- Schmerzregulation und -modulation
- Mechanismen der medikamentösen Schmerztherapie
- Musik und Musiktherapie in der Schmerztherapie

Definition und Einleitung

Nach einer Standarddefinition der International Association for the Study of Pain (IASP) ist Schmerz ein

> *„unangenehmes Sinnes- oder Gefühlserlebnis, das in Verbindung mit tatsächlichen oder drohenden Gewebsschädigungen auftritt oder mit Begriffen einer solchen Schädigung beschrieben wird“ (zitiert nach Oelkers-Ax, 2006, S. 14).*

Das Phänomen „Schmerz" lässt sich folglich als ein Zusammenwirken von einer aversiven Gefühlskomponente (Affekt) und einem körperlichen Signal (Nozizeption) beschreiben. Was und in welcher Intensität etwas als schmerzhaft empfunden wird, ist immer subjektiv und nur bedingt mess- oder objektivierbar. Es gibt eine Reihe von Faktoren, die das Schmerzerleben bzw. die Kommunikation desselben beeinflussen, z. B. kulturelle oder familiäre Normen, das Geschlecht, situative Bedingungen (bspw. ob man allein oder in einer Gruppe ist).

Schmerz ist überlebenswichtig. Bear und Kollegen (2012) schildern in ihrem Lehrbuch den Fall einer kanadischen Frau, die eine sehr seltene, angeborene Störung der Schmerzwahrnehmung hatte:

> *„Obwohl sie früh darauf trainiert wurde, schädlichen Situationen auszuweichen, kam es zu einer Degeneration der Gelenke und der Rückenwirbel, was schließlich zu einer Skelettdeformation, zu Degeneration, Infektion und letztendlich zum Tod im Alter von 28 Jahren führte. Offenbar ist eine geringe Aktivität der Nozizeptoren im Alltag wichtig, um zu signalisieren, dass eine bestimmte Bewegung oder eine länger eingenommene Körperhaltung den Körper zu sehr beansprucht. Sogar während des Schlafens scheint die Nozizeption dafür zu sorgen, dass man sich genügend dreht und wendet, um Verspannungen oder ein Wundliegen zu verhindern" (S. 453).*

BEISPIEL

Klinisches Beispiel Schmerzanamnese: Im Rahmen der Schmerzanamnese geht es um die folgenden Fragen (Richter, 2014):

- Wo, d. h. an welchen Körperstellen treten die Schmerzen auf? Wo sind die stärksten, wo weniger belastende Schmerzregionen?
- Wie häufig treten Schmerzen auf – andauernd, mehrfach täglich oder mehrfach pro Woche, andauernd mit zusätzlichen Anfällen, tags und/oder nachts?
- Welcher Art sind die Schmerzen – eher brennend, stechend, ziehend, bohrend, reißend oder quälend? Wie stark sind die Schmerzen?
- Wann haben die Schmerzen begonnen – gab es ein konkretes Auslöser-Ereignis wie eine Verletzung, Gips, Unfall?
- Wie stark behindern die Schmerzen bestimmte Tätigkeiten und Aktivitäten in Alltag und Beruf? Wann treten die Schmerzen verstärkt auf?
- Welche Folgen haben die Schmerzen auf Stimmung, Lebensqualität und Erleben?
- Haben sich die Schmerzen im Verlauf der Erkrankung verändert?

- Wie können die Schmerzen vermindert werden? Welche Behandlungen – beispielsweise welche Medikamente, Operationen, ambulante oder auch stationäre Therapien, heilpraktische oder physikalische Behandlungen – wurden durchgeführt und mit welchem Erfolg?
- Welche eigenen Maßnahmen der Schmerzlinderung werden eingesetzt?

Nozizeptoren

Nozizeptoren sind auf die Wahrnehmung von (potenziell) schädlichen Reizen spezialisierte freie Nervenendigungen (vom lat. nocere = schaden). Nozizeptoren kommen in der Haut (s. Abb. 7.1), im Bindegewebe und in fast allen Organen vor. Es gibt verschiedene Typen. Zum einen unterscheidet man myelinisierte und unmyelinisierte Fasern (erstere haben eine schnelle Nervenleitgeschwindigkeit (Aδ-Fasern), letztere eine langsamere (C-Fasern)). Zum anderen unterscheidet man polymodale Nozizeptoren (überwiegend C-Fasern), die auf schädliche mechanische, thermische und chemische Reize reagieren und selektive, die jeweils nur auf eine Art von Reiz spezialisiert sind.

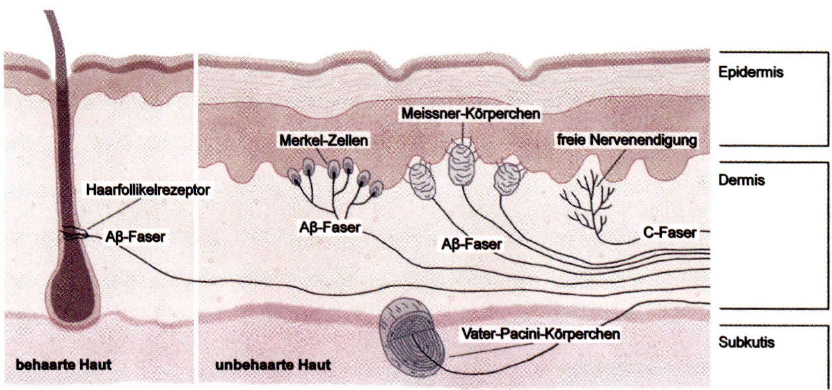

Abb. 7.1: Mechanorezeptoren und Nozizeptoren (nach Meßlinger, 2018, S. 703)

Akute Schmerzen werden meist durch Entzündungen oder Verletzungen verursacht. Wie Abbildung 7.2 zeigt, sind die dabei ablaufenden Prozesse sehr komplex: Infolge einer Läsion (z. B. ein Schnitt in den Finger mit dem Küchenmesser) werden im Gewebe verschiedene Substanzen freigesetzt, die direkt oder indirekt zu einer Reizung der nozizeptiven Endigungen führen. Eine Schlüsselposition nimmt dabei die Phospholipase A2 (PLA_2) ein, die durch die Gewebshormone Histamin und Bradykinin und durch andere Botenstoffe (z. B. Interleukine) aktiviert wird, wodurch die Synthese von Entzündungsmediatoren (v. a. Prostaglandin E_2, PGE_2) angeregt wird. Zusammen mit Protonen (H^+) bewirkt PGE_2 genauso wie ATP und K+-Ionen aus zerstörten Zellen eine Aktivierung von Nozizeptoren. Die Reizung der Nozizeptoren führt zu einer Signalweiterleitung über spezifische Leitungsbahnen (s. u.) bis in das Gehirn, wo in Verbindung mit Aufmerksamkeitsprozessen und emotionaler Bewertung die eigentliche Schmerzwahrnehmung stattfindet. Die erste Schmerzwahrnehmung wird durch die schnellen Aδ-Fasern, die zweite, länger anhaltende Schmerzwahrnehmung wird durch die langsameren C-Fasern vermittelt.

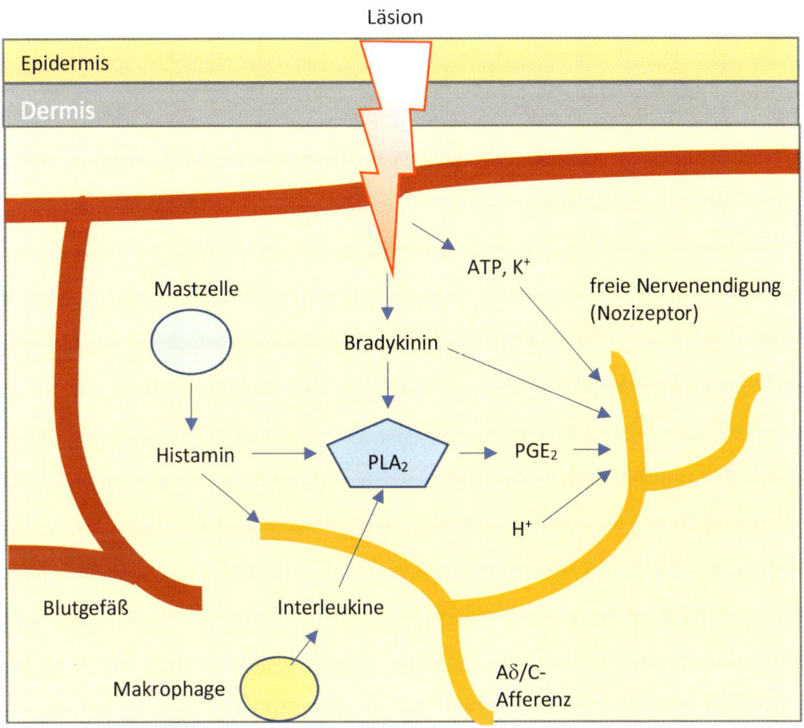

Abb. 7.2: Entstehung noxischer Substanzen bei einer Verletzung der Haut (nach Meßlinger, 2018, S. 715)

Aufsteigende Bahnen der Somatosensorik

In Abbildung 7.3 sind die beiden aufsteigenden Hauptbahnen der Somatosensorik schematisch gegenübergestellt: links die für die Mechanorezeption zuständige Hinterstrangbahn (vgl. Kap. 6) und rechts der im Vorderseitenstrang gelegene spinothalamische Trakt, der Schmerz und Temperatur weiterleitet.

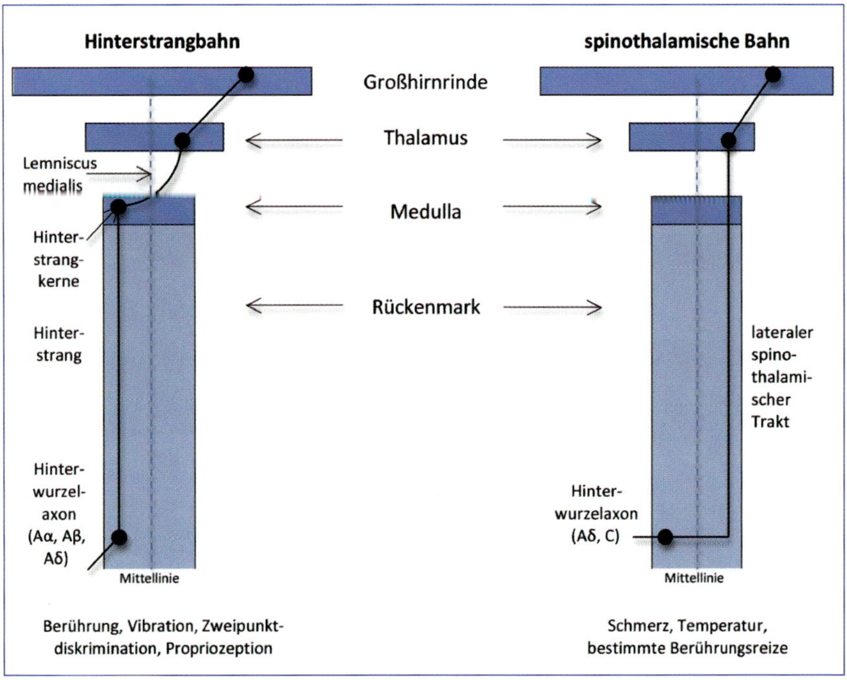

Abb. 7.3: Übersicht über die beiden aufsteigenden Hauptbahnen der Somatosensorik (nach Bear et al., 2012, S. 460, Abb. 12.30)

Du darfst nicht mitspielen! – Verletzte Gefühle

Es kann schmerzen, wenn man nicht dazugehört oder ausgeschlossen wird. Dieser Metapher sind ForscherInnen aus den USA und Australien auf den Grund gegangen (Eisenberger, Liberman & Williams, 2003). In einer Bildgebungsstudie mit fMRI untersuchten sie die neuronalen Korrelate von sozialem Ausschluss. Dazu wurde den ProbandInnen suggeriert, dass sie in einem Experiment gemeinsam mit anderen ProbandInnen – die in einem anderen Labor in einem Scanner lägen – ein virtuelles Ballspiel spielen würden (tatsächlich gab es die MitspielerInnen jedoch nicht, sondern nur ein entsprechend programmiertes Computerspiel). Es wurden drei Bedingungen simuliert: 1. impliziter Ausschluss, 2. gemeinsames Spiel und 3. expliziter Ausschluss. Bei der ersten Bedingung wurde den ProbandInnen gesagt, dass sie wegen technischer Schwierigkeiten den MitspielerInnen nur zusehen könnten, aber nicht am Spiel teilnehmen. In der nächsten Phase fand ein gemeinsames Spiel statt. In der dritten Bedingung schließlich kam es nach einer kurzen Phase gemeinsamen Spiels zu einer Situation, in der sich nur noch die beiden anderen „TeilnehmerInnen" den Ball zuspielten und die Testperson vom Spiel ausgeschlossen war. Nach dem Experiment wurden die ProbandInnen nach ihrem Erleben befragt. Es zeigte sich, dass in der Phase des „Nicht-Mitspielen-Dürfens" ähnliche Hirn-Areale aktiviert wurden, wie es auch bei körperlichem Schmerz der Fall ist – u.a. wurde der dorsale ACC, der auf die emotionale Komponente von Schmerz anspringt, die Insula und der rechte ventrale PFC aktiviert. Es wird vermutet, dass evolutionär bedingt sozialer Ausschluss mit einer ähnlichen Alarm-Reaktion einhergeht wie eine physische Verletzung (vgl. auch Kap. 11; Bindungssysteme).

Schmerzregulation und -modulation

Die „Gate-Control"-Theorie des Schmerzes, entwickelt in den 1960er-Jahren von dem Psychologen Ronald Melzack und dem Neurowissenschaftler Patrick Wall (Melzack & Wall, 1965), postuliert, dass bereits auf Rückenmarksebene die Schmerzsignalweiterleitung moduliert bzw. kontrolliert wird. Dabei wird davon ausgegangen, dass nozizeptive Signale im Hinterhorn über ein Projektionsneuron zum spinothalamischen Trakt weitergeleitet werden. Dieses Projektionsneuron kann aber auch durch nicht-schmerzhafte Reize (Informationen über Berührung, Druck, Vibration) erregt werden. Zentral bei diesem Modell ist die Annahme eines sogenannten Interneurons, das eine hemmende Wirkung auf das Projektionsneuron hat und somit das „gate" schließen kann, also die Weiterleitung des Schmerzsignals unterdrückt. Dieses Interneuron wird wiederum von den nicht-nozizeptiven Fasern aktiviert (von den nozizeptiven Fasern dagegen gehemmt). Mit dem „Gate-control"-Modell, das für die Schmerzforschung sehr einflussreich war, heute aber als zu einfach und unvollständig angesehen wird, lässt sich gut veranschaulichen, warum wir intuitiv die Haut über dem Ellbogen reiben, wenn wir uns an dieser Stelle gestoßen haben: Es wird somit ein konkurrierender nicht-schmerzhafter Reiz gesetzt, der die afferente Schmerzweiterleitung unterdrückt.

Zu den weiteren Mechanismen der Schmerzmodulation gehört die „Top-Down-Kontrolle". Hierbei handelt es sich um eine zentrale Beeinflussung der peripheren Schmerzweiterleitung. Extremer Stress, emotionale Ausnahmesituationen oder enorme Willenskraft können auch bei schweren Verletzungen zu einer weitgehenden Schmerzausschaltung führen (ein beliebtes Sujet in Actionfilmen). Die neurophysiologische Basis dieser Schmerzhemmung liegt u. a. vermutlich im Mittelhirn im periaquäduktalen Grau (PAG; s. Abb. A.6 im „Kleinen Hirnatlas"). Durch eine elektrische Stimulation von Neuronen in diesem Hirnareal kann eine starke Analgesie bewirkt werden, was auch therapeutisch von Relevanz ist.

Vom PAG ziehen Projektionen zu serotonergen Neuronen der Raphekerne in der Medulla oblongata. Diese projizieren mit ihren Axonen in das Hinterhorn des Rückenmarks, wo Serotonin ausgeschüttet wird, das hemmend auf die Weiterleitung von Schmerz wirkt.

Medikamentöse Schmerztherapie

Ein schon in der Antike bekanntes und verwendetes Schmerzmedikament ist Opium. Erst in den 1970er-Jahren wurde die Entdeckung gemacht, dass Opium und daraus entwickelte Schmerzmedikamente an spezifische Opioidrezeptoren im Gehirn andocken und dadurch analgetisch (und euphorisierend) wirken. Endorphine, d. h. vom Körper selbst erzeugte, morphinartige Substanzen wirken auf verschiedenen Ebenen analgesierend auf die Schmerzweiterleitung und -wahrnehmung ein. Vermutlich lässt sich auch der → **Placebo-Effekt** z. T. über eine Aktivierung und Stimulierung der endogenen Schmerzregulationssysteme erklären.

Die Übersicht in Abbildung 7.4 zeigt Angriffspunkte unterschiedlicher Medikamentengruppen auf die Schmerzweiterleitung und -wahrnehmung.

Musik und Musiktherapie in der Schmerztherapie

Musik wird als MusikMedizin (Spintge, 2001) oder medico-funktionale Musik (Bernatzky, 2013) schon seit einiger Zeit erfolgreich in der Schmerztherapie eingesetzt – Musik wirkt nachweislich angstlösend und schmerzlindernd (= anxioalgolytisch).

In einer eigenen Untersuchung (Kim & Stegemann, 2016) zeigte sich im Rahmen eines systematischen Literaturüberblicks zu rezeptiver Musiktherapie im Kindes- und Jugendalter, dass Schmerz, Angst und Stresszeichen die häufigsten

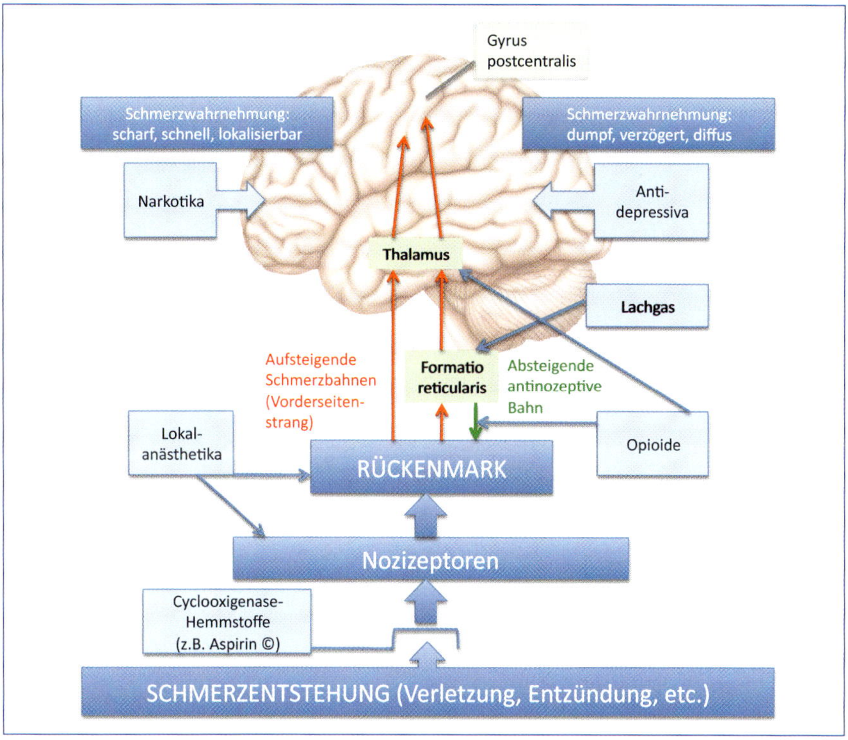

Abb. 7.4: Schmerzentstehung und -leitung (nach Lüllmann et al., 2015, S. 197)

Outcome-Parameter darstellten. In einem Drittel der 36 inkludierten Studien war der Einfluss rezeptiver Musikinterventionen auf Schmerz untersucht worden. Zumeist handelte es sich dabei um pädiatrische PatientInnen vor, während oder nach einer Operation oder einem medizinischen Eingriff oder um gesunde Kinder bei einer Schutzimpfung, bei einer Allergietestung oder beim Zahnarzt. Signifikant positive Effekte auf das Schmerzerleben zeigten sich in acht von zwölf Studien. Die deutlichsten positiven Effekte (Berechnung der → **Effektstärken** nach Cohen's d) zeigten sich in der Studie von Nhan Nguyen, Nilsson, Hellström & Bengtson, 2010: d=1.53 (huge effect) während der Lumbalpunktion; d = 1.08 (large effect) nach der Lumbalpunktion.

Hans Christof Müller-Busch, Autor von „Schmerz und Musik" (1997), erklärt die Wirkweise von Musik auf die Schmerzsymptomatik in einem Interview aus dem Jahr 2009 folgendermaßen:

„Musik beschäftigt als komplexer Sinnesreiz das Bewusstsein derart, dass andere Umweltreize in geringerem Maß wahrgenommen oder verarbeitet

werden. Schmerzleitende und akustische Bahnen sind im Gehirn dicht vernetzt, so dass Schmerzsignale durch akustische Reize gehemmt werden können. Bestimmte Zentren im Gehirn, die den Schmerz verarbeiten und emotional bewerten, werden gedämpft, das heißt, der Schmerz wird unter Musikeinfluss nicht so stark wahrgenommen und weniger negativ bewertet" (Müller-Busch, 2009).

Studien, wie z. B. die in der Fachzeitschrift PAIN erschienene bildgebende Untersuchung von Hauck, Metzner, Rohlffs, Lorentz und Engel (2013), bestätigen die Annahme, dass eine Verschiebung des Aufmerksamkeitsfokus in Verbindung mit positivem Erleben von großer Bedeutung für die anxioalgolytische Wirkung von Musik sein dürften. In einer Übersichtsarbeit zu schmerz- und angstlösenden Effekten von Musikinterventionen in der klinischen Praxis gibt Nilsson (2008) die folgenden Empfehlungen für die Gestaltung bzw. Auswahl von Musik zur Schmerzbehandlung:

- langsame und fließende Musik (ca. 60–80 Schläge pro Minute)
- keine Stücke mit Text (nonlyrical)
- maximale Lautstärke: ca. 60dB
- eigene Musikauswahl der PatientInnen, mit therapeutischer Hilfe (guidance)
- geeignetes technisches Equipment (situationsadäquat)
- Mindestdauer: 30 Minuten
- Messung, Nachkontrolle und Dokumentation der Effekte

ZUSAMMENFASSUNG

Schmerz ist ein komplexes Phänomen, bei dem körperliche Signale (Nozizeption) und psychische Komponenten (affektiver Anteil) zusammenwirken. Die Schmerzwahrnehmung wird über Nozizeptoren vermittelt: freie Nervenendigungen in der Haut, im Bindegewebe und in fast allen Organen. Es lassen sich myelinisierte (Aδ-Fasern) und unmyelinisierte Fasern (C-Fasern) mit entsprechend schnellerer oder langsamerer Nervenleitgeschwindigkeit unterscheiden.

Bei Verletzungen und Entzündungen laufen Kaskaden von Gewebsprozessen ab, die direkt oder indirekt eine Reizung der nozizeptiven Endigungen bewirken; eine Schlüsselposition kommt dabei der Phospholipase A2 (PLA_2) zu.

Für die Weiterleitung von Schmerzsignalen an das Gehirn ist der im Vorderseitenstrang des Rückenmarks gelegene spinothalamische Trakt zuständig.

Wichtig ist es, sich in diesem Kontext zu vergegenwärtigen, dass die Schmerzwahrnehmung keine Einbahnstraße ist, sondern dass das nozizeptive Signal auf verschiedenen Ebenen moduliert wird – u. a. durch kognitive Prozesse („Top-Down-Kontrolle"). Eine wichtige Rolle bei der Schmerzhemmung spielt das periaquäduktale Grau (PAG) im Mittelhirn. Für die Schmerzhemmung relevante Botenstoffe sind das Serotonin und Opioide/Endorphine, die als Medikament von außen zugeführt werden können oder vom Körper selbst erzeugt werden.

Musik und Musiktherapie wird in einer Vielzahl von klinischen Bereichen erfolgreich zur Schmerzbehandlung/Analgesie eingesetzt. Es wird davon ausgegangen, dass Musik als komplexer und positiv besetzter Stimulus an verschiedenen Stellen im Gehirn und auf Rückenmarksebene Einfluss auf die Schmerzmodulation nimmt und somit angst- und schmerzlindernd (anxioalgolytisch) wirkt.

Weiterführende Literatur:

Bernatzky, G., Strickner, S., Presch, M., Wendtner, F. & Kulich, W. (2012). Music as non-pharmacological pain management in clinics. In R. MacDonald, G. Kreutz & L. Mitchell (Eds.), Music, health & wellbeing (pp. 257–275). Oxford: Oxford University Press.

Müller-Busch, H. C. (1997). Schmerz und Musik. Stuttgart: Gustav Fischer.

Oelkers-Ax, R. (2006). Schmerz bei Kindern und Jugendlichen. München: Ernst Reinhardt.

Spintge, R. (2015). Musikmedizinische Interventionen in der klinischen Medizin bei Schmerz, Angst und Stress. In G. Bernatzky & G. Kreutz (Hrsg.), Musik und Medizin (S. 71–83). Wien: Springer.

Wiederholungsfragen zu Kapitel 7

1. Wie lässt sich Schmerz definieren?
2. Was unterscheidet Nozizeptoren von den meisten Mechanorezeptoren und welche Typen von Nozizeptoren kennen Sie?
3. Über welche Bahn wird der Schmerz an das Gehirn weitergeleitet?
4. Was besagt die „Gate-Control"-Theorie?

5 Welche Rolle spielt das periaquäduktale Grau (PAG) bei der Schmerzverarbeitung?
6 Welche Charakteristika sollte Musik zur Schmerzbehandlung haben?
7 Wie erklärt sich die anxioalgolytische Wirkung von Musik?

Teil III

8 *Where are you now* – Bewusstsein und Aufmerksamkeit

Kapitelübersicht

- Definitionsansätze zu Bewusstsein
- Exkurs: Musikinduzierte veränderte Wachbewusstseinszustände
- Formatio reticularis und AAS
- Bewusstseinsstörungen
- Aufmerksamkeit – Definition und Formen
- Dorsales und ventrales Aufmerksamkeitssystem
- ADHS

Bewusstsein

Das Thema bzw. schon der Begriff Bewusstsein wirft eine Reihe von (neuro-)philosophischen und ethischen Fragen auf, die den Rahmen dieses Kapitels sprengen würden. Stattdessen soll es hier um die klinischen Aspekte gehen, also um die Bereiche, mit denen MusiktherapeutInnen im Kontext ihrer täglichen Arbeit am ehesten in Kontakt kommen.

> *„Eine einheitliche Definition von Bewusstsein ist deshalb nicht möglich, weil es heterogene Bewusstseinsprozesse und -formen gibt, deren gemeinsames physiologisches Merkmal der weiträumige Erregungsanstieg und psychologisch der Übergang von nicht-bewusster ‚automatischer' zu aufmerksamer, ‚kontrollierter' Informationsverarbeitung darstellt" (Birbaumer & Schmidt, 2010, S. 496; Hervorhebungen im Original).*

Mit der oben zitierten Einschränkung im Hinterkopf wenden wir uns einer Arbeits-Definition von Bewusstsein zu, wie sie im „psychischen Befund" (oder auch „psychopathologischen Befund") in der Psychiatrie und Neurologie zur Anwendung kommt. Nach Scharfetter (2002) können prinzipiell ein Wachbewusstsein und ein Schlafbewusstsein unterschieden werden. Das Wachbewusstsein umfasst ein mittleres Tages-Wachbewusstsein (im psychischen Befund heißt es dann: „Der Patient ist bewusstseinsklar.") und ein Außer-Alltagsbewusstsein.

Exkurs zu Musik und veränderten Wachbewusstseinszuständen

Veränderte Wachbewusstseinszustände (englisch: altered states of consciousness) kommen nach Scharfetter als diskretere Form im Alltag häufiger vor als allgemein angenommen (z.B. als Tagträumen) – daneben gibt es aber auch die „auffälligen, besonderen" Bewusstseinszustände, die einem Außer-Alltagsbewusstsein zugeordnet werden. Diese können – bei entsprechender Vorbereitung bzw. in einem bestimmten Setting – durch sogenannte monochrome Klangstrukturen (wie Monochord, Oceandrum oder monotone Rhythmen auf einer Rahmentrommel) auch musikalisch induziert werden. Ein mehr oder weniger synonym verwendeter Begriff ist „musikalische Trance". Decker-Voigt (2004, S. 289) versteht Trance als

> *„natürlich und eine Erfahrung, die oft unser gesamtes Sensorium erfasst. Trance ‚ist eine Erfahrung subjektiver Wirklichkeit, oft wirklicher als die reale Wirklichkeit' (Manfred Prior in einer Ausbildungseinheit zum Hypnotherapeuten am Milton H. Erickson-Institut Hamburg, 1994). Solche subjektive Wirklichkeit in der Trance erleben wir als gleitend zum sog. ‚Normal-Leben' und umgekehrt".*

Das Erleben „musikalischer Trance" – d.h. von Trancezuständen, die durch Verwendung von Klang, Rhythmus und Geräusch induziert werden – wird von Rüegg (2018; S. 60; vergl. auch „window of renewal" nach Smith in Kap. 12) folgendermaßen beschrieben:

> *„Dieses subtile Hinübergleiten beim Hören monochromer Klänge (Strobel, 1999) zeigt unterschiedliche Formen des Erlebens, die stark vom Individuum und seinen Erlebens- und Verhaltensweisen geprägt sind. Sie reichen von Alltagsassoziationen zum gehörten Klang über gefühlhaft stärker empfundene Bilder und Szenen und über aufsteigende Erinnerungsbilder, die u. U. seit Jahrzehnten nicht mehr erinnert wurden, bis zur allegorischen Schau oder zum mystischen Erfahren von All-Einheit, Einssein mit dem Kosmos oder zum elementaren Erleben von ungeheuren Naturgewalten (‚ich bin der tosende Ozean')".*

Eine internationale Forschungsgruppe um Michael Hove von der Harvard Medical School untersuchte mittels fMRI und EEG die Hirnaktivität von 15 Männern und Frauen, die sehr erfahren mit schamanistischen Praktiken waren (Hove et al., 2016). Während die ProbandInnen in einem Scanner lagen und bei geschlossenen Augen einem monotonen Rhythmus (live eingespielte Handtrommel) von CD zuhörten, sollten sie sich entweder in eine 8-minütige Trance begeben oder für die gleiche Zeitspanne in einem Nicht-Trance-Zustand bleiben oder an „nichts" denken. Im Vergleich zwischen der Trance- und der Nicht-Trance-Bedingung zeigten sich stärkere Knotenpunkte (hubs) in drei Regionen: dem posterioren Gyrus cinguli (PCC), dem dorsalen anterioren Gyrus cinguli (dACC) sowie in der linksseitigen Insel-Region. Der PCC gehört zum sog. Default Mode Network (DMN), d.h. einem „Ruhezustandsnetzwerk", das z.B. beim Tagträumen aktiv ist und bei der Lösung von kognitiven Aufgaben deaktiviert wird. Die Insula wird traditionell mit interozeptiver Wahrnehmung in Verbindung gebracht (also der Wahrnehmung von Signalen aus dem eigenen Körper), wobei neuere Studien Hinweise darauf geben, dass sie u.a. zusammen mit dem ACC auch Teil eines Kontroll- und → **Salienz**-Netzwerks im Gehirn ist, deren Aufgabe u.a. darin besteht, interne und externe Stimuli zu bewerten und die Aufmerksamkeit zu steuern.

Gleichzeitig zeigte sich eine verringerte funktionelle → **Konnektivität** im Hirnstamm, was auf eine Entkopplung innerhalb der zentralen Hörbahn hinweist, d.h. eine Unterdrückung der Wahrnehmung des sich wiederholenden Stimulus (hier des monotonen Trommelrhythmus). Diese Ergebnisse passen gut zu den psychologischen Charakteristika der schamanistischen Trance: eine erhöhte Fokussierung auf interne Vorgänge bei gleichzeitig reduzierter Wahrnehmung der Umwelt, die die Voraussetzungen für eine schamanistische „Reise" und eine Innenschau schaffen.

Neurobiologische Grundlagen von Aktiviertheit, Arousal und Bewusstsein

Bewusstsein im Sinne von „bewusstem Erleben" beruht auf einer großflächigen Aktivierung der Hirnrinde unter Einbeziehung von über das ganze Gehirn verteilten Modulen, die zu einer Funktionseinheit verschmolzen werden müssen – man spricht hier auch von „Synchronie" (Birbaumer & Schmidt, 2010, S. 512). Für diese großflächige Form der kortikalen Aktivierung (und Hemmung) spielt das Aufsteigende Arousal System (AAS) eine wichtige Rolle: Eine Stimulation von Nervenzellgruppen im Hirnstamm führt zu einer allgemeinen Aktivierung des Cortex, der „Weckreaktion". Anatomisch wurde das Arousal-System traditionell mit der Formatio reticularis gleichgesetzt, einem diffusen Netzwerk von Kernen, das sich vom Mittelhirn (Mesencephalon) bis an das kaudale Ende der Medulla oblongata erstreckt. Die drei wesentlichen Funktionen der retikulären Formation des Hirnstamms lassen sich folgendermaßen zusammenfassen:

- „Generierung der tonischen (lang anhaltenden) Wachheit,
- Einfluss auf die Muskulatur, v.a. die tonische (lang anhaltende) Anspannung,
- Verstärkung oder Abschwächung der Aufnahme und Weiterleitung sensorischer und motorischer Impulse" (Birbaumer & Schmidt, 2010, S. 513).

Nach heutiger Auffassung lassen sich die retikulären Kerne jedoch besser neurochemisch (bezogen auf die Neurotransmitter; s. Abb. 8.1) als anatomisch beschreiben und abgrenzen. Außerdem wird das Modell durch absteigende Systeme erweitert, die eine Top-down-Kontrolle über das Arousal ausüben. Das bedeutet, dass die aufsteigenden und absteigenden Arousal-Systeme als eine Erweiterung des ursprünglichen Konzeptes der Formatio reticularis aufgefasst werden können. *Neurochemisch* bietet sich eine Einteilung nach den in den Zellen überwiegenden Transmittersubstanzen an (s. Abb. 8.1):

- *Noradrenerge* Neurone (Nucleus coeruleus), die überwiegend in posteriore Cortexareale und ins Kleinhirn projizieren.
- Die Raphe-Kerne enthalten vorwiegend *serotonerge*, aber auch *dopaminerge* Neurone. Sie projizieren in den Hypothalamus, das limbische System und den Neocortex und sind damit in die Emotionsverarbeitung und die autonome Steuerung involviert. Darüber hinaus inhibieren sie die Schmerzweiterleitung auf Rückenmarksebene.
- *Cholinerge* Neurone (Nucleus tegmentalis pedunculopontinus, Nucleus tegmentalis dorsalis): Die von diesen Kerngebieten aufsteigenden cholinergen Verbindungen sind ein wichtiger Teil des AAS, der für die Regulation von Wachbewusstsein und Schlaf verantwortlich ist.
- *Histaminerge* Neurone weisen ebenfalls weitreichende Verbindungen in verschiedene Hirnregionen auf. Diese Nervenfaserverbindungen entspringen jedoch nicht dem Hirnstamm, sondern dem Hypothalamus.

Nach Pfaff, Ribeiro, Matthews und Kow (2008) werden diese Arousal-Systeme (erweitertes Konzept der Formatio reticularis) im Wesentlichen durch vier sensorische Modalitäten gespeist: Berührung und Vibration (inkl. Schmerz), Geschmack, Gleichgewichtswahrnehmung sowie Hören. Die Verknüpfung zwischen den Arousal-Systemen und den Sinnesmodalitäten erfolgt durch

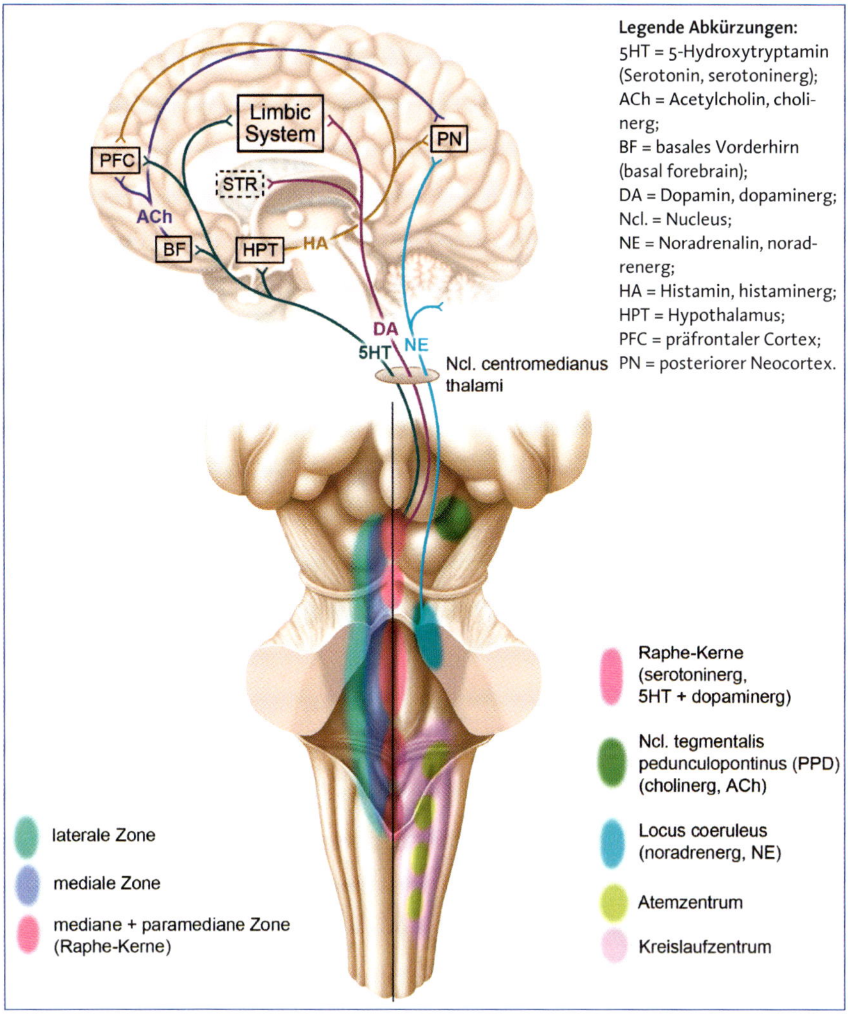

Abb. 8.1: Schematische Darstellung des Aufsteigenden Arousal-Systems (AAS) (Stegemann, 2013, S. 305)

zahlreiche Nervenfaser-Verbindungen zwischen den oben genannten Kernen bzw. Zellgruppen und den ebenfalls im Hirnstamm lokalisierten Umschaltstationen der sensorischen Bahnen (z. B. zwischen dem Locus coeruleus (NA) sowie dopaminergen Neuronen und dem Nucleus cochlearis der Hörbahn).

Zusammenfassend lässt sich sagen, dass die vor allem im Mittelhirn angesiedelten Strukturen des AAS die anatomische und physiologische Grundlage des tonischen Wachbewusstseins darstellen.

Der Aktiviertheitszustand des Neocortex lässt sich am besten mittels EEG-Ableitungen messen, wie in Tabelle 8.1 dargestellt.

Tab. 8.1: Zuordnung von Aktivierungslevel und EEG-Frequenzen (nach Birbaumer & Schmidt, 2010, S. 477)

Verhaltenskontinuum	EEG-Frequenz	Verhaltenseffizienz
Konzentration der Aufmerksamkeit und Einprägung	lokale Gamma-Aktivität	unterschiedlich, hängt von tonischer Wachheit und EEG-Hintergrund-aktivität ab
sehr starke Aktivierung (emotionale Erregung)	desynchronisiert, niedrige Amplituden, β-Wellen	schlecht; Kontrollverlust; desorganisiert; Schreck-reflex
mäßige Aktivierung (wache Aufmerksamkeit)	gemischt schnelle Frequenzen	gut; effektiv; selektive, schnelle Reaktion (kontrolliert)
motorische Hemmung	μ-Rhythmus	gehemmte Motorik, oft verbesserte Aufmerk-samkeit
entspannter Wachzustand	Synchronisation, deutlicher Alpha	gut für automatische Reaktionen (z. T. für kreative Gedanken)
Dösen, schläfrig	Alpha, Theta	schlecht; unkoordiniert; sporadisch
leichter SWS („slow-wave-sleep"); tiefer SWS	Theta, Vertexwellen, Schlafspindeln, K-Komplexe, Delta, große, langsame Wellen	Reaktionen nur auf sehr starke oder bestimmten Einstellungen entspre-chenden Reizen
Koma	isoelektrisch und große langsame Wellen	
Tod	isolelektrisch, zuneh-mendes Verschwinden elektrischer Aktivität	

Bewusstseinsstörungen

In der neurologischen Terminologie unterscheidet man zwischen (1) qualitativen und (2) quantitativen Bewusstseinsstörungen:

1 Bei qualitativen Bewusstseinsstörungen – man spricht auch von Störungen der Bewusstheit – sind die PatientInnen nicht bewusstlos, sondern weisen Veränderungen des Bewusstseins auf. Zusätzlich können andere Domänen, wie Orientierung, Wahrnehmung, Merkfähigkeit gestört sein. Beispiele für

qualitative Bewusstseinsstörungen sind Verwirrtheit und Delir sowie psychogene Bewusstseinsstörungen.

2 Bei den quantitativen Bewusstseinsstörungen handelt es sich um Einschränkungen des Wachbewusstseins und der Reaktionsfähigkeit. Ausschlaggebend für die Beurteilung einer Bewusstseinsstörung ist die bestmögliche Reaktion der Person auf Außenreize, die visuell, akustisch oder somatosensibel sein können. Als Faustregel kann gelten, dass eine Person, die als Reaktion auf einen Stimulus die Augen öffnet, nicht komatös, sondern lediglich bewusstseinsgetrübt oder -eingeschränkt ist. In der Tabelle 8.1 sind die wichtigsten Unterscheidungsmerkmale zwischen Bewusstseinstrübung und Bewusstlosigkeit (Koma) aufgeführt.

Bewusstseinsstörungen werden durch eine funktionelle oder strukturelle Schädigung des AAS oder der Thalamuskerne verursacht. Die Ursachen für eine solche Schädigung sind vielfältig und können primär (z.B. durch ein schweres Schädel-Hirn-Trauma) oder sekundär (z.B. durch Sauerstoffmangel nach Herzstillstand) bedingt sein.

Eine schnelle Einschätzung der Bewusstseinslage in akuten Notfällen kann mit der Glasgow Coma Scale durchgeführt werden, bei der maximal 15 Punkte vergeben werden (s. Tab. 8.2). Bei acht oder weniger Punkten liegt mit großer Wahrscheinlichkeit eine schwere Hirnfunktionsstörung vor, die sofortige intensivmedizinische Maßnahmen verlangt.

Tab. 8.2: Glasgow Coma Scale für Erwachsene (nach https://de.wikipedia.org/wiki/Glasgow_Coma_Scale, 04.07.2018)

Punkte	Augen öffnen	verbale Kommunikation	motorische Reaktion
6 Punkte	–	–	befolgt Aufforderungen
5 Punkte	–	konversationsfähig, orientiert	gezielte Schmerzabwehr
4 Punkte	spontan	konversationsfähig, desorientiert	ungezielte Schmerzabwehr
3 Punkte	auf Aufforderung	unzusammenhängende Worte	auf Schmerzreiz Beugesynergismen (abnormale Beugung)
2 Punkte	auf Schmerzreiz	unverständliche Laute	auf Schmerzreiz Strecksynergismen
1 Punkt	keine Reaktion	keine verbale Reaktion	keine Reaktion auf Schmerzreiz

BEISPIEL

Klinisches Beispiel Syndrom reaktionsloser Wachheit: Mit der Bezeichnung „Syndrom reaktionsloser Wachheit" (SRW; engl. *unresponsive wakefulness syndrom*, UWS) werden ältere Begriffe abgelöst, die einen Zustand beschreiben, in dem PatientInnen scheinbar aus dem Koma „erwachen" – also beispielsweise die Augen öffnen – aber darüber hinaus keine Reaktionen zeigen (von Wild et al., 2011). Frühere Bezeichnungen für diesen Zustand waren: „Wachkoma", „Apallisches Syndrom" oder „permanent vegetative state". Die neue Terminologie erscheint sowohl aus Gründen der fachlichen Korrektheit als auch aus ethischer Sicht geboten: „Wachkoma" ist ein Widerspruch in sich, da Koma dadurch definiert ist, dass PatientInnen bewusstlos sind; zudem werden damit falsche Hoffnungen auf ein baldiges „Erwachen" geweckt, die sich in vielen Fällen nicht erfüllen. „Apallisches Syndrom" (von a-pallisch = ohne Hirnmantel) impliziert ein vollständiges Erlöschen aller Cortexfunktionen. Nach Befunden aus bildgebenden Untersuchungen bei als „apallisch" klassifizierten PatientInnen bestehen aber sehr wohl noch kortikale Restaktivitäten, die aber nicht koordiniert sind. Die Bezeichnung des „vegetativen Zustands" (engl. *permanent vegetative state*) ist vielfach als ethisch problematisch kritisiert worden, weil sie eine assoziative Verbindung zu „vegetierend" nahelegt, welche die Würde der Betroffenen verletzt.

Unter dem Syndrom reaktionsloser Wachheit (SRW) wird also das klinische Vollbild einer schweren Hirnfunktionsstörung verstanden, welches mit unklarer Prognose über einen längeren Zeitraum anhält. Die Prävalenz für ein SRW liegt in Europa zwischen 0,5 und 2 pro 100.000 Einwohner. Lediglich ca. 25–30 % sind Folge eines Unfallgeschehens. Der Großteil der Fälle (ca. 70 %) hingegen ist auf nicht-unfallbedingte Hirnschädigungen sowie chronisch-progressive neurologische Erkrankungen zurückzuführen (von Wild et al., 2011).

Vor dem Hintergrund neuerer bildgebender Studien und Untersuchungen mit → **evozierten Potenzialen** betonen von Wild et al. (2011), dass

„Ärzte und Pflegepersonal zurückhaltend sein sollten mit klinischen Aussagen zur tatsächlichen Verfügbarkeit von Aufmerksamkeitsleistungen, zu Bewusstsein (‚awareness') und Bewusstmachung bei diesen […] Patienten, die die Augen öffnen, jedoch auf Aufforderung ohne klinisch erkennbare Verhaltensreaktionen sind" (S. 212).

BEISPIEL

Nicht selten kommt es gerade in der Musiktherapie vor, dass PatientInnen mit SRW Reaktionen auf Klänge, Stimme oder Berührungen zeigen, die aufgrund der Diagnose gar nicht möglich wären. In diesem Zusammenhang muss allerdings darauf hingewiesen werden, dass es bei dieser PatientInnen-Gruppe eine relative hohe Rate an Fehldiagnosen gibt; d.h. das „Aufwachen" mancher SRW-PatientInnen ist eher auf eine falsche diagnostische Einschätzung als auf eine Besserung des SRW zurückzuführen.

Das Zwischenstadium zur Genesung wird als „minimaler Bewusstseinszustand" (engl. *minimally conscious state*, MCS) bezeichnet. PatientInnen im MCS verfügen über mehr als motorische Reflextätigkeit, weisen aber keine funktionelle Kommunikation oder den wiederholbaren Gebrauch von Objekten auf. Die Wahrscheinlichkeit für eine vollständige Regeneration dieser PatientInnen, die neben der Bewusstseinsstörung meist unter weiteren neurologischen Symptomen wie Paresen oder epileptischen Anfällen leiden, ist als eher gering einzuschätzen; auch wenn es zu einer körperlichen Wiederherstellung kommt, bleiben häufig neuropsychologische Defizite, deren Behandlung häufig einen wichtigen Fokus der Musiktherapie darstellt.

Aufmerksamkeit

DEFINITION

„**Aufmerksamkeit** ist eine allgemeine Bezeichnung für Zustände einer selektiv gesteigerten Wachheit (Vigilanz) und Anspannung, die der selektiven Orientierung in Wahrnehmen, Denken und Handeln zugrunde liegt" (Resch, 1999, S. 331).
„Die wichtigste Aufgabe von Aufmerksamkeit ist die Selektion wichtiger Erlebnisinhalte. Dies kann entweder‚bottom-up' oder;top-down' erfolgen" (Birbaumer & Schmidt, 2010, S. 497).

Nach Birbaumer und Schmidt (2010, S. 497) dienen Aufmerksamkeitsfunktionen vor allem den folgenden Zielen:

- Setzen von Prioritäten zwischen konkurrierenden und kooperierenden Zielen in einer Zielhierarchie zur Kontrolle von Handlung

- Aufgeben („disengagement") alter oder irrelevanter Ziele
- Selektion von sensorischen Informationsquellen zur Kontrolle der Handlungsparameter (sensorische und motorische Selektion)

Aufmerksamkeitsprozesse können sowohl aufsteigend („bottom-up") als auch absteigend („top-down") reguliert werden. „Bottom-up"-Prozesse laufen quasi automatisch ab (von den Sinnesorganen aufsteigend zum Bewusstsein), etwas „fesselt" sprichwörtlich unsere Aufmerksamkeit: ein lautes Geräusch, ein sich bewegendes buntes Objekt o. ä. Reize, die sich ausreichend von der Umgebung abheben, also eine entsprechende Salienz aufweisen. „Top-down"-Prozesse dagegen verlangen eine „aktive", entscheidungsbasierte Zuwendung zu einem Reiz, beruhend auf Vorerfahrungen, Wissen etc. (beispielsweise das „Raushören" einer Basslinie in einem Musikstück). Ein Kind mit einer ADHS und einem Defizit in der Top-Down-Regulation seines Aufmerksamkeitsniveaus wird vermutlich Schwierigkeiten haben, sich auf die Lösung einer Rechenaufgabe zu konzentrieren, wenn Gespräche von Mitschülern oder die piependen Geräusche eines Müllwagens auf der Straße die Aufmerksamkeit über Bottom-Up-Prozesse beanspruchen. Wenn von „Aufmerksamkeit" die Rede ist, ist damit meist die „selektive Aufmerksamkeit" gemeint:

> *„Selektive Aufmerksamkeit bedeutet, dass wir unser Bewusstsein in jedem Moment – wie im Licht eines Scheinwerfers – immer nur auf einen begrenzten Aspekt von all dem richten, was wir erleben. Und zwar auf einen sehr begrenzten Aspekt" (Myers, 2008, S. 259).*

Darüber hinaus sind aber auch andere Formen der Aufmerksamkeit für den Alltag und die klinische Symptomatik von Relevanz:

- geteilte Aufmerksamkeit – also die Fähigkeit, mit der Aufmerksamkeit gleichzeitig bei mehreren Reizquellen zu bleiben (z. B. beim Autofahren Verkehr, Tacho und Nachrichten aufmerksam zu verfolgen) – Stichwort: Multi-Tasking.
- Daueraufmerksamkeit – die Fähigkeit, bei längeren und repetitiven Aufgaben konzentriert zu bleiben oder die Vigilanz bei niedriger Ereignishäufigkeit aufrecht zu halten (z. B. bei Überwachungstätigkeit am Bildschirm).
- fluktuierende Aufmerksamkeit – z. B. die Fähigkeit, sich in kurzer Zeit durch einen schnellen Wechsel des Aufmerksamkeitsfokus einen Überblick zu verschaffen.

Störungen von Aufmerksamkeitsfunktionen kommen bei einer Reihe von neurologischen und psychiatrischen Krankheitsbildern vor: ADHS, Depression, Schizophrenie, demenzielle Erkrankungen, Z.n. Hirnverletzungen, etc.

Ventrales und dorsales Aufmerksamkeitssystem

Wie oben dargestellt lassen sich Aufmerksamkeitsvorgänge im Gehirn in aufsteigende („bottom-up") und absteigende („top-down") Prozesse unterscheiden. Beiden Prozessen liegen unterschiedliche neuronale Netzwerke zugrunde.

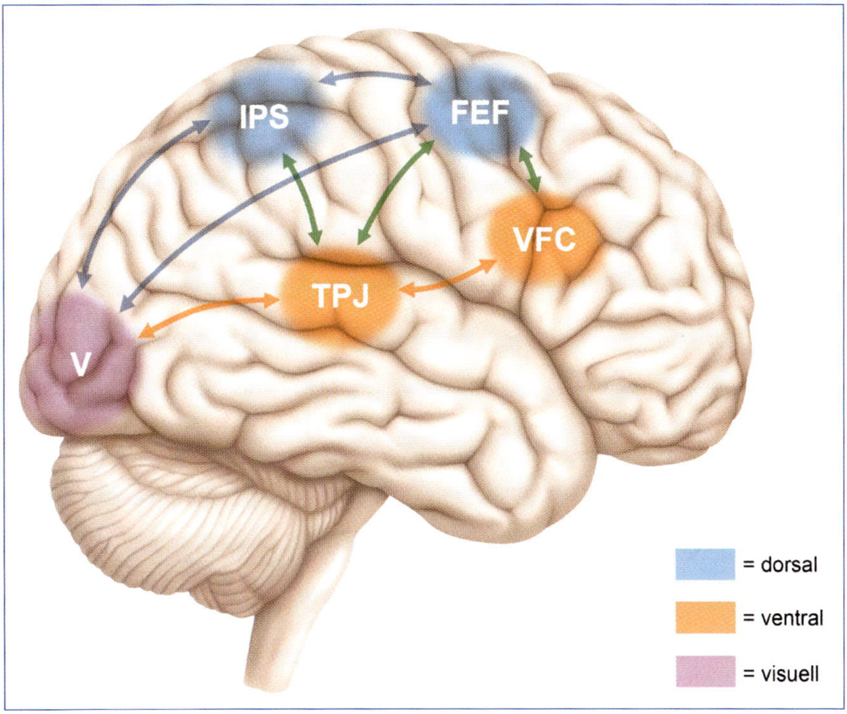

Abb. 8.2: Dorsales und ventrales Aufmerksamkeits-System und mögliche Interaktionen (nach Vossel, 2014, S. 151)

In Abbildung 8.2 ist das dorsale Aufmerksamkeits-Netzwerk mit seinen wichtigsten Knotenpunkten in blau dargestellt: FEF = frontales Augenfeld (engl. frontal eye fields; Teil des prämotorischen Cortex; wichtig für die Steuerung der Blickmotorik) und IPS = Sulcus intraparietalis (engl. intraparietal sulcus). Zum ventralen Aufmerksamkeits-Netzwerk (in Abb. 8.2 in orange dargestellt) gehören TPJ = Übergangsregion zwischen Temporal- und Parietallappen (engl. temporoparietal junction) sowie VFC = ventraler frontaler Cortex. Das dorsale Netzwerk ist bilateral repräsentiert und entspricht den Top-Down-Prozessen (s. o.), während das ventrale Netzwerk stärker rechtsseitig ausgeprägt zu sein scheint und die Aufmerksamkeit auf nicht beachtete oder unerwartet auftauchende Stimuli lenkt (Bottom-up).

BEISPIEL

Klinisches Beispiel ADHS und Gen-Umweltinteraktion: Die Aufmerksamkeitsdefizit-/Hyperaktivitätsstörung (ADHS) gilt als eines der häufigsten Störungsbilder im Kindesalter und ist durch die drei Kardinalsymptome Unaufmerksamkeit, Hyperaktivität und Impulsivität gekennzeichnet. Ergebnisse aus genetischen und pharmakologischen Studien geben Hinweise darauf, dass Dysfunktionen der Neurotransmittersysteme in frontostriatalen Hirnarealen (insbesondere des Dopamin- und Noradrenalin-Stoffwechsels) eine wichtige Rolle in der → **Ätiopathogenese** der ADHS spielen. Interessant sind in diesem Zusammenhang die Wechselwirkungen zwischen Veranlagung und Umwelt (Gen-Umwelt-Interaktionen). In Untersuchungen einer Forschungsgruppe des Mannheimer Zentralinstituts für Seelische Gesundheit (Becker, El-Faddagh, Schmidt, Esser & Laucht, 2008) konnte die Bedeutung von Gen-Umwelt-Interaktionen für die Ausprägung einer ADHS-Symptomatik dargestellt werden. Dabei zeigte sich, dass männliche Jugendliche, die einen bestimmten → **Genpolymorphismus** für den Dopamintransporter DAT1 aufwiesen, signifikant erhöhte Hyperaktivitäts- und Impulsivitätsscores hatten, wenn deren Mütter während der Schwangerschaft geraucht hatten. Jugendliche mit dem gleichen DAT1-Polymorphismus aber ohne pränatale Belastung zeigten dagegen keine auffälligen Werte für das Item Hyperaktivität/Impulsivität.

ZUSAMMENFASSUNG

Bewusstsein stellt ein Kontinuum von nicht-bewussten „automatischen" zu aufmerksamen, „kontrollierten" Informationsverarbeitungsprozessen dar, deren gemeinsames physiologisches Merkmal ein großflächiger Erregungsanstieg im Gehirn ist. Grob lassen sich ein Wachbewusstsein und ein Schlafbewusstsein unterscheiden. Das Wachbewusstsein kann nach Scharfetter (2002) wiederum in ein mittleres Tages-Wachbewusstsein und ein Außer-Alltagsbewusstsein unterteilt werden. Veränderte Wachbewusstseinszustände (wie Tagträumen oder Trance) kommen häufiger im Alltag vor als uns im Allgemeinen „bewusst“ ist. Entsprechende Bewusstseinszustände lassen sich auch gezielt durch Musik hervorrufen („induzieren“) – schamanische Praktiken in der ganzen Welt machen hiervon Gebrauch. Als hirnphysiologische Korrelate von veränderten Wachbewusstseinszuständen sind u.a. das Ruhezustandsnetzwerk (Default Mode Network, DMN) sowie Entkopplungsprozesse auf Hirnstammebene von Bedeutung.

Generell spielt das Aufsteigende Arousal System (AAS) bei Bewusstseinsprozessen eine zentrale Rolle: Es wird durch ein weiträumiges Netzwerk von Nervenzellkernen zwischen Mittelhirn und Medulla oblongata gebildet (Formatio reticularis). Neurochemisch kann es nach den jeweils vorherrschenden Transmittersubstanzen in unterschiedliche Gruppen unterteilt werden (z.B. noradrenerg, serotonerg, dopaminerg, cholinerg).

Störungen des Bewusstseins können qualitativ oder quantitativ sein. Bei qualitativen Bewusstseinsstörungen liegt keine Bewusstlosigkeit vor, sondern eine Veränderung oder Störung des Bewusstseins, wie z.B. beim Delir. Bei den quantitativen Bewusstseinsstörungen – die von Benommenheit und Somnolenz bis zum Koma reichen – sind Wachbewusstsein und Reaktionsfähigkeit eingeschränkt. Bewusstseinsstörungen werden durch eine funktionelle oder strukturelle Schädigung des AAS oder der Thalamuskerne, z.B. infolge eines Schädel-Hirn-Traumas oder durch Sauerstoffmangel, verursacht.

Mit dem Begriff „Syndrom reaktionsloser Wachheit“ (SRW) wird das klinische Vollbild einer schweren Hirnfunktionsstörung bezeichnet, bei dem PatientInnen zwar beispielsweise die Augen öffnen können, darüber hinaus aber keine Reaktionen zeigen (frühere Bezeichnungen: „Wachkoma“ oder „Apallisches Syndrom“).

Aufmerksamkeit ist ein Zustand, der mit einer selektiv gesteigerten Wachheit einhergeht, verbunden mit dem Ziel, wichtige Erlebnisinhalte zu erfassen und zu fokussieren. Das Setzen von Prioritäten bei der Aufmerksamkeitsfokussierung setzt in der Regel das Aufgeben („disengagement“) alter oder irrelevanter Ziele voraus. Es können verschiedene Formen der Aufmerksamkeit unterschieden werden: selektive Aufmerksamkeit, geteilte Aufmerksamkeit, Daueraufmerksamkeit sowie fluktuierende Aufmerksamkeit.

Neurophysiologisch können Aufmerksamkeitsprozesse „bottom-up“ oder „top-down“ ablaufen. Bei „Bottom-Up“-Prozessen wecken Ereignisse aus der

Umwelt mit hoher Salienz unsere Aufmerksamkeit: Diese werden über das ventrale Aufmerksamkeits-Netzwerk vermittelt. „Top-down"-Prozesse, die eine „aktive", entscheidungsbasierte Zuwendung zu einem Reiz verlangen, werden vom dorsalen Aufmerksamkeits-Netzwerk gesteuert. Störungen von Aufmerksamkeitsfunktionen sind bei einer Reihe von neurologischen und psychiatrischen Krankheitsbildern typisch: z.B. ADHS, Depression, Schizophrenie, dementielle Erkrankungen, Z.n. Hirnverletzungen.

Gen-Umwelt-Interaktionen beschreiben die wechselseitigen Einflüsse von genetischer Prädisposition und Umweltfaktoren – sie lösen als Erklärungsmodell die alte Dichotomie „nature vs. nurture" (Veranlagung oder Umwelt) ab.

Weiterführende Literatur:

Birbaumer, N. & Schmidt, R.F. (2010). Biologische Psychologie (7. Aufl.). Heidelberg: Springer.

Scharfetter, C. (2002). Allgemeine Psychopathologie. Stuttgart: Thieme.

Stegemann, T. (2013). Stress, Entspannung und Musik – Untersuchungen zu rezeptiver Musiktherapie im Kindes- und Jugendalter. (Dissertation), Hochschule für Musik und Theater Hamburg. Verfügbar unter http://ediss.sub.uni-hamburg.de/volltexte/2013/6465/pdf/Dissertation.pdf

Wiederholungsfragen zu Kapitel 8

1 Was ist das gemeinsame physiologische Merkmal der unterschiedlichen Bewusstseinsformen?
2 Welche Hirnstrukturen bilden die anatomische und physiologische Grundlage des tonischen Wachbewusstseins?
3 Was versteht man unter Default Mode Network?
4 Wofür spricht eine Synchronisation der EEG-Frequenzen mit deutlichem Vorkommen von Alpha-Wellen?
5 Was ist der Unterschied zwischen qualitativen und quantitativen Bewusstseinsstörungen?
6 Was versteht man unter dem „Syndrom reaktionsloser Wachheit" (SRW)?
7 Welche Aufmerksamkeits-Formen lassen sich unterscheiden?
8 Welchen Zielen dienen die Aufmerksamkeitsfunktionen?

9 Wie sind aufsteigende („bottom-up“) und absteigende („top-down“) Aufmerksamkeitsprozesse neuronal repräsentiert?
10 Was versteht man unter Gen-Umwelt-Interaktionen?

9 *You must remember this* – Lernen und Gedächtnis

Kapitelübersicht

- Gedächtnis und Taxifahren
- Lernen und Neuroplastizität
- Gedächtnisformen und -prozesse
- Neuronale Korrelate des Gedächtnisses
- Gedächtnisstörungen
- Exkurs: Musik und Demenz

„Wiederholung ist die Mutter der Weisheit“ heißt es – und Strecken, die wir immer wieder gehen oder fahren, beherrschen wir im Schlaf. Daher war es eine gute Idee, Londoner Taxifahrer als Probanden für eine Bildgebungsstudie zu rekrutieren, in der untersucht werden sollte, inwieweit Lern- und Gedächtnisvorgänge das Gehirn verändern können. Und tatsächlich: Wie Maguire und Mitarbeiter (2000) herausfanden, wiesen die Taxifahrer im Vergleich zu Nicht-Taxifahrern einen vergrößerten posterioren Hippocampus auf (ein Hirnareal, das für die Repräsentation und Speicherung von Umgebungsmerkmalen von Bedeutung ist). Ob die Taxifahrer, die beim Fahren Musik hören, besser abschnitten als ihre Kollegen, die die Sportnachrichten verfolgen, ist allerdings nicht überliefert…

Vor nicht allzu langer Zeit ging man noch davon aus, dass Gedächtnisinhalte an einem bestimmten Ort im Gehirn abgelegt sind. Etwas überspitzt: Das Bild meiner mit mir Fußball spielenden Oma ist in einer einzelnen Nervenzelle abgespeichert. Daher sprach man von der „Großmutterzelle“. Dies ist inzwischen durch die neurowissenschaftliche Forschung widerlegt. Stattdessen geht man von Netzwerken im ganzen Gehirn aus, die das Gedächtnis bilden.

Lernen und neuronale Plastizität

In einem treffenden Bonmot zum menschlichen Denkorgan heißt es: „Es gibt eine Sache, die unser Gehirn nicht kann: nicht lernen!" – und das gilt auch oder besonders für die Psychotherapie. Klaus Grawe, ein einflussreicher Psychotherapieforscher, brachte es in seinem Buch „Neuropsychotherapie" (Grawe, 2004) folgendermaßen auf den Punkt:

> *„Wenn allen psychischen Prozessen neuronale Vorgänge zu Grunde liegen, dann liegen veränderten psychischen Prozessen veränderte neuronale Vorgänge zu Grunde. Wir können als nachgewiesen ansehen, dass psychische Prozesse durch Psychotherapie wirksam und dauerhaft verändert werden können. Daraus ergibt sich, dass Psychotherapie dauerhaft neuronale Prozesse und Strukturen verändern kann. Psychotherapie wirkt, wenn sie wirkt, darüber, dass sie das Gehirn verändert. Wenn sie das Gehirn nicht verändert, ist sie auch nicht wirksam" (S. 18).*

„Neuronale Plastizität" ist ein Überbegriff, der das Potenzial des Gehirns beschreibt, zeitlebens auf veränderte Umweltbedingungen mit „Umbaumaßnahmen" zu reagieren. Dies gilt insbesondere für die Fähigkeit, neue Synapsen zu bilden (synaptische Plastizität), da jeder Lernvorgang mit einer Neubildung oder funktionellen Veränderung von Synapsen einhergeht (vgl. Exkurs Neuroplastizität in Kap. 1).

> *„Dennoch ist die Fähigkeit, neue synaptische Kontakte zu bilden, von Region zu Region im ZNS verschieden und auch nicht zu jeder Lebensphase gleich. Manche Hirnregionen verlieren ihre Plastizität und damit ihre ‚Lernfähigkeit' nach bestimmten Entwicklungsperioden, so dass bestimmte Lernvorgänge nur mehr langsamer oder gar nicht mehr stattfinden können (z. B. Sehrinde im Großhirn, die das Verarbeiten visueller Impulse nur in den ersten Lebensjahren lernen kann)" (Trepel, 2012, Kap. 1.3.1).*

Als Entdecker der synaptischen Plastizität gilt der kanadische Psychologe Donald O. Hebb, der bereits 1949 mit dem Satz „cells that fire together, wire together" (als Kurzfassung seiner Lernregel) das molekulare Prinzip von Lernvorgängen beschrieb:

Hebb'sche Lernregel: „Wenn ein Neuron A ein anderes Neuron B wiederholt erregt oder an seiner Erregung teilhat, so wird die Effizienz von Neuron A für die Erregung von Neuron B durch einen Wachstumsprozess oder Stoffwechseländerung in beiden oder in einem der beiden Neurone gesteigert." (Hebb, 1949)

Der Nobelpreisträger Eric Kandel hat durch seine Forschungen an der Meeresschnecke *Aplysia californica* wichtige Prinzipien der Gedächtnisbildung auf zellulärer Ebene entdeckt. Kurz zusammengefasst (s. auch Abb. 9.1): Dem Behalten von beispielsweise Telefonnummern im Kurzzeitgedächtnis entsprechen funktionelle Änderungen an den Kontaktstellen der Nerven (Synapsen), während der Speicherung von Informationen im Langzeitgedächtnis strukturelle Veränderungen zugrunde liegen (Bildung neuer Synapsen).

BEISPIEL

Beispiel aus der Musik: Strukturelle Hirnveränderungen infolge von Lernvorgängen zeigen sich auch sehr eindrucksvoll bei Menschen, die über längere Zeit ein Musikinstrument üben, wie z.B. die Studien von Gottfried Schlaug und Mitarbeitern belegen: Mittels MRT-Untersuchungen konnten sie zeigen, dass der vordere Teil des Balkens (Corpus Callosum) bei Profimusikern – im Vergleich zu Nicht-Musikern – stärker ausgeprägt ist, was als Hinweis auf eine bessere Verbindung zwischen den Hemisphären interpretiert wurde (Schlaug et al., 1995). Interessanterweise sind diese Unterschiede ausgeprägter bei jenen Musikern, die vor dem 7. Lebensjahr mit dem Musiktraining begonnen haben. Dem Einwand, es könne sich auch um präexistente, übungsunabhängige Unterschiede handeln, konnte die Arbeitsgruppe um Schlaug mit Ergebnissen aus einer Longitudinalstudie begegnen (Schlaug et al., 2009). Ein Sample von fünf bis siebenjährigen Kindern (N = 31) wurde in drei Gruppen unterteilt: viel übend (zwei bis fünf h / Woche), wenig übend (ein bis zwei h / Woche) und Kontrollen (kein Musikunterricht). Während zu Beginn der Untersuchung mittels MRT keine Unterschiede zwischen den Kindern nachweisbar waren, zeigte sich nach 29 Monaten in der Gruppe der „Viel-Übenden" eine Vergrößerung in genau den Bereichen des Corpus Callosum, die sensomotorische Areale beider Hemisphären verbinden.

Diese Studien sind auch in einer anderen Hinsicht bemerkenswert: Es ist – sozusagen von Menschen und Mäusen gleichermaßen – bekannt, dass Lebewesen

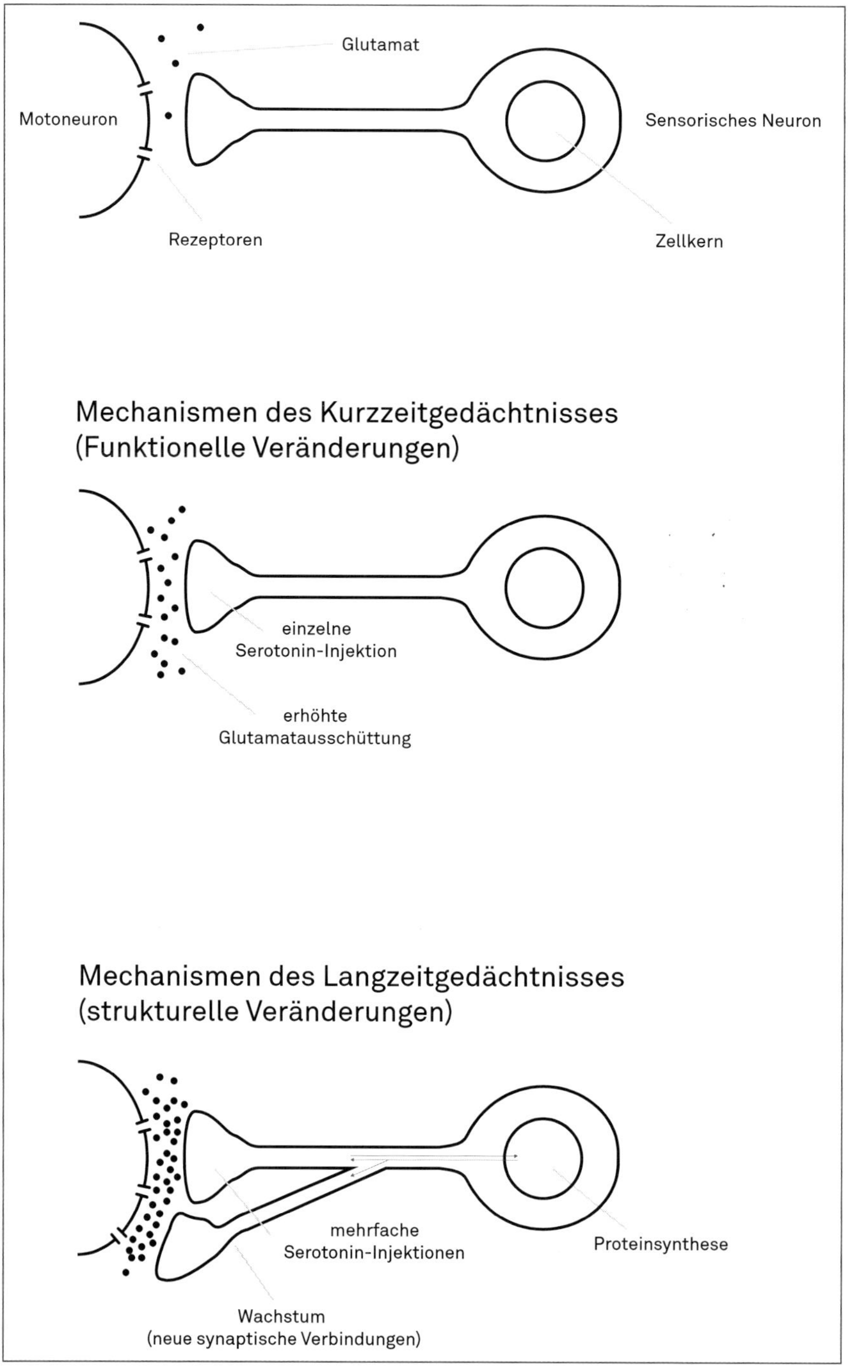

Abb. 9.1: Lernprozesse auf synaptischer Ebene (nach Kandel, 2006, S. 280)

besonders gut und schnell lernen, wenn etwas Ungewöhnliches passiert, etwas womit sie nicht gerechnet haben, etwas, was „besser war als gedacht“ (Spitzer, 2002). In solchen Situationen wird der Neurotransmitter Dopamin im Gehirn ausgeschüttet und das körpereigene Belohnungszentrum wird aktiviert (vgl. Kap. 10).

Gedächtnis

Mein Tonsatzlehrer erzählte mir einmal eine Anekdote von Wolfgang Amadeus Mozart, die mich tief beeindruckt hat und die mir bis heute im Gedächtnis geblieben ist: Nach einem Konzert in einer Kirche sei Mozart nach Hause gekommen und habe die gesamte Symphonie aus dem Kopf heraus niedergeschrieben. Auch heutzutage gibt es noch „Gedächtniskünstler“ mit den unterschiedlichsten faszinierenden Begabungen: In einer TV-Dokumentation über sogenannte Inselbegabungen („Savant-Syndrom“; Menschen mit tiefgreifenden Entwicklungsstörungen wie z. B. im Film „Rain Man“) wurde Stephen Wiltshire porträtiert, ein inzwischen 40-jähriger Mann mit einem „fotografischen Gedächtnis“ und einem außerordentlichen Zeichentalent. Nach nur einem Hubschrauber-Rundflug über einer Großstadt erstellte er detailgetreue Panoramabilder von London, Rom, Hongkong und Frankfurt / Main.

Wie Köhler (1998, S. 141) betont, muss man sich das Gedächtnis „nicht als statische Einheit, sondern als einen höchst komplexen dynamischen Vorgang“ vorstellen. Daher können Definitionen nur als ein Hilfsmittel dienen, um sich dem Gegenstand zu nähern:

> *„Lernen zeigt sich in verändertem Verhalten, abhängig von Erfahrungen; und Gedächtnis […] ist das Behalten solcher Änderungen, d. h. die Fähigkeit, individuell erworbene Informationen abrufbar zu speichern. Dies geschieht zum Teil nur kurzfristig oder, darauf aufbauend, auch über längere Zeiträume hinweg, zum Teil sogar für das ganze weitere Leben“ (Vaas, 2000).*

Das dauerhafte Abspeichern von Gedächtnisinhalten setzt das Durchlaufen folgender Stationen voraus:

1. Ultrakurzzeitgedächtnis = 0,5 s (Sofortselektion)
2. Kurzzeitgedächtnis = Arbeitsgedächtnis (ca. 30 s)
3. Langzeitgedächtnis (> 30 s – Jahrzehnte)

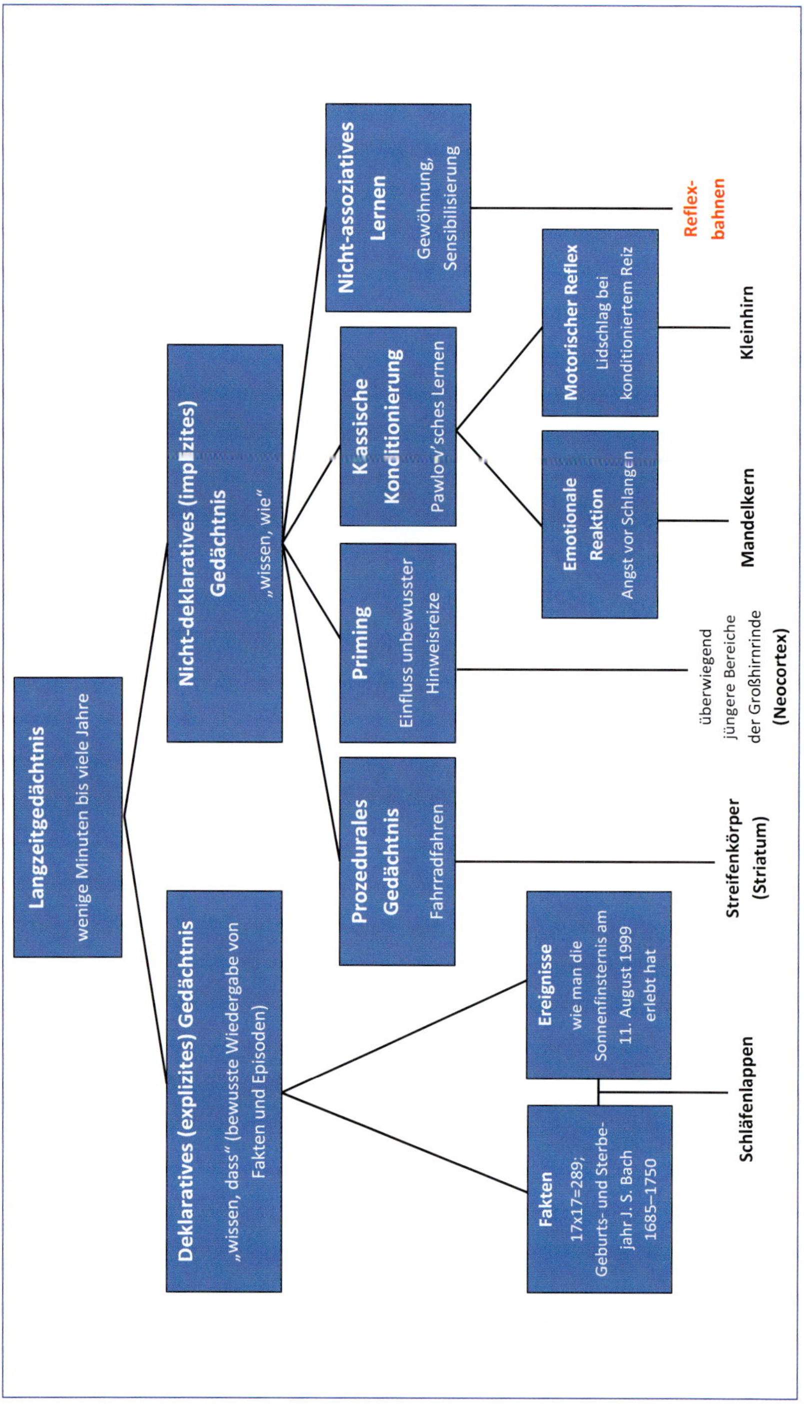

Abb. 9.2: Organigramm des Langzeitgedächtnisses (nach Jaffard, 2003, S. 8)

Es werden folgende Teilabläufe unterschieden:

1 Informationsaufnahme aus der Umwelt mittels Sinnesorganen,
2 Auswahl (Filterung) von Informationen,
3 Informationsspeicherung (Engramm), entweder vorübergehend oder dauerhaft,
4 zugleich Verknüpfung der Informationen mit anderen Informationen,
5 Reaktivierung (Ekphorie) der Informationen (Erinnerung).

„Gedächtnis ist also eine umfassende Bezeichnung für die Leistungen, Bedingungen und Grenzen des Einprägens von Erfahrungen, des Behaltens, Wiedererkennens und Erinnerns" (Vaas, 2000).

Die Abbildung 9.2 gibt eine Übersicht über die verschiedenen Formen des Langzeitgedächtnisses und seiner neuronalen Korrelate.

Gedächtnisstörungen

DEFINITION

Unter einer **Gedächtnisstörung** versteht man eine „Veränderung in der Funktion oder Leistungsfähigkeit des Gedächtnisses" (Pschyrembel, 2017).

BEISPIEL

Musik und Amnesie: In seinem Buch „Der einarmige Pianist" berichtet Oliver Sacks (2008) über den Fall von Clive Wearing, einem englischen Musiker und Musikwissenschaftler. Clive erkrankte im Alter von 46 Jahren an einer Herpes-simplex-Enzephalitis (Virusinfektion des Gehirns) mit verheerenden Folgen: Die Hippocampi und Teile des Frontal- und Temporallappens wurden irreversibel geschädigt. Dadurch war bei Clive nicht nur das episodische und semantische Gedächtnis größtenteils verloren gegangen (retrograde Amnesie), sondern er war vor allem auch unfähig, neue Informationen aufzunehmen bzw. sich länger als wenige Sekunden zu merken (anterograde Amnesie). Sacks (2008, S. 228) spricht vom „schwerste[n] jemals dokumentierte[n] Gedächtnisverlust". Clive konnte nicht mehr selbstständig leben, war auf ständige Betreuung angewiesen und versank in schwerer Depression. Bemerkenswerterweise war aber seine Fähigkeit zum Musizieren und Dirigieren – trotz seiner erheblichen

Einbußen auf anderen Gebieten – fast vollständig erhalten geblieben. Dies lässt sich teilweise dadurch erklären, dass bestimmte Bewegungsabläufe (wie beim Orgelspielen) im prozeduralen Gedächtnis gespeichert sind, das von Clives Erkrankung verschont geblieben war. Deborah, Clives Frau, beschreibt sehr genau und einfühlsam, was mit Clive beim Musizieren geschah: „Der Impuls der Musik trug Clive von Takt zu Takt. Er wurde in der Struktur des Stückes gehalten, als wären die Notenlinien Trassen, die nur in eine Richtung führten. Er wusste genau, wo er war, weil jede Phrase implizit Kontext, Rhythmus, Tonart, Melodie lieferte. Es war wunderbar, frei zu sein. Wenn die Musik aufhörte, würde Clive wieder in seine Verlorenheit zurückfallen. Doch in den Augenblicken, da er spielte, schien er normal zu sein“ (zitiert nach Sacks, 2008, S. 234).

Gedächtnisstörungen kommen bei zahlreichen neurologischen und psychiatrischen Erkrankungen zum Tragen (z. B. bei demenziellen Erkrankungen (s. u.), Depression, beim → **Korsakow-Syndrom** oder als Folge von Schädel-Hirn-Traumata). Gedächtnisstörungen können sich in verschiedenster Weise präsentieren (nach Förstl, 2012, S. 25):

- Amnesie (s. u.)
- Black-out: akute anterograde Amnesie ohne Bewusstseinsverlust
- Ekmnesie: intensives Erleben der Vergangenheit als handle es sich um die Gegenwart (z. B. Flashback bei Drogenabusus)
- Hypermnesie: gesteigerte Erinnerungsfähigkeit (z. B. nach Intoxikation)
- Konfabulationen: Gedächtnislücken werden unkritisch und ohne Täuschungsabsicht mit scheinbaren und wechselnden Erinnerungen aufgefüllt (z. B. Korsakow-Syndrom)
- Mnestische Blockade: retrograde Amnesie
- Paramnesien: überzeugende Erinnerungstäuschungen, Trugerinnerungen wie sie bei schizophrenen Psychosen auftreten können. Dazu zählen auch Déjà-vu-Erlebnisse mit einem vermeintlichen Wiedererkennen oder Jamais-vu-Erlebnisse mit einem Fremdheitsgefühl in vertrauter Umgebung (letzteres kann z. B. bei einem Temporallappenanfall auftreten).
- Selektive Amnesie: fehlende Erinnerung an „wunde Punkte“ (psychogen: von der Simulation bis zum dissoziativen Zustand).

DEFINITION

„Unter dem Begriff **Amnesie** versteht man eine schwere globale, meist isolierte Störung des Lernens und Behaltens. [...] Am häufigsten tritt die Amnesie posttraumatisch auf.“ (Hacke, 2016, S. 91)

Der Gedächtnisverlust bei Amnesien kann den Zeitraum vor einem traumatischen Ereignis betreffen (retrograde Amnesie) oder sich auch auf den Zeitraum nach dem traumatischen Vorfall beziehen (anterograde Amnesie).

Wie in Tabelle 9.1 aufgeführt, können Amnesien unterschiedliche Ursachen zugrundeliegen. So unterscheidet man organische und psychogene Amnesien. Ferner kann bei den organischen Amnesien nach der Dauer und dem Verlauf der Gedächtnisstörung unterschieden werden (vorübergehend, permanent progredient oder permanent stabil).

Tab. 9.1: Übersicht über verschiedene Ursachen der Amnesie

Organische Amnesie	**Psychogene Amnesie**
vorübergehend: Gehirnerschütterung, epileptische Anfälle, Vergiftungen permanent progredient: Demenzen, Alzheimer-Krankheit, AIDS permanent stabil: Kopfverletzungen, Schlaganfälle, Hirnblutungen, Korsakow-Syndrom	Form der dissoziativen Störungen. Vergessen unter dem Druck emotionaler Vorgänge. Folgt gewöhnlich abrupt einem belastenden Ereignis. (Peters, 2000)

Die posttraumatische Belastungsstörung (PTBS; engl. PTSD) ist nach DSM-5 u. a. durch „Symptome des Wiedererlebens“ (Intrusionen; Flashbacks) gekennzeichnet:

„Bei der Einspeicherung traumatischer Erinnerungen scheint es nun zu Alterationen des autobiographisch-episodischen Gedächtnisprozesses zu kommen, die durch fehlenden Selbst-Bezug und durch eine inhaltliche Fragmentierung und Desorganisation gekennzeichnet sind. Traumatische Erinnerungen sind zudem häufig durch ihre sensorische, kaum verbalisierbare Erlebnisqualität und durch die fehlende oder verzerrte Einbindung in Raum und Zeit geprägt“ (Flatten, 2011, S. 457).

Brunner (2017) spricht in diesem Zusammenhang von einer funktionellen Dissoziation des expliziten und des impliziten Traumagedächtnisses, die als Folge einer Amygdala-Hyperaktivität und einer defizitären Hippocampus-Funktion

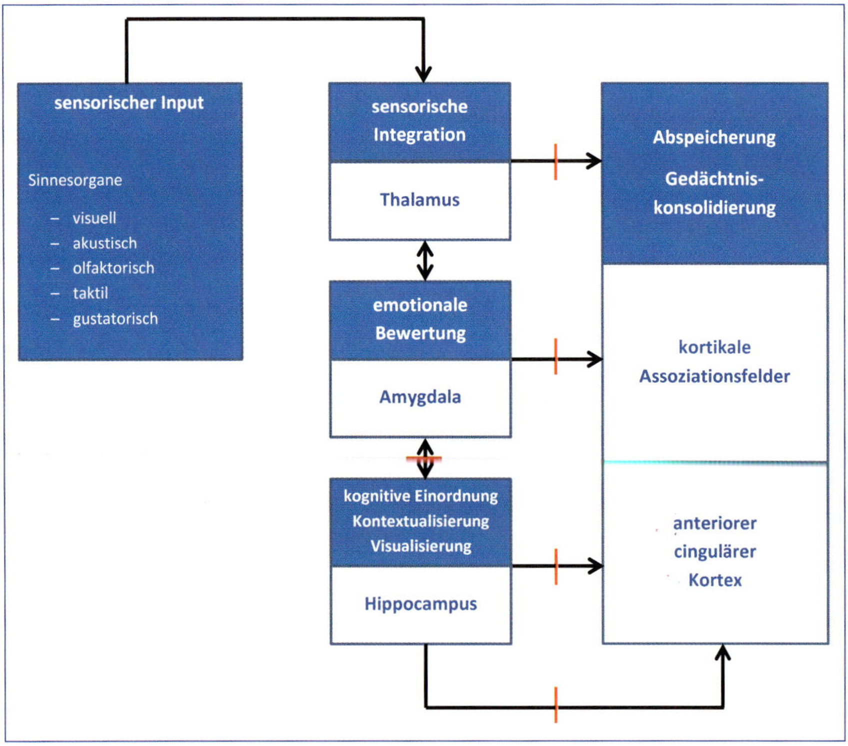

Abb. 9.3: Zentrale Strukturen der Informationsverarbeitung und Störmöglichkeiten bei traumatischem Stress (nach Flatten, 2011; S. 457, Abb. 30-3)

verstanden werden kann. Die Abbildung 9.3 illustriert die entsprechenden Abläufe bzw. dysfunktionalen Prozesse.

Der sensorische Input (visuell, akustisch etc.) gelangt über den Thalamus direkt, d. h. ohne Involvierung des Cortex, zur Amygdala (vgl. „low road" im Furchtmodell von LeDoux; Kap. 10). Dort erfolgt die Abspeicherung der traumatischen Erlebnisse im sog. impliziten Traumagedächtnis. Dieses ist dadurch charakterisiert, dass die Inhalte infolge der Überaktivierung der Amygdala regelrecht „eingraviert" werden, aber kontextlos und fragmentiert bleiben und nicht der willentlichen Kontrolle unterliegen. Das extrem hohe, peritraumatische Arousal-Level hemmt die regulären Integrations- und Konsolidierungsprozesse im Hippocampus und in kortikalen Regionen (in Abb. 9.3 durch die senkrechten roten Striche symbolisiert). Triggerreize, die mit dem Trauma assoziiert sind (z. B. Gerüche oder auch Körpersensationen), können jedoch das implizite Traumagedächtnis aktivieren, was zu den o. g. Intrusionen oder Flashbacks führt. So entsteht ein circulus vitiosus (Teufelskreis):

„Unverändertes emotionales Wiedererleben stabilisiert über Bahnungsprozesse das neuronale Traumanetzwerk. Vermutlich besteht eine lebenslange Löschungsresistenz der amygdalär eingespeicherten traumatischen Gedächtnisinhalte. Intrusionen und Alpträume sind möglicherweise ein Versuch des Gehirns, unverarbeitete traumatische Gedächtnisrepräsentationen durch eine Art ‚Wiedervorlage' einer nachträglichen Integration zuzuführen" (Brunner, 2017, S. 150).

Erschwerend kommt hinzu, dass die Kontroll- bzw. Hemmfunktion des präfrontalen Cortex eingeschränkt ist und dass auch die Aktivität im Broca-Areal (motorisches Sprachzentrum) herabgesetzt ist. Somit fällt es den Betroffenen schwer, ihre Emotionen zu regulieren und ihr Erleben zu verbalisieren (speechless terror). Musiktherapie könnte bei der Behandlung von PTSD-PatientInnen nicht zuletzt dadurch wirksam sein, dass Musik das Hyperarousal dämpft (vgl. MNEMO in Kap. 12), positive Emotionen evoziert und über eine Aktivierung der Sprachareale die Verbalisierungsfähigkeit unterstützt.

Literaturtipp:
Perry, B. D. & Szalavitz, M. (2009). Der Junge, der wie ein Hund gehalten wurde. München: Kösel.

Musik und Demenz

Demenzielle Erkrankungen sind primär durch einen fortschreitenden Verlust kognitiver Fähigkeiten gekennzeichnet, was bei vielen Menschen dazu führt, dass sie ihren Alltag nicht mehr selbstständig bewältigen können und zunehmend auf Hilfe anderer angewiesen sind. Neurodegenerative Veränderungen im Rahmen einer Alzheimer-Erkrankung und zerebrovaskuläre Veränderungen gehören zu den häufigsten Ursachen für das demenzielle Syndrom. Musiktherapie wird zunehmend als Behandlungsoption in der Betreuung von an Demenz erkrankten Personen eingesetzt (Grünenwald, 2018). Ein Cochrane-Review zu musikbasierten Interventionen für Menschen mit Demenzerkrankungen kommt zu dem Schluss, dass die Betroffenen von musiktherapeutischen Angeboten profitieren und zwar insbesondere hinsichtlich der Verbesserung ihrer depressiven Symptomatik (van der Steen et al., 2017). Geringere Effekte ließen sich in der Meta-Analyse auch für Wohlbefinden und Lebensqualität sowie für Verhaltensauffälligkeiten und kognitive Fähigkeiten finden. Für Agitation und aggressives Verhalten zeigte sich keine Verbesserung durch die musik-basierten Interventionen.

Musik bzw. musiktherapeutische Interventionen verbessern also die Stimmung bei PatientInnen mit demenziellen Erkrankungen. Immer wieder wird berichtet, dass Menschen mit einer Demenz durch Musikhören und Liedersingen wieder Lebensfreude zurückgewinnen – beeindruckend dabei ist, wie Menschen, die oftmals nicht einmal mehr die Namen ihrer engsten Angehörigen parat haben, vollständige Liedtexte wiedergeben können. Wie lässt sich das erklären? Eine deutsch-französische Forschergruppe ging dieser Frage nach (Jacobsen et al., 2015): Zum einen spricht vieles dafür, dass die neuronale Enkodierung von musikalischen Erlebnissen nicht nur auf einem Gedächtnis-Netzwerk beruht, sondern dass sich überlappende Netzwerke im Gehirn an dieser Aufgabe beteiligt sind. Zum anderen – wie auch in der obigen Fallgeschichte von Oliver Sacks deutlich wird – scheinen die Netzwerke, die für musikalische Gedächtnisinhalte zuständig sind, zumindest teilweise unabhängig von anderen Gedächtnisprozessen im Gehirn zu operieren. Jacobsen und KollegInnen untersuchten zunächst gesunde ProbandInnen mittels funktioneller → **Bildgebung** und spielten ihnen im Vergleich drei Musikstücke vor: einen altbekannten Song, ein unbekanntes Stück und ein Lied, das die StudienteilnehmerInnen erst kurz vor der Untersuchung gehört hatten. Somit konnte die Forschergruppe ermitteln, welche Hirnareale für das musikalische Langzeitgedächtnis relevant sind: das caudale anteriore Cingulum (ACC) sowie das ventrale prä-supplementär-motorische Areal (prä-SMA). In einem Vergleich mit einer Gruppe von Demenz-PatientInnen zeigte sich, dass gerade diese Hirnregionen (ACC und prä-SMA) von den charakteristischen neurodegenerativen Hirnveränderungen (→ **Atrophie** und → **Hypometabolismus**) ausgespart blieben. Die Ergebnisse dieser Studie könnten somit einen Erklärungsansatz bieten, warum musikalische Gedächtnisinhalte von den demenziellen Abbauprozessen lange Zeit unbeeinträchtigt bleiben.

ZUSAMMENFASSUNG

Lernen und Gedächtnis – also das Erwerben und Abspeichern von neuen Informationen und Fähigkeiten – sind grundlegende Fähigkeiten des menschlichen Gehirns und spielen auch im (musik-)therapeutischen Kontext eine zentrale Rolle. Lern- und Gedächtnisvorgänge gehen mit funktionellen und strukturellen Veränderungen von Synapsen und Nervenzellen einher (Stichwort: Neuroplastizität).

Das Prinzip der synaptischen Plastizität wurde von Donald O. Hebb schon Ende der 1940er-Jahre mit dem Satz zusammengefasst: „Cells that fire together, wire together“. Der Nobelpreisträger Eric Kandel hat durch seine

Forschungen weitere wichtige Grundlagen der Gedächtnisprozesse auf zellulärer Ebene aufklären können: Dem Memorieren von Informationen im Kurzzeitgedächtnis entsprechen funktionelle Änderungen an den Synapsen, während der Speicherung von Informationen im Langzeitgedächtnis strukturelle Veränderungen zugrunde liegen (Bildung neuer Synapsen). Diese Grundprinzipien der Neuroplastizität ließen sich durch Studien bei MusikerInnen bzw. beim Erlernen eines Musikinstrumentes eindrucksvoll bestätigen – die „Landkarte" des Gehirns wird durch Üben verändert, d.h. das Gehirn passt sich an die neuen Herausforderungen an.

Nach Vaas (2000) kann das Gedächtnis definiert werden als „eine umfassende Bezeichnung für die Leistungen, Bedingungen und Grenzen des Einprägens von Erfahrungen, des Behaltens, Wiedererkennens und Erinnerns".

Das Gedächtnis des Menschen setzt sich aus verschiedenen Komponenten zusammen:

1 Ultrakurzzeitgedächtnis = 0,5s (Sofortselektion)
2 Kurzzeitgedächtnis = Arbeitsgedächtnis (ca. 30s)
3 Langzeitgedächtnis (> 30s – Jahrzehnte)

Die bei der Gedächtnisbildung ablaufenden Prozesse können wie folgt beschrieben werden:

1 Informationsaufnahme aus der Umwelt mittels Sinnesorganen,
2 Auswahl (Filterung) von Informationen,
3 Informationsspeicherung (Engramm), entweder vorübergehend oder dauerhaft,
4 zugleich Verknüpfung der Informationen mit anderen Informationen,
5 Reaktivierung (Ekphorie) der Informationen (Erinnerung).

Folgende Hirnstrukturen spielen für diese Gedächtnisprozesse eine wichtige Rolle (s. auch Abb. 9.2 und **Top 25**): PFC (Kurzzeit- und Arbeitsgedächtnis), Hippocampus (Gedächtnisbildung, Ortsgedächtnis), Medialer Temporallappen (deklaratives Gedächtnis), Striatum/Kleinhirn (prozedurales Gedächtnis).

Qualitative und quantitative Veränderungen des Gedächtnisses werden als Gedächtnisstörungen bezeichnet und kommen bei zahlreichen neurologischen und psychiatrischen Erkrankungen vor. Dazu gehören u.a.: Amnesie,

Ekmnesie, Hypermnesie, Konfabulationen, Paramnesien. Amnesien treten meist im Kontext mit traumatischen Erlebnissen (z.B. Unfall) auf – je nachdem welchen Zeitraum der Gedächtnisverlust betrifft, spricht man von retrograder oder anterograder Amnesie.

Bei der PTSD kommt es infolge einer peritraumatischen Hyperaktivierung der Amygdala sowie einer Dysfunktion im Hippocampus und anderen an der Gedächtnisbildung beteiligten Hirnstrukturen zu einer Abspeicherung von sensorischen Erinnerungs-Fragmenten im impliziten Traumagedächtnis. Trauma-assoziierte Triggerreize können zu Symptomen von Wiedererleben führen wie Intrusionen oder Flashbacks. Musiktherapie könnte bei der Behandlung von PTSD-PatientInnen nicht zuletzt dadurch wirksam sein, dass Musik das Hyperarousal dämpft, positive Emotionen evoziert und über eine Aktivierung der Sprachareale die Verbalisierungsfähigkeit unterstützt.

PatientInnen mit demenziellen Erkrankungen profitieren von musikalischen und musiktherapeutischen Angeboten – nicht selten scheint die Musik eine Verbindung zu früheren Erlebnissen wiederherzustellen. Dies könnte nach neueren Forschungsergebnissen damit zusammenhängen, dass das musikalische Langzeitgedächtnis in Bereichen des Gehirns lokalisiert ist (wie dem caudalen ACC und dem präSMA), die von den charakteristischen neurodegenerativen Hirnveränderungen der Demenz-Krankheit zunächst ausgespart bleiben (Jacobsen et al., 2015).

Weiterführende Literatur:

Hacke, W. (Hrsg.). (2016). Neurologie. Berlin: Springer.
Kandel, E. (2006). Auf der Suche nach dem Gedächtnis. München: Siedler.
Markowitsch, H.-J. (2002). Dem Gedächtnis auf der Spur. Darmstadt: Primus.
Spitzer, M. (2002). Lernen. Heidelberg: Spektrum.

Filmtipps:

Kohlberg, J. (Regisseur). (2011). The music never stopped. Essential Pictures/Mr. Tambourine Man.
Seeger, P. (Regisseurin). (2009). Auf der Suche nach dem Gedächtnis – Der Hirnforscher Eric Kandel. Köln: Filmforum Köln.

Wiederholungsfragen zu Kapitel 9

1 Was haben Lernen und Neuroplastizität mit der Wirksamkeit von Psychotherapie zu tun?
2 Wie lautet die Kurzform der Hebb'schen Lernregel?
3 Welche unterschiedlichen neuronalen Prozesse liegen den Gedächtnisprozessen im Kurzzeitgedächtnis bzw. im Langzeitgedächtnis zugrunde?
4 In welche fünf Teilabläufe können Gedächtnisprozesse unterteilt werden?
5 Jemand fährt nach Jahren zum ersten Mal wieder Ski. Obwohl er sich unsicher ist, ob er es noch kann, klappt es sofort, als er auf den Skiern steht. Welche Art von Gedächtnis spielt hierbei eine Rolle?
6 Zu welcher Art von Gedächtnis wird das autobiographische Gedächtnis gezählt und in welchen Hirnarealen ist es lokalisiert?
7 Wo im Gehirn befindet sich der Hippocampus und welche Rolle spielt er im Zusammenhang mit Gedächtnisvorgängen?
8 Was ist der Unterschied zwischen einer anterograden und einer retrograden Amnesie?
9 Was versteht man unter Konfabulationen?
10 Welche Hirnstrukturen sind für das musikalische Langzeitgedächtnis von besonderer Relevanz?

Teil IV

10 *I just wanna feel* – Emotionen: Das limbische und das Belohnungs-System

Kapitelübersicht

- Exkurs: Amusie
- Definitionen
- Emotionstheorien
- Neuroanatomie des limbischen Systems
- Exkurs: High and low road to amygdala – das Furcht-Modell nach LeDoux
- Neurobiologisch: Musik und Emotion
- Neuroanatomie des Belohnungs-Systems

Amusie

„Ich seh, wie das Publikum weich wird wie Wachs, wenn Musik alle Sinne bewegt. Ich seh, wie beim Zuhören manch trutzigem Manne ein Tränchen die Brille beschlägt.
Nur für mich hat das Zuhören keinen Sinn, weil ich unmusikalisch bin.
Ich seh, wie ein liebliches Mädchen die Hand ihres Jünglings ergreift und sie drückt, wie ein Großmütterl zitternd die Halskette auszieht, weil sie sonst vor Rührung erstickt.
Nur ich sitz' da und hör nicht einmal hin, weil ich unmusikalisch bin."
Georg Kreisler, „Der Musikkritiker"

Tatsächlich gibt es nur ganz wenige Menschen, die der emotionalisierenden Wirkung von Musik gegenüber so „immun" sind (oder erscheinen) wie der von Georg Kreisler besungene Musikkritiker. Und mit Musikalität (bzw. dem Fehlen davon) hat es ebenfalls wenig zu tun. Während sich ca. 15 % der Bevölkerung in Umfragen als „unmusikalisch" bezeichnen und sogar bis zu 60 % angeben, sie könnten nicht „richtig singen", bezeichnet Amusie eine angeborene oder erworbene neurologische Störung, die mit einer Unfähigkeit einhergeht, verschiedene Töne von einander zu unterscheiden (engl. tone deafness). Für die → **kongenitale** Amusie liegt die Prävalenz bei ca. 4%, bei der erworbenen Amusie (z.B. nach Schlaganfall oder Schädel-Hirn-Verletzungen) dürfte es eine hohe „Dunkelziffer" geben, da z.B. ca. 70% der Aphasiker auch eine Amusie haben. Menschen mit einer schweren Form einer Amusie wird es in der Regel schwer fallen, Musik wirklich genießen zu können. Oliver Sacks (2008) beschreibt den seltenen Fall einer Störung der Klangwahrnehmung (Dystimbria): „Häufig wurde Mrs. L. gefragt, was sie höre, wenn Musik gespielt werde, und sie antwortete: ‚Als wenn Sie in meiner Küche wären und alle Töpfe und Pfannen auf den Boden schmeißen würden – das höre ich!'" (S. 125).

Die meisten Menschen erfreuen sich jedoch an Melodien, Klang und Rhythmus und geben dafür viel Geld aus. In den USA wird für Musik (live und auf Tonträger) mehr Geld ausgegeben als für Medikamente (vgl. Spitzer, 2006). Verbesserung der Stimmung, Entspannung und Aktivierung gehören zu den häufigsten Gründen, die Menschen angeben, warum sie Musik hören. Schon Neugeborene sprechen auf Musik an und ziehen harmonische Klänge disharmonischen vor. Unbestreitbar hat Musik einen großen Einfluss auf unser Gefühlsleben – der Zusammenhang zwischen Musik und Emotionen ist so trivial, dass sich die Wissenschaft lange Zeit nicht damit beschäftigt hat. Dies hat sich in den letzten Jahrzehnten geändert und viele Erkenntnisse sind gerade für die Musiktherapie von großem Interesse.

Definitionen und Theorien

Zunächst scheint es sinnvoll, eine Begriffsklärung vorzunehmen, da die folgenden Begriffe umgangssprachlich häufig mehr oder weniger synonym verwendet werden und z.T. eine klare Abgrenzung auch schwierig bzw. artifiziell erscheint (s. Tab. 10.1).

DEFINITION

Tab. 10.1: Definitionen zu Affekt, Emotion, Gefühl und Stimmung

Begriff	Definition	Quelle
Affekt	Heftige Gefühlswallung. Meist verbunden mit körperlich-vegetativen Begleiterscheinungen. Zum Begriff gehört, dass die Gefühlstönung nur für kurze Zeit geändert wird	Peters, 2000, S. 7

Begriff	Definition	Quelle
	(...) und so stark werden kann, dass die rationale Persönlichkeit sich nicht dagegen durchzusetzen vermag. (...) Beispiele für Affekte sind: Zorn, Wut, Hass, Freude u. a.	
Emotion	Reaktion des ganzen Organismus, die 1. physiologische Erregung 2. Ausdrucksverhalten und 3. bewusste Erfahrung beinhaltet. (vgl. Basisemotionen weiter unten)	Myers, 2008, S. 548
Gefühl	Nicht auf anderes zurückführbare Grundbefindlichkeit des Erlebens. (...) Zu ihnen gehören Freude, Ärger, Mitleid, durch die Strebungen und Wollen vorübergehend oder dauernd beeinflusst werden.	Peters, 2000, S. 212
Stimmung	Im Unterschied zum Affekt länger dauernder Gefühlszustand, durch den alle übrigen Erlebnisinhalte eine besondere Färbung erfahren. Hängt mit der Gesamtverfassung von Körper und Psyche zusammen. Typische Stimmungen sind Traurigkeit, Fröhlichkeit, Gereiztheit.	Peters, 2000, S. 534

Paul Ekman, ein bis heute einflussreicher US-amerikanischer Anthropologe und Psychologe hat die folgenden sieben Basisemotionen postuliert:

- Freude
- Wut
- Ekel
- Furcht
- Verachtung
- Traurigkeit
- Überraschung

Basis- oder primäre Emotionen stellen angeborene Reaktionsmuster dar, die kulturübergreifend auftreten und – z. B. auf Fotos mit entsprechender Mimik – wiedererkannt werden.

BEISPIEL

Musik-Beispiel: Auch Basisemotionen, die in instrumentalen Musikstücken ausgedrückt werden, können kulturübergreifend erkannt und ähnlich eingeschätzt werden. Tom Fritz und KollegInnen (2009) untersuchten dazu Zugehörige der Mafa, einer Ethnie aus Nord-Kamerun, die noch nie in Kontakt mit westeuropäischer Kunstmusik gekommen waren. Den ProbandInnen wurden kurze Klavierstücke von CD vorgespielt, deren

Emotionsgehalt (glücklich [happy], traurig [sad], ängstlich [scared]) sie entsprechenden Gesichtsausdrücken aus dem Ekman-Archiv zuordnen sollten. Die Mafa erzielten Werte deutlich über der Zufallswahrscheinlichkeit. Ähnlich wie bei den westlichen ProbandInnen wurde schnelleres Tempo und Dur-Tonalität am ehesten mit „happy“, langsameres Tempo und Moll-Tonalität vorwiegend mit „scared/fearful“ assoziiert. Der Emotionsausdruck „sad“ war nicht mit schnellerem oder langsameren Tempo verbunden und wurde überwiegend mit Stücken assoziiert, deren Tongeschlecht nicht eindeutig Dur oder Moll zuzuordnen war.

Die Abbildung 10.1 stellt eine Synopsis der einflussreichsten und bekanntesten Emotionstheorien dar, die vereinfacht folgendermaßen zusammengefasst werden können (Myers, 2008):

Die **James-Lange-Theorie** besagt: Emotionen entstehen dadurch, dass emotionserregende Reize physiologische Reaktionen auslösen, die vom ZNS registriert werden, worauf sich die entsprechende Emotion einstellt. Bezogen auf das Beispiel in Abb. 10.1 heißt das Folgendes: Das entgegenkommende Auto führt zu Herzklopfen (= physiologische Reaktion) – die Wahrnehmung erhöhter Herzfrequenz wird im ZNS registriert – die Emotion (Angst) wird wahrgenommen.

Der **Cannon-Bard-Theorie** zufolge wird die Emotion ohne den „Umweg“ über die Peripherie direkt im Gehirn ausgelöst. Die Emotion (in Abb. 10.1 Angst) tritt

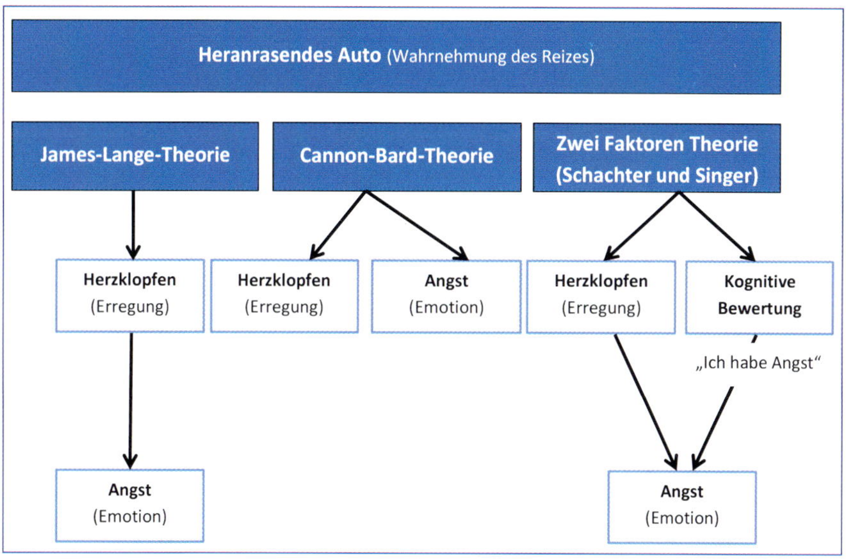

Abb. 10.1: Synopsis wichtiger Emotionstheorien (nach Myers, 2008, S. 550)

also gleichzeitig mit der physiologischen Reaktion (in Abb. 10.1 Herzklopfen) auf.

Die **Zwei-Faktoren-Theorie** nach Schachter und Singer geht schließlich davon aus, dass zwei Voraussetzungen erfüllt sein müssen, damit eine Emotion als solche erfahren werden kann: 1. physiologische Erregung (in Abb. 10.1 Herzklopfen) und 2. kognitive Bewertung (in Abb. 10.1 die Einschätzung der Situation als gefährlich, verbunden mit der Interpretation der erhöhten Herzfrequenz als „Ich habe Angst").

Das limbische System

Das limbische System ist mittlerweile zum Synonym für „emotionales Zentrum des Gehirns" geworden und gehört bereits – vom Lebensratgeber bis zum Neuromarketing – zum allgemeinen Sprachgebrauch. Allerdings – wie ein genauerer Blick zeigt – umfasst „das" limbische System eine nicht eindeutig definierte Gruppe von Hirnarealen, deren Funktionen über das „rein Emotionale" hinausgehen:

DEFINITION

Das **limbische System** ist eine „Funktionseinheit von Zentren, die eine wichtige Rolle für Emotionen, Affektverhalten, Antrieb und Gedächtnis haben, aber nicht der alleinige Manifestations- und Generierungsort dieser Leistungen im Gehirn ist [sic!]" (Trepel, 2012, Glossar).

Dazu werden in der Regel die folgenden Hirnareale gezählt:

- Amygdala (Mandelkern)
- Hippocampus
- Gyrus cinguli
- Fornix
- Teile des Thalamus und des Hypothalamus

Die Bezeichnung „limbisches System" leitet sich ursprünglich von der Beschreibung von Gehirnteilen ab, die wie ein Saum (lat. *limbus*) um das Corpus Callosum und das Zwischenhirn angeordnet sind (s. Abb. A.4 im „Kleinen Hirnatlas").

High and low road to amygdala – das Furcht-Modell nach LeDoux

Angststörungen gehören zu den häufigsten psychischen Störungen; Furcht gehört zu den Basisemotionen (s.o.). Was ist der Unterschied zwischen Angst und Furcht?

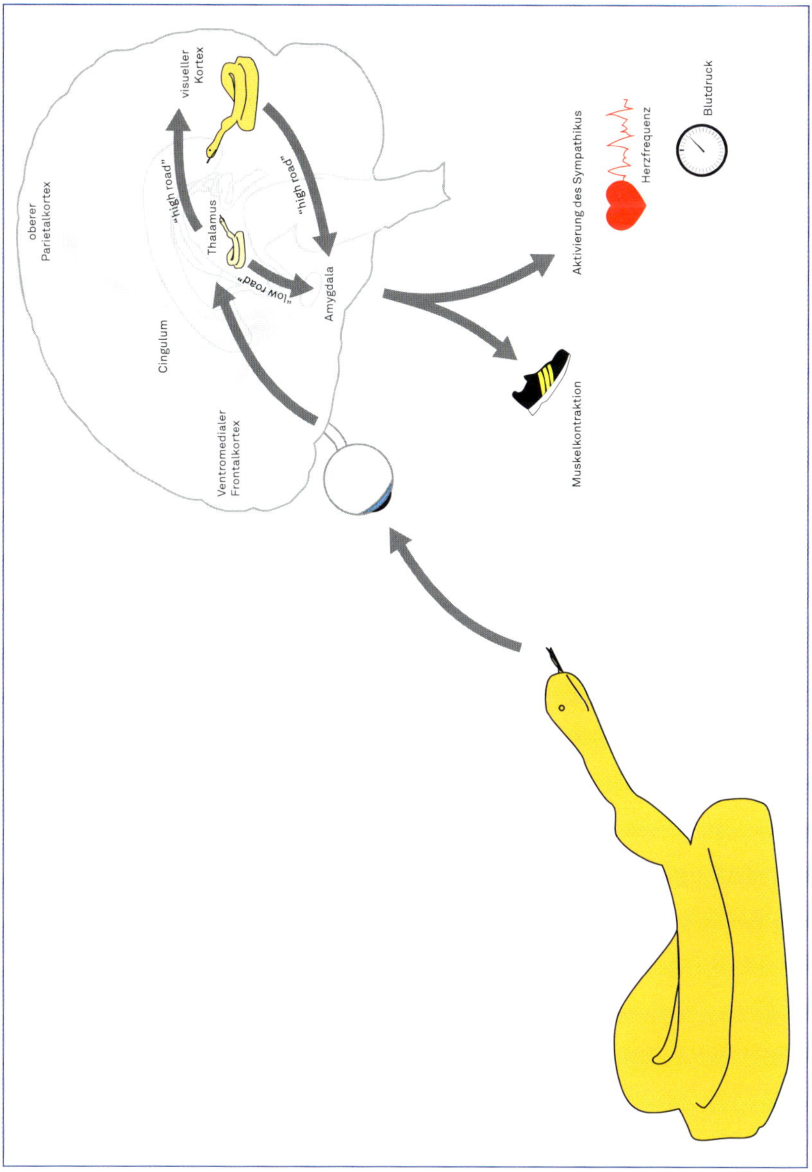

Abb. 10.2: Furcht-Modell nach LeDoux (nach Birbaumer & Schmidt, 2010, S. 724)

„**Angst** *wird meist als* **ungerichtete (diffuse)***, peripher-physiologische, zentralnervöse und subjektive Überaktivierung bei der* **Wahrnehmung von Gefahren** *definiert.* **Furcht** *stellt die* **spezifische** *motorische physiologische und subjektive Reaktion bei Identifikation der Gefahr und bei Auslösung der entsprechenden* **Bewältigungsreaktionen** *dar" (Birbaumer & Schmidt, 2010, S. 722; Hervorhebungen im Original).*

In dem Furcht-Modell des US-amerikanischen Neurowissenschaftlers Joseph LeDoux (1999) geht es um die Rolle der Amygdala bei der Furchtentstehung. In der Abbildung 10.2 ist die unkonditionierte emotionale Furchtentstehung mit motorischen, vegetativen und endokrinen Reaktionen dargestellt. Die Ausgangssituation kann man sich folgendermaßen vorstellen: Eine geringelte Struktur im Gras verborgen gerät in das Sichtfeld einer Person. Noch bevor die Person diese Struktur bewusst als potenziell gefährlich wahrnimmt, hat die Amygdala schon darauf reagiert und eine Aktivierung des sympathischen Nervensystems eingeleitet (Muskelkontraktion, Anstieg von Herzfrequenz und Blutdruck). Diese schnelle – und unter Umständen lebensrettende – Reaktion ist möglich durch die direkte Verbindung zwischen Thalamus und Amygdala. LeDoux spricht hier von der „low road" – ein schneller, aber ungenauer Verarbeitungsweg („quick and dirty"). Parallel dazu läuft eine genauere Analyse im visuellen Cortex ab: Die über den langsameren Pfad („high road") vermittelte Information wird mit Vorerfahrungen abgeglichen und dann ebenfalls an die Amygdala weitergeleitet. Unter Umständen kann jetzt „Entwarnung" gegeben werden, weil sich die „geringelte Struktur" als ein auf dem Boden liegender Gartenschlauch herausstellt. Die gesammelten Informationen werden an das Cingulum und an den ventromedialen Frontalcortex weitergeleitet, wo entschieden wird, wieviel Aufmerksamkeit der Situation gewidmet werden muss und welche (motorischen) Reaktionen nötig sind.

Befunde zur emotionalen Wirkung von Musik auf neurobiologischer Ebene

Die nun folgenden Erläuterungen befassen sich mit der Frage, wie das Gehirn die *emotionalen Komponenten* von Musik verarbeitet. Wie in Kapitel 13 ausführlich erklärt, werden schon in einer sehr frühen Verarbeitungsphase (nach ca. 100ms) erste Querverbindungen zum semantischen Gedächtnis und zu den emotionsverarbeitenden Zentren hergestellt. Einen interessanten Ansatz zu diesem

Themenkomplex haben zwei schwedische Forscher (Juslin & Västfjäll, 2008) entwickelt, die eine Reihe von allgemeineren Wirkmechanismen formuliert haben, über die Musik Emotionen auslösen kann und die mit dem Akronym BRECVEM zusammengefasst werden:

- **B***rain stem reflexes (Hirnstammreflexe)*
- **R***hythmic entrainment (rhythmisches Entrainment)*
- **E***valuative conditioning (Konditionierung)*
- **C***ontagion (emotionale Ansteckung)*
- **V***isual imagery (visuelle Bilder/Imagination)*
- **E***pisodic memory (episodisches Gedächtnis)*
- **M***usical expectancy (musikalische Erwartung)*

BEISPIEL

Die „emotionale Ansteckung" könnte sich in einer Situation ergeben, in der jemand im Konzert sitzt und dem Decrescendo der Musik lauscht. Der traurige, einer menschlichen Stimme ähnelnde Klang eines Cellos, das eine langsame, im Legato vorgetragene, abfallende Melodie mit starkem Vibrato spielt, ruft in ihm die gleiche traurige Stimmung hervor, die sich auch in der Musik ausdrückt.

Mechanismen wie „episodisches Gedächtnis" („Ich erinnere mich an das Konzert im letzten Sommer") oder „Konditionierung" („Bei der Musik bekomme ich immer schlechte Laune") weisen darauf hin, dass wir es mit höchst individuellen Reaktionen zu tun haben, wenn es um die emotionale Verarbeitung von Musik geht. Demgegenüber gibt es jedoch auch Mechanismen, die sich verallgemeinern lassen. So gelang es kanadischen Forschern um Anne Blood und Robert Zatorre Ende der 1990er-Jahre Änderungen in der Hirndurchblutung beim Musikhören nachzuweisen (Blood, Zatorre, Bermudez & Evans, 1999). In einer Stichprobe mit zehn Probanden wurde in einer experimentellen Studie mittels PET untersucht, welche Hirnareale beim Anhören der jeweiligen Lieblingsmusik („Gänsehaut-feeling") aktiviert oder herunterreguliert werden (d. h. stärker oder weniger stark durchblutet). Die Ergebnisse aus dieser Untersuchung werden von Spitzer (2014) wie folgt zusammengefasst:

„Musik bewirkt prinzipiell das Gleiche wie andere biologisch außerordentlich wichtige Reize wie beispielsweise Nahrung oder soziale Signale. Sie stimuliert das körpereigene Belohnungssystem, das auch durch Sex oder Rauschdrogen stimuliert wird, und das mit der Ausschüttung von Dopamin (aus Neuronen der Area A10 in den Nukleus accumbens) und von endogenen Opioiden (aus Neuronen des Nukleus accumbens in weite Teile des Frontalhirns) einhergeht.

> *Umgekehrt wird durch angenehm empfundene Musik die Aktivierung zentralnervöser Strukturen, die unangenehme Emotionen wie Angst und Aversion signalisieren, gemindert. Musik, die der Hörer mag, wirkt gleich auf doppelte Weise angenehm. Zusätzlich führt Musik zur Aktivierung von Strukturen, die für Wachheit und Aufmerksamkeit wichtig sind (Thalamus und anteriorer Gyrus cinguli), und könnte auf diese Weise weitere günstige Auswirkungen auf das Wohlbefinden und die Leistungsfähigkeit der Menschen haben" (S. 374f.).*

Die Beteiligung dieser, aber auch anderer Hirnareale konnte in späteren Untersuchungen bestätigt werden. Dabei zeigte sich, dass Musik charakteristische neuronale Netzwerke aktiviert, die auch in verschiedenen Lernprozessen sowie bei der Vermittlung von Verstärkungsprozessen (Belohnung) eine zentrale Rolle spielen.

Das Reward-System

Positive Verstärkung (Belohnung) wird im Gehirn über mesolimbische und mesokortikale Bahnen vermittelt, d. h. Verbindungen zwischen dem Mittelhirn (Mesencephalon) und limbischen respektive kortikalen Strukturen (s. Abb. A.5 im „Kleinen Hirnatlas"). Der Neurotransmitter, der in diesem Zusammenhang die wichtigste Rolle spielt, ist Dopamin. Der mesolimbische Pfad (*pathway*) führt vom ventralen Tegmentum (VTA), wo Dopamin gebildet wird, über das mediale Vorderhirnbündel zum Nucleus accumbens, wo Dopamin ausgeschüttet wird. Der Nucleus accumbens (NAc) ist ein Kern, der im ventralen Striatum lokalisiert ist, wo Nucleus caudatus und Putamen miteinander verschmelzen – gehört also zu den Basalganglien (s. Abb. A.2 und A.6 im „Kleinen Hirnatlas").

Klinisch ist das Belohnungssystem u. a. im Zusammenhang mit Suchtstörungen von Bedeutung, da „alle Suchtstoffe [...] direkt oder indirekt die dopaminergen Neurone mit den Zellkörpern im ventralen Tegmentum [aktivieren]" (Rommelspacher, 2009, S. 99).

Rommelspacher (2009) macht ferner darauf aufmerksam, dass inhaltlich und anatomisch zwei Teilbereiche des Belohnungssystems unterschieden werden könnten:

Der oben beschriebene mesolimbische Schaltkreis ist mit dem „Wunsch nach Belohnung" (*wanting*) verbunden, während der kortikale hedonistische Anteil (medialer PFC, orbitofrontaler Cortex, Gyrus cinguli, Amygdala) mit „Befriedigung, Wohlbefinden, Kick und Lust" (*liking*) in Zusammenhang gebracht wird (S. 98). Darüber hinaus ist das Belohnungssystem auch in die Pathogenese affektiver Störungen involviert, woraus sich therapeutische Implikationen ergeben:

Die Studie einer Bonner Forschergruppe konnte beispielweise zeigen, dass eine Stimulation des NAc mit Tiefer Hirnstimulation (deep brain stimulation, DBS) zu einer Besserung der → **Anhedonie** bei Patienten mit therapierefraktären, depressiven Störungen führte (Schlaepfer et al., 2008).

Auch durch Musik kann der Nucleus accumbens (NAc) aktiviert werden, wie Blood und Zatorre bereits in ihrer Studie von 2001 zeigen konnten. Repliziert werden konnte dieser Befund 2004 ebenfalls in einer PET-Untersuchung sowie durch mehrere fMRI-Studien (für eine Übersicht siehe Stegemann, 2013).

Der erste direkte Nachweis einer musikinduzierten Dopamin-Ausschüttung im ventralen und dorsalen Striatum konnte von Salimpoor et al. (2011) erst Anfang 2010 – zehn Jahre nach der Publikation von Blood und Zatorre – erbracht werden. Salimpoor und Mitarbeitern gelang es mittels einer Kombination aus PET- und fMRI-Untersuchung nachzuweisen, dass die Antizipation und das eigentliche „Peak"-Erleben eines musikalischen Stimulus an unterschiedlichen Orten im Striatum lokalisiert sind und vermutlich separaten Netzwerken bzw. Schaltkreisen (*circuits*) zuzurechnen sind. Die Antizipation einer „Gänsehaut"-Sequenz (*frisson*) ging mit einer Aktivierung im Nucleus caudatus einher. Mit dem Höhepunkt (*peak*) der Gänsehautreaktion ließ sich eine Aktivierung im NAc beobachten, verbunden mit einer Dopamin-Ausschüttung.

Zusammenfassend kommt dem NAc eine wichtige Rolle als „*limbic motor interface*" (Koelsch, Siebel & Fritz, 2010, S. 325) zu, d. h. er stellt ein Bindeglied zwischen Basalganglien und limbischem bzw. psychomotorischem System dar, wo gewissermaßen „Emotion in Lokomotion" umgesetzt wird (Trepel, 2012). Diese Verbindungs- bzw. Kopplungsfunktion erklärt sich erstens daraus, dass der NAc Afferenzen von limbischen Strukturen (Amygdala, Hippocampus) erhält, zweitens dass die Injektion von Dopamin zu einer Zunahme der Lokomotion führt und dass drittens der NAc in die Basalganglien projiziert (Koelsch et al., 2010).

„This motor-related function of the NAc puts it in a key position for the generation of a drive to move to, join in, and dance to pleasant music, although the neural basis for this drive needs to be specified" (Koelsch, 2012, S. 227).

ZUSAMMENFASSUNG

Bis dato existiert keine einheitliche Emotionstheorie. Das spiegelt sich schon in der Vielfalt wider, die mit Begriffen wie Emotion, Affekt, Gefühl, Stimmung usw. verbunden sind (vgl. Tab. 10.1). Im Rahmen dieses Buches über neurobiologische Grundlagen soll unter Emotion eine „Reaktion des ganzen Organismus" verstanden werden, „die 1. physiologische Erregung, 2. Ausdrucksverhalten und 3. bewusste Erfahrung beinhaltet" (Myers, 2008,

S. 548). Basisemotionen, wie sie von Paul Ekman definiert wurden, lassen sich auch in der Musik wiederfinden und werden kulturübergreifend ähnlich eingeschätzt.

In der Abbildung 10.1 werden verschiedene Emotionstheorien illustriert: Nach der **Zwei-Faktoren-Theorie** (Schachter und Singer) müssen für das Entstehen einer Emotion physiologische Erregung und kognitive Bewertung zusammenkommen.

Das limbische System kann definiert werden als „Funktionseinheit von Zentren, die eine wichtige Rolle für Emotionen, Affektverhalten, Antrieb und Gedächtnis haben, aber nicht der alleinige Manifestations- und Generierungsort dieser Leistungen im Gehirn sind" (Trepel, 2012, Glossar). Während keine Einigung darüber besteht, welche Hirnareale alle zum limbischen System gehörend zu zählen sind, bilden die folgenden Strukturen den kleinsten gemeinsamen Nenner: Amygdala, Hippocampus, Gyrus cinguli, Fornix sowie Teile des Thalamus und des Hypothalamus.

Das BRECVEM-Modell beinhaltet eine Reihe von allgemeinen Mechanismen, über die Musik Emotionen auslösen kann. Neurobiologische Untersuchungen haben zeigen können, dass Teile des limbischen und des Belohnungssystem durch positiv konnotierte Musik aktiviert werden, die auch auf andere primäre Belohnungsreize (Nahrung, soziale Verstärkung etc.) ansprechen. Mit dieser Aktivierung geht die Ausschüttung von Dopamin und endogenen Opioiden einher.

Für das Belohnungssystem spielt der mesolimbische Pfad eine wichtige Rolle, der vom ventralen Tegmentum im Mittelhirn (Dopaminproduktion) zum Nucleus accumbens im ventralen Striatum (Dopaminfreisetzung) führt. Der Nucleus accumbens spielt eine wichtige Rolle als „limbic motor interface", d. h. als Bindeglied zwischen Basalganglien und limbischem bzw. psychomotorischem System, was für die enge Verknüpfung zwischen Musik und Bewegung relevant ist.

Weiterführende Literatur:

Juslin, P. & Sloboda, J. A. (Eds.). (2010). Handbook of music and emotion. Oxford: Oxford University Press.
Kölsch, S. (2019). Good Vibrations. Die heilende Kraft der Musik. Berlin: Ullstein.
Spitzer, M. (2014). Musik im Kopf (2. Aufl.). Stuttgart: Schattauer.

Wiederholungsfragen zu Kapitel 10

1. Was ist eine Amusie?
2. Wie kann man „Emotion“ definieren?
3. Was versteht man unter Affekt?
4. Was zählt nach Ekman zu den sieben Basisemotionen?
5. Was besagt die Zwei-Faktoren-Theorie nach Schachter und Singer?
6. Was versteht man unter dem „limbischen System“?
7. Welche Hirnstrukturen sind Bestandteile des limbischen Systems?
8. Wofür steht das Akronym BRECVEM?
9. Welche Strukturen des Belohnungssystems werden durch starke emotionale Erlebnisse beim Musikhören aktiviert?

11 *All you need is love* – Neurobiologische Grundlagen der Bindung

Kapitelübersicht

- Bindungsformen (attachment/bonding)
- Oxytocin – das Bindungshormon
- Bindungsnetzwerke im Gehirn
  - Belohnungs-Motivations-System
  - Verkörpertes Simulation-Empathie-Netzwerk
  - Mentalisierungssystem
- Exkurs: Epigenetik

Die Erkenntnisse der Bindungstheorie und der Säuglingsforschung gehören mittlerweile zu den wichtigsten Referenzkonzepten in der Musiktherapie (vgl. Schumacher, Calvet & Reimer, 2011; Edwards, 2011).

Kinder entwickeln bereits früh eine besondere Gefühlsbindung gegenüber den ihnen nahen Bezugspersonen – schon John Bowlby, einer der Pioniere der Bindungsforschung, ging davon aus, dass es sich dabei um ein universelles und evolutionär geprägtes Phänomen handelt. Typisch ist in diesem Zusammenhang das Fremdeln (Fremdenangst), welches ca. ab dem achten Lebensmonat auftritt: Die Babys reagieren mit Irritation und Angst auf fremde Personen und suchen die Nähe und den Schutz der primären Bezugsperson. Die Art und Qualität der Bindung (sichere vs. unsichere Bindungsstile) sind sowohl abhängig vom Verhalten und von der Einstellung der Eltern als auch von Persönlichkeitsmerkmalen des Kindes. Die emotionale Zuwendung zum Kind von Seiten der Eltern wird im Englischen als „Bonding" bezeichnet, die Bindung des Kindes an die primären Bezugspersonen als „Attachment".

Grundsätzlich lassen sich zwei komplementäre Verhaltenssysteme unterscheiden: Kinder zeigen in sicheren, vertrauten Situationen vermehrt Explorationsverhalten (sie erkunden ihre Umgebung und entfernen sich von der Bezugsperson), während in unvertrauten oder ängstigenden Situationen (oder auch wenn das Kind müde wird) das Bindungsverhalten aktiviert wird, d. h. das Baby sucht wieder Schutz im „sicheren Hafen".

Entsprechendes Bindungsverhalten findet sich aber nicht nur beim Menschen, sondern in ähnlicher Form bei den meisten Säugetieren. Das Fundament des Bindungs- und Beziehungsverhaltens wird im Wesentlichen durch die Mutter-Kind-Beziehung gelegt; die daraus resultierenden Beziehungsmuster haben aber auch Einfluss auf andere relevante Beziehungstypen: auf die romantische Paarbeziehung, auf Freundschaften und die Beziehung zu Gleichaltrigen (Peers) sowie auf die Interaktion mit den Mitmenschen im Allgemeinen.

Eine zentrale Rolle aus neurobiologischer Sicht nehmen diesbezüglich die Neurotransmitter Dopamin und Oxytocin ein. Bei beiden Neurotransmitter-Systemen handelt es sich um Botenstoffe bzw. Prinzipien der Signalübertragung, die sich bereits bei einfachen Lebewesen (wie beim Fadenwurm Caenorhabditis elegans und beim Neunauge) finden lassen. **Oxytocin** – das „Bindungshormon" schlechthin (s. auch Exkurs zu Oxytocin) – spielt eine wichtige Rolle bei der mütterlichen (und väterlichen) Fürsorge aber auch bei der romantischen Paarbeziehung und bei engen Freundschaften.

Dopamin – auch bekannt als „Glückshormon" – ist ein Neurotransmitter, der im Zusammenhang mit Motivation, Antizipation von Belohnung und Antriebssteigerung von Bedeutung ist (vgl. Kap. 10). Die Verbindung von bzw. die Wechselwirkung zwischen Oxytocin- und Dopamin-Systemen im Striatum (Teil der Basalganglien) wird als Ausgangspunkt für die Entstehung von Bindungsverhalten verstanden, weil hier Affiliation (Zugehörigkeit) und Motivation miteinander gekoppelt werden.

Oxytocin – das Bindungshormon

Oxytocin ist ein Peptidhormon, das überwiegend in Neuronen des Nucleus paraventricularis im Hypothalamus synthetisiert wird. Es wird über Axone zum Hypophysenhinterlappen transportiert, wo es in den Blutkreislauf abgegeben wird (s. Kap. 2). Die Bezeichnung „Oxytocin" kommt aus dem Altgriechischen und setzt sich zusammen aus „okys" (zu deutsch schnell) und „tokos" (= Geburt), was mit „leicht gebärend" übersetzt werden kann. Diese Wortherkunft ist im Kontext der peripartalen Wirkzusammenhänge zu sehen: Oxytocin wirkt wehensteigernd und löst nach der Geburt den Milchejektionsreflex aus. Entsprechend wird die Sekretion von Oxytocin durch mechanische Stimulation von Brust, Muttermund (Cervix) und Vagina hervorgerufen, aber auch – und dies ist für die Musiktherapie relevant – durch konditionierte akustische und visuelle Reize, z.B. bei stillenden Müttern durch die typischen Hunger-Laute des Säuglings. Zusammen mit HVL-Hormon Prolaktin gilt Oxytocin als *das* „Bindungshormon". Oxytocin hat eine hemmende Wirkung auf die Amygdala (und zwar sowohl bei positiven als auch bei aversiven Reizen), wodurch Unsicherheit im Verhalten reduziert und soziale Annäherung (Bindung) erleichtert wird (vgl. Braus, 2014, S. 95). Oxytocin hat zunehmend auch in der Musikwirkungsforschung Beachtung gefunden: Studien zu den körperlichen Effekten von Singen (solistisch oder im Chor) zeigen, dass es bei den SängerInnen zu einem Anstieg von Oxytocin kommt (vgl. Koelsch & Stegemann, 2012; Kreutz, 2014).

Aus bildgebenden Untersuchungen ergeben sich Hinweise darauf, dass hauptsächlich drei eng miteinander verbundene neuronale Systeme für den Aufbau, die Erhaltung und die Verstärkung von Bindungsverhalten zuständig sind (s. Abb. 11.1). Einzelne Hirnareale sind Bestandteil unterschiedlicher Systeme, was die Überlappung und Vernetzung der verschiedenen Aufgabenbereiche verdeutlicht. Insgesamt ist auffällig, welch große Hirngebiete involviert sind und wie viele Verbindungen zu den mit Musik assoziierten Hirnarealen bestehen.

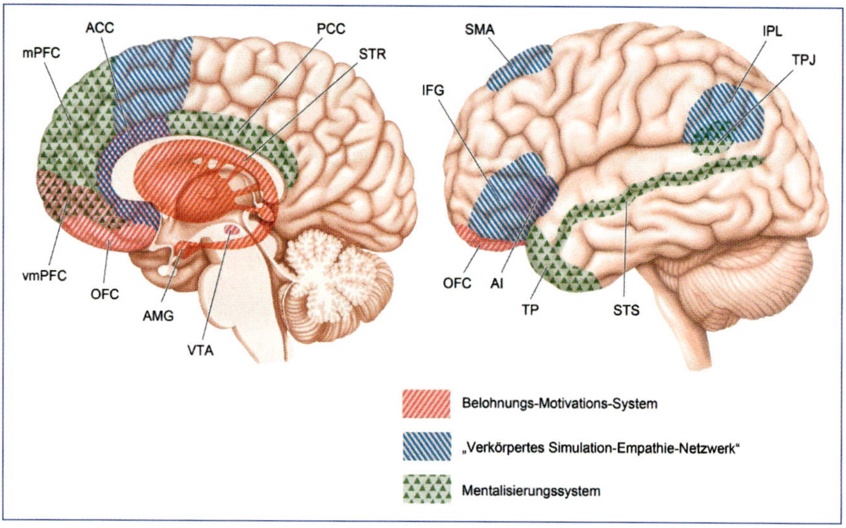

Abb. 11.1: Die drei Bindungsnetzwerke im Gehirn (nach Feldman, 2017, S. 91)
Legende: ACC = anteriorer Gyrus cinguli; AI = vordere Insula; AMG = Amygdala; IFG = Gyrus frontalis inferior; IPL = Lobus parietalis inferior; mPFC = medialer präfrontaler Cortex; OFC = orbitofrontaler Cortex; PCC = posteriorer Gyrus cinguli; SMA = Supplementär-motorisches Areal; STR = Striatum; STS = Sulcus temporalis superior; TP = Polus temporalis / Temporalpol; TPJ = tempoparietal junction; vmPFC = ventro-medialer präfrontaler Cortex; VTA = Area tegmentalis ventralis

1 Das erste der drei Systeme ist das **„Belohnungs-Motivations-System“** (*reward-motivation system*). Dazu gehören die folgende Hirnareale: Striatum (Nucl. caudatus, Putamen) Nucleus accumbens, Amygdala, VTA, OFC, vmPFC und ACC. Diese Strukturen beinhalten Verbindungen, die reich an den Neurotransmittern Dopamin und Oxytocin sind. Sie unterstützen eine Reihe von bindungs- und motivationsbezogenen Verhaltensweisen, wie z. B. soziale Orientierung (*social orienting*), soziales Suchverhalten (*social seeking*) und das Aufrechterhalten von Kontakt über einen längeren Zeitraum. Die Amygdala (und die mit ihr assoziierten Hirnareale) spielen eine wichtige Rolle für das menschliche Bindungsverhalten, v. a. für das mütterliche Fürsorgeverhalten (*mothering*) und romantische Paarbeziehungen.

2 Das zweite neuronale System, das dem menschlichen Bindungsverhalten zugrunde liegt, ist das **„Verkörperte Simulation-Empathie-Netzwerk“** (*embodied simulation/empathy network*). Zu diesem Netzwerk gehören neben der Insula die folgenden Strukturen: ACC, IFG, IPL und SMA. Bei der „embodied simulation“ handelt es sich um einen alten, evolutionären Mechanismus, der es erlaubt, den Zustand anderer Menschen – durch automatische Interozeption und internale Repräsentation – im eigenen Gehirn abzubilden (zu „simulieren“) und nachzuempfinden (vgl. auch Ausführungen zum Spiegelneuronen-System in Kap. 15).

3 Frontotemporale und parietale Hirnareale, insbesondere der STS, PCC, TPJ, Temporalpol und der mPFC, sind Komponenten des dritten Netzwerks, das zu den neuronalen Bindungssystem gehört, das **„Mentalisierungssystem“** (*mentalizing system*). Im STS werden Eigenschaften der „embodied simulation“ (Spiegel-Funktionen) sowie der Mentalisierung kombiniert, indem schnelle bottom-up-Simulationen (Bewegungserfassung) mit langsameren top-down-Analysen (*Theory of Mind*) integriert werden. Interessanterweise scheint der STS insbesondere für die Entwicklung von väterlichem Fürsorgeverhalten (*fathering*) verantwortlich zu zeichnen – einem eher kognitiven top-down-Prozess des Verstehens kindlicher Signale – während die evolutionspsychologisch älteren Areale des limbischen Systems das mütterliche Fürsorgeverhalten (*mothering*) prägen.

Epigenetik

„Der Begriff Epigenetik beschreibt Mechanismen, welche die Funktion von Genen verändern können, ohne eine zugrunde liegende Veränderung der eigentlichen DNA-Sequenz. Epigenetische Veränderungen können somit in

mehr Phänotypen resultieren als durch die klassischen Mendel-Gesetze der Genetik zu erwarten wären. Die epigenetischen Mechanismen können sowohl erworben – beispielsweise durch frühkindliche Erfahrungen bzw. Traumen – als auch weiter vererbt werden“ (Paslakis, Bleich, Frieling & Deuschle, 2011, S. 1431).

Als Genom wird die „Gesamtheit des genetischen Materials einer Zelle oder eines Organismus“ beschrieben (Pschyrembel, 2017). Dieses genetische Material – die Gene – ist in der DNA gespeichert und legt fest, welche Augenfarbe wir haben oder wie vulnerabel wir für bestimmte psychische Störungen sind. Mittlerweile ist bekannt, dass nicht nur die Gene allein dafür verantwortlich sind, welche Merkmale eines Menschen ausgeprägt werden – wie also sein → **Phänotyp** aussieht – sondern dass zusätzliche, „epigenetische“ Prozesse Einfluss darauf nehmen, ob und wann und in welcher Weise genetische Informationen umgesetzt werden (Genexpression):

„Das Genom legt die potentielle genetische Information fest, während das Epigenom darüber bestimmt, welche konkreten Gene aus diesem möglichen Repertoire von spezifischen Zellen zu einer bestimmten Zeit exprimiert werden“ (Brunner, 2017, S. 60).

Diese neuen Erkenntnisse sind für das Verständnis der Entstehung psychischer Störungen von großer Relevanz. Brunner (2017) spricht bezüglich der modernen Epigenetik vom „*missing link* zwischen Biologie und Biographie“ (S. 59). Frühe Kindheitserfahrungen – positive wie negative – finden ihren Niederschlag in epigenetischen Veränderungen, d. h. sie können bestenfalls Resilienz fördern bzw. bei belastenden Erfahrungen „neurobiologische Narben“ hinterlassen.

Zu den wichtigsten epigenetischen Mechanismen gehören: DNA-Methylierung, posttranslationale Modifikation von Histonproteinen sowie nicht-codierende RNA. Die DNA-Methylierung, die für den Bereich Psychiatrie und Psychotherapie derzeit am besten erforscht ist, soll anhand eines Tiermodells für die Epigenetik bei mütterlicher Fürsorge und Vernachlässigung näher erklärt werden.

Bei der Stressachse (HPA-Achse) spielen Glukokortikoid-Rezeptoren (GR) eine wichtige Rolle für die Feedbackhemmung, d. h. die Kaskade der Freisetzung von Stresshormonen wird gebremst, wenn über die GR registriert wird, dass ausreichend Cortisol ausgeschüttet wurde. Somit wird der Organismus vor einer überschießenden Stressreaktion geschützt. Für die Ausprägung der Glucocorticoid-Rezeptoren ist ein bestimmtes Gen zuständig (GR-Gen). Bei Geburt der

Rattenjungen liegt dieses Gen in methylierter Form vor, d.h. die → **Gen-Expression** ist blockiert und es können nicht ausreichend viele GR gebildet werden. Im Falle, dass die mütterliche Fürsorge „good enough" ist, wird die Methylierung entfernt und es können ausreichend GR gebildet werden, sodass die Feedback-Regulierung der Stressachse funktioniert. Werden die Ratten-Babys jedoch vernachlässigt, bleibt die Methylierung erhalten und damit fehlt es an GR-Expression. Die Folge ist eine erhöhte Stressreaktivität, die sich langfristig auf die körperliche und psychische Gesundheit auswirkt. Das wiederum führt dazu, dass vernachlässigte weibliche Nachkommen auch zu vernachlässigenden Müttern werden (epigenetische, transgenerationale Weitergabe der Deprivationserfahrung).

Die gute Nachricht: Epigenetische Veränderungen sind reversibel. Psychopharmaka und Psychotherapie entfalten ihre langfristige Wirksamkeit wahrscheinlich zu einem nicht unerheblichen Anteil über Veränderungen des Epigenoms. Das dürfte in ähnlicher Weise auch für die Musiktherapie gelten. Bezogen auf BDNF (brain-derived neurotrophic factor) – einem Schlüsselmolekül der synaptischen Plastizität im Hippocampus und einem Depressionsmarker – konnte sowohl im Tiermodell (Angelucci, Ricci, Padua, Sabino & Tonali, 2007; Li et al., 2010) als auch in einer Pilotstudie bei Frauen mit depressiver Symptomatik (Yeh et al., 2015) gezeigt werden, dass die BDNF-Level nach Musik-Interventionen erhöht waren. Brunner (2017) fasst die Bedeutung der Epigenetik folgendermaßen zusammen:

> *„Die Epigenetik leistet somit einen wesentlichen Beitrag dazu, psychische Störungen und Symptombildungen als komplexes dynamisches Geschehen aufzufassen, bei dem genetische Vulnerabilitäts- und Resilienzfaktoren mit erworbenen Kompensations- und Dekompensationsmechanismen auf komplexe Weise interagieren" (S.62).*

ZUSAMMENFASSUNG

Das Verständnis von Bindungstheorien ist für die Musiktherapie (in Praxis und Theoriebildung) von großer Wichtigkeit. Der Begriff Bindung umfasst im Deutschen sowohl die Bindung des Kindes an die primären Bezugspersonen (im Englischen als „Attachment" bezeichnet) als auch die emotionale Zuwendung zum Kind von Seiten der Eltern („Bonding"). Dem Bindungsverhalten – das Kind sucht Nähe und Schutz bei den (primären) Bezugspersonen – steht komplementär das Explorationsverhalten gegenüber: Das Kind entfernt sich die Umgebung erkundend von den Bezugspersonen. Diese

Verhaltensmuster sind angeboren und finden sich bei den meisten Säugetieren. Auf neurobiologischer Ebene ist das Bindungsverhalten eng verknüpft mit dem „Bindungshormon“ Oxytocin. Oxytocin ist ein Peptidhormon, das im Hypothalamus synthetisiert wird und über den Hypophysenhinterlappen in den Blutkreislauf abgegeben wird. Oxytocin hat u.a. eine hemmende Wirkung auf die Amygdala und begünstigt somit soziale Annäherung und Bindungsverhalten. Auch im Zusammenhang mit musikalischer Betätigung spielt das Oxytocin eine Rolle: So wird beispielsweise durch das Singen im Chor die Ausschüttung von Oxytocin angeregt (Kreutz, 2014).

Neurobiologisch sind im Wesentlichen drei eng miteinander verbundene neuronale Systeme für den Aufbau, die Erhaltung und die Verstärkung von Bindungsverhalten zuständig:

1 **Belohnungs-Motivations-System** (*reward-motivation system*)
2 **Verkörperte Simulation – Empathie-Netzwerk** (*embodied simulation/ empathy network*)
3 **Mentalisierungssystem (mentalizing system)**

Erkenntnisse aus der Epigenetik untermauern die Bedeutung frühkindlicher Beziehungs- und Bindungserfahrungen für die Gehirnentwicklung und für die Stresskompetenz. Man kann davon ausgehen, dass epigenetische Mechanismen für die langfristige Wirkung von pharmakologischen, psychotherapeutischen sowie musiktherapeutischen Behandlungen von großer Relevanz sind.

Weiterführende Literatur:

Edwards, J. (Ed.). (2011). Music therapy and parent-infant bonding. Oxford: Oxford University Press.

Feldman, R. (2017). The neurobiology of human attachments. Trends in Cognitive Sciences, 21(2), 80–99.

Filmtipp:

Byambasuren, D. & Falorni, L. (2003). Die Geschichte vom weinenden Kamel. München: Hochschule für Fernsehen und Film.

Wiederholungsfragen zu Kapitel 11

1. Welche Arten von Bindung werden mit „Bonding“ und „Attachment“ bezeichnet?
2. Was versteht man unter Explorationsverhalten?
3. Warum spricht man bei Oxytocin auch von „Bindungshormon“?
4. Wo im Gehirn wird Oxytocin gebildet und sezerniert?
5. Welche drei neuronalen Systeme sind für das Bindungsverhalten von Bedeutung?
6. Der Sulcus temporalis superior (STS) ist in welcher Weise in das Bindungsverhalten involviert?
7. Was versteht man unter Epigenetik?
8. Was gehört zu den wichtigsten epigenetischen Mechanismen?

12 *Relax* – Stress, Entspannung und Musik

Kapitelübersicht

- „Stress“ – Definition und Terminologie
- Basales Stress-System
- Neuropeptid-Achse
- Allostase-Modell
- Definition und Charakteristika von Entspannung
- Physiologische und psychologische Kennzeichen von Entspannung
- R-states nach Smith
- MNEMO

Stress

Der Begriff „Stress“ geht in seiner heutigen Bedeutung auf den „Vater der Stressforschung“, den ungarisch-kanadischen Mediziner Hans Selye (1907–1982), zurück. Er charakterisierte „Stress“ als „eine nichtspezifische Reaktion des Körpers auf jede beliebige Art von Anforderung" (Selye, 1979, S. 126). Selye betonte dabei stets die adaptive Funktion von Stress:

> *„Man sollte und kann Stress nicht vermeiden; ihn total auszuschalten, würde bedeuten, das Leben selbst zu zerstören. Wenn man keine Anforderungen mehr an seinen Körper stellt, ist man tot" (Selye, 1979, S. 126; Hervorhebung im Original).*

Heute ist „Stress" ein Begriff, der durch seinen alltäglichen Sprachgebrauch nicht mehr den nötigen Grad an Differenziertheit aufweist, um ihn zur Erklärung komplexer Zusammenhänge heranzuziehen. Nach dem Modell von Rensing, Koch, Rippe und Rippe (2006) und in Anlehnung an McEwen (2007) wird im Folgenden die Terminologie des *basalen Stress-Systems* verwendet, die analog zu einem Regelkreis von *Stressor, Stresszustand* (Allostasis) und *Stressreaktion* spricht.

Vor dem Hintergrund eines → **bio-psycho-sozialen Modells** verstehen wir den Menschen heute als eine Einheit aus Organismus und Umwelt. Nach diesem Ansatz lässt sich auch das Phänomen „Stress" am besten anhand eines Stress-*Systems* erklären. Dieses kann in Analogie zu physikalischen Modellen als ein Regelkreis beschrieben werden.

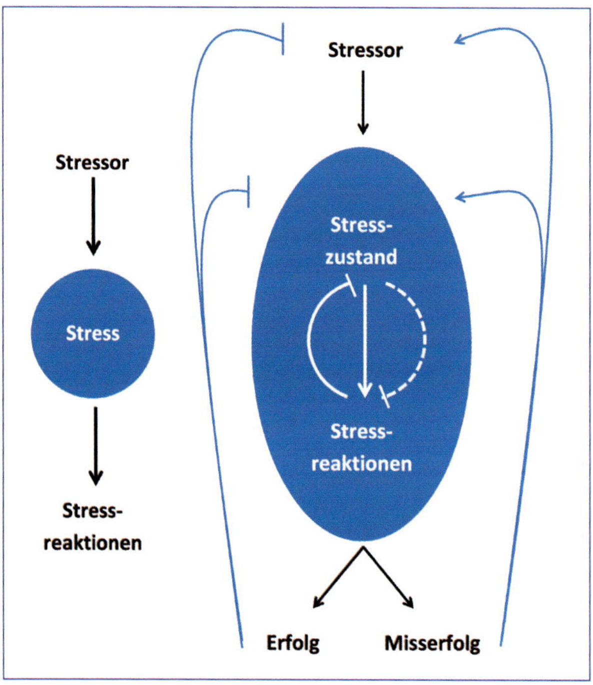

Abb. 12.1: Basales Stress-System (nach Rensing et al., 2006, S. 6)

Das basale Stress-System setzt sich demzufolge aus einem aversiven Faktor (dem „Stressor"), dem Stresszustand des Organismus sowie den darauf folgenden Reaktionen (Stressantwort) zusammen. Abhängig davon, ob die Reaktionen effektiv sind oder nicht, wird der Stresszustand vermindert bzw. er wird aufrecht erhalten oder verstärkt sich (s. Abb. 12.1).

Als Stressor kann generell eine von innen oder von außen kommende „Bewältigungsanforderung" verstanden werden, die das Gleichgewicht des Organismus stört. Stressoren können Rensing und Kollegen (2006) zufolge nach der *Wahrnehmungsebene* (psychisch oder physisch) und nach der *Herkunft* (exogen oder endogen) klassifiziert werden (s. Tab. 12.1).

Tab. 12.1: Klassifizierung von Stressoren nach Wahrnehmungsebenen und Herkunft (Rensing et al., 2006, S. 7)

exogene Stressoren	endogene Stressoren
sensorisch/psychisch	
Erwartungsdruck, Arbeitsbelastung, Termine, Verkehr, Flug, Fallschirmsprung, Reizüberflutung, Jetlag Auseinandersetzungen/Aggressionen im sozialen Umfeld, Isolation Bedrohung durch Menschen, Tiere, Naturereignisse (Hitze, Kälte, Feuer, Wasser, Erdbeben etc.) Nahrungs-, Wasser-, O_2-Mangel, Lärm, Verletzung, Blutverlust	aversive (unangenehme) Gefühle Schmerz/Angst/Furcht Hunger, Durst Krankheitsgefühl Versagensängste Wut/Scham Einsamkeit Aufregung/Anspannung intrapsychische Konflikte Schlafstörungen Desynchronisation von endogenen Rhythmen
physisch/zellulär	
körperliche Belastungen Verletzungen, Blutverlust Strahlung (UV, γ-Strahlen) toxische chemische Verbindungen Übergangsmetalle Nahrungs-, Wasser-, O_2-Mangel körperliche Belastungen krankmachende Viren, Bakterien, Einzeller, Parasiten	Erschöpfungszustände Entzündungen Autoimmunerkrankungen, Krebs oxidativer Stress bei Zellatmung Zellschäden, Zellverluste

Hier ist bedeutsam, dass die subjektive Belastung durch „Stress" i. A. eher durch die Kumulation der sog. „daily hassles" – die Mikrostressoren des Alltags – als durch einzelne größere → „**life events**" gekennzeichnet ist (Klapp & Peters, 2011). Nach Mazurek und Kollegen (2010) lässt sich die individuelle Vulnerabilität gegenüber Stressbelastungen auf drei Ebenen bestimmen (S. 170):

- traditioneller klinischer → **Phänotyp** (emotionale Reaktivität und Persönlichkeit)
- funktioneller Phänotyp (neuroendokrine Reaktivität gegenüber einem Stimulus)
- → **Genotyp** (Polymorphismen in Genen, die involviert sind in die HPA-Achse oder monoaminerge und peptiderge Neurotransmission).

Die Stressoren führen zu einer Störung im Regelkreis, d.h. zu einer Veränderung bestimmter Soll-Werte, auf die der Organismus im einfachsten Fall mit einer Anpassungsreaktion, in der Regel jedoch mit komplexen Anpassungsprozessen reagiert. Die Stresszustände und die Stressreaktionen sind auf verschiedenen Ebenen angesiedelt, die in Abbildung 12.2 wiedergegeben sind.

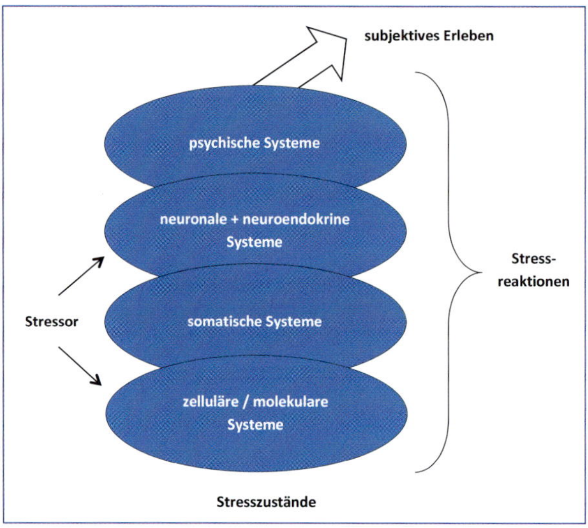

Abb. 12.2: Organisationsebenen des basalen Stress-Systems (nach Rensing et al., 2006, 2)

Nach McEwen (2007) stellt unser Gehirn das zentrale Organ dieser Anpassungsleistungen dar, da es bestimmt, was als bedrohlich und damit als potenziell „stressful" interpretiert wird und welche Gegenmaßnahmen – auf physiologischer oder auf Verhaltensebene – eingeleitet werden. Jüngeren Erkenntnissen zufolge werden drei Stressachsen unterschieden, über welche die Stressantwort vermittelt wird:

1. Hypothalamus-Hypophysen-Nebennierenrinden-Achse (HPA-Achse)
2. Sympathikus-Nebennierenmark-Achse (SAM-Achse)
3. Neuropeptid-Achse

„Die drei Achsen interagieren und modulieren gemeinsam z.B. die Immunantwort wie auch die Schmerzverarbeitung oder die Stimmungslage, also Zusammenhänge, denen dem heutigen Kenntnisstand zufolge eine zentrale Bedeutung in der Entwicklung von stressassoziierten Erkrankungen zukommt“ (Klapp & Peters, 2011, S. 45).

Die HPA- und die SAM-Achsen wurden bereits im Zusammenhang mit dem Autonomen Nervensystem in Kapitel 4 abgehandelt. Die „Neuropeptid-Achse“ umfasst die an praktisch allen Stressreaktionen modulierend beteiligten Neurotransmitter und Neuropeptide, deren Effekte auf die Stressreaktion in Tabelle 12.2 zusammengefasst sind.

Tab. 12.2: Komponenten des Stress-Systems: Neurotransmitter und Neuropeptide (Stegemann, 2013, S. 38)

Substanz	**Bildungsort**	**wichtigste Wirkorte**	**stress-dämpfend**	**stress-fördernd**
Corticotropin-Releasing-Hormon (CRH)	PVN (Hypothalamus)	HVL, ZNS		X
Adrenocorticotropes Hormon (ACTH)	HVL	Nebennierenrinde		X
β-Endorphin	HVL	Schmerzbahnen	X (analgetisch)	
Substanz P	Nervenzellen/ Leukozyten	u. a. limbisches System + Formatio reticularis		X
Arginin-Vasopressin (AVP)	PVN	Nieren, ZNS		X
Oxytocin	PVN	Uterus, Brustdrüse, ZNS	X	
Prolaktin	HVL	Brustdrüse	X	
Vasoaktives intestinales Polypeptid (VIP)	Darm, ZNS	Darm, ZNS	(X)	
Neurotensin	Darm, ZNS	Darm, ZNS		X
Neuropeptid Y (NPY)	ZNS	ZNS, Sympathikus	(X)	X
Thyreotropin-Releasing Hormon (TRH)	PVN, Amygdala, Hirnstamm	HVL (> TSH + Prolaktin), Raphe-Kerne		(X)

Fortsetzung S. 158

Substanz	Bildungsort	wichtigste Wirkorte	stress-dämpfend	stress-fördernd
Cholecystokinin (CCK)	Darm, ZNS	Hypothalamus, limbisches System		X
Somatostatin (SOM)	Pankreas, ZNS	Hypothalamus, limbisches System, Basalganglien	X	

Legende zu Tab. 12.2: X = Hauptwirkung, (X) = abgeschwächte oder Nebenwirkung; HVL – Hypophysenvorderlappen, PVN – Nucleus Paraventricularis, TSH – Thyroideastimulierendes Hormon, ZNS – zentrales Nervensystem.

Allostase-Modell

Das Allostase-Modell geht auf Peter Sterling und Joseph Eyer (1988) zurück, die ein alternatives Konzept der Stress-Regulation vorstellten: Dieses Modell beschreibt den Prozess der Anpassung eines Organismus auf Herausforderungen bzw. Störungen der Homöostase. Während die Grundidee des Homöostase-Modells mit „Stabilität durch Konstanz" charakterisiert werden kann, ist der einer Allostase zugrunde liegende Mechanismus „Stabilität durch Veränderung":

> *„Aber das Ziel ist letztlich nicht Konstanz, sondern eine geregelte Veränderung, um die beste Kosten-Nutzen-Relation zu erzielen. Das ist der Grundgedanke der Allostase [...]" (Sterling, 2004, S. 26; Übersetzung T.S.).*

Im Gegensatz zum Modell eines einfachen Regelkreises, der die Konstanthaltung eines Sollwertes zum Ziel hat (Homöostase), geht das Allostase-Modell davon aus, dass unterschiedliche Ausgangsbedingungen auch unterschiedlicher Reaktionen bedürfen. Bei Birbaumer und Schmidt (2010, S. 151) wird Allostase mit „Ungleichgewicht" übersetzt, was meines Erachtens die Grundidee des Allostase-Konzeptes nur unzureichend wiedergibt. Die Allostase in Sterlings Sinne beschreibt ja eher ein neues, ein verändertes Gleichgewicht (griech.: Állos = anderer), was sich aufgrund anderer Ausgangsbedingungen einstellt.

Als Analogie bietet sich ein Bild aus der Schifffahrt an: die kardanische Aufhängung. An Bord eines Schiffes müssen bestimmte Messinstrumente (z. B. Kompass) und auch andere Gebrauchsgegenstände (z. B. Lampen, Herd) so angebracht sein, dass bei Krängung des Bootes (Schieflage) diese Apparate die Neigung der Umgebung nicht mitvollziehen. Dies wird durch eine nach allen Seiten drehbare Aufhängung (kardanische Aufhängung oder Lagerung) erreicht (s. Abb. 12.3).

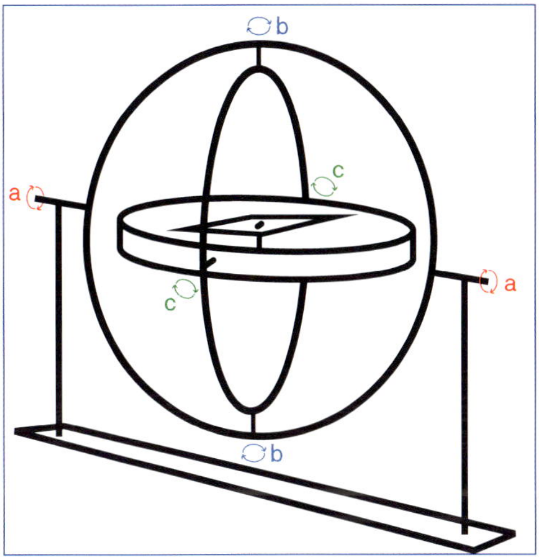

Abb. 12.3: Kardanische Aufhängung, Kompass (nach Spektrum Akademischer Verlag, 1998)

Bezogen auf das Stressmodell könnte man nun davon sprechen, dass die Allostase Prozesse beschreibt, die auch bei „Schieflage" der Körperchemie dafür sorgen, dass sich ein an die neuen Bedingungen adaptiertes Gleichgewicht einstellt. Strukturell ist die entscheidende Erweiterung in diesem Modell die zentrale Rolle, die dem Gehirn im Rahmen der Stressregulation für die Verbindung mit dem endokrinen und dem Immunsystem zukommt.

Gelingt dieser Anpassungsprozess jedoch nicht oder nur teilweise, kann es langfristig zu einer Überforderungssituation kommen, die mit dem Begriff der „allostatischen Last" (*allostatic load*) umschrieben wird. Diese Verselbstständigung der Stressreaktion mit Ausbleiben oder Verkürzung der Entspannungsphase stellt die Grundlage der eigentlichen „Stresskrankheit" dar. Eine akute Stressbelastung kann allergische Reaktionen wie Asthma, atopische Dermatitis oder Urtikaria auslösen oder zu → **angiokinetischen** Phänomenen wie Migräne, hypertensiven Krisen oder hypotensiven Zuständen führen. Auch akute Schmerzzustände, gastrointestinale Symptome sowie Panikattacken können als Folge akuter Stresszustände auftreten. Chronischer Stress (*allostatische Last*) kann zu psychischen Störungen führen (Angststörungen, Depression, kognitive Dysfunktionen, Schlafstörungen) sowie kardio-vaskuläre Krankheitsbilder wie Bluthochdruck oder koronare Herzkrankheit (KHK) verursachen. Auch metabolische Störungen wie Adipositas, metabolisches Syndrom oder Typ-2-Diabetes können Folge von chronischen Stresszuständen sein (vgl. Abb. 12.4).

Zusammenfassend verdeutlicht das Allostase-Modell, dass eine optimale basale Aktivität verbunden mit einer ausreichenden Flexibilität und Responsivität des Stress-Systems essenzielle Voraussetzungen für subjektives Wohlbefinden, Leistungsfähigkeit und adäquate soziale Interaktionen darstellen.

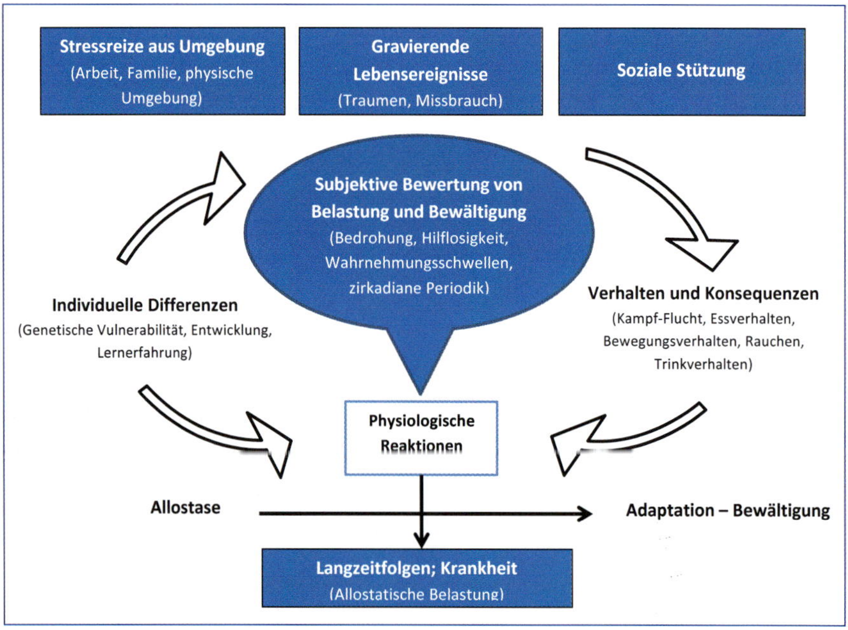

Abb. 12.4: Krankheitsentstehung nach dem Allostase-Modell (nach Birbaumer & Schmidt, 2010, S. 152)

Entspannung

Definition und Charakteristika von Entspannung

> **!** Entspannung ist mehr als die bloße Abwesenheit von Stress.

Peters (2000) definiert Entspannung als einen „Zustand gleichzeitiger seelischer und körperlicher Gelöstheit“, welcher biologisch den Ausgleich von Anspannung und Erregung darstellt. Nach Vaitl und Petermann (2000) ist die Entspannungsreaktion

> *„ein spezifischer psychophysiologischer Prozess, der sich auf dem Kontinuum von Aktiviertheit – Desaktiviertheit zum Pol eines fiktiven Basalwertes hin bewegt und gekennzeichnet ist durch Gefühle des Wohlbefindens, der Ruhe und Gelöstheit“ (S. 30).*

Aus neurobiologischer Sicht handelt es sich um einen Zustand reduzierter zentralnervöser und metabolischer Aktivität, der meist auch mit reduzierten Bewusstseinsprozessen (Bewusstsein, Vigilanz) und neuroimmunologischen Reaktionen verbunden ist (Hanser, 2001). Unter Bezugnahme auf Definitionen aus verschiedenen Wissenschaftsgebieten (Pädagogik, Psychologie, Medizin etc.) kommt Gembris (1985/2006) zu dem vorläufigen Ergebnis, dass unter dem Begriff Entspannung dreierlei verstanden werden kann: a) ein Prozess, b) ein Zustand und c) eine Methode.

> *„Entspannung im Sinne eines Prozesses meint die auf einen Ausgangspunkt bezogene kontinuierliche und als angenehm erlebte Reduktion psychophysiologischer Erregung. Entspannung im Sinne eines Zustandes meint einen Zustand vergleichsweise geringer psychophysiologischer Erregung, der als angenehm bewertet wird. Entspannung als Methode (bzw. Treatment oder unabhängige Variable) bezieht sich auf eine Aktivität, die als Effekt einen Entspannungsprozess bewirkt und schließlich in einen Entspannungszustand einmünden kann. Entspannungsprozesse und -zustände beziehen sich auf die motorisch-behaviorale, physiologische und subjektiv-erlebnismäßige Ebene, wobei Kovariationen zwischen diesen drei Systemen auftreten können, aber nicht notwendigerweise müssen“ (Gembris, 1985/2006, S. 78).*

Nach Vaitl (2009) lässt sich „Entspannung“ am eindeutigsten über ein „Muster von Reaktionen“ charakterisieren, die sich auf verschiedenen Ebenen abspielen. Dazu gehören neben körperlichen Reaktionen vor allem Verhaltensweisen, Emotionen und Kognitionen. Die wichtigsten *physiologischen* Kennzeichen lassen sich wie folgt systematisieren (Vaitl, 2009, S. 19 f):

1. Neuromuskuläre Veränderungen (Muskeltonus ↓, Reflextätigkeit ↓)
2. Kardiovaskuläre Veränderungen (Vasodilatation, RR und Puls ↓)
3. Respiratorische Veränderungen (Atemfrequenz und O_2-Verbrauch ↓)
4. Elektrodermale Veränderungen (Hautleitfähigkeit ↓)
5. Zentralnervöse Veränderungen (→ **EEG**-Veränderungen)

Zu den *psychologischen* Kennzeichen einer Entspannungsreaktion zählen affektive Indifferenz, mentale Frische sowie eine Erhöhung der Wahrnehmungsschwelle. Darüber hinaus wird die Entspannungsreaktion aus psychologischer Sicht als Zustand entspannter Wachheit beschrieben, der verbunden ist mit Gefühlen des Wohlbefindens, der Ruhe und der Gelöstheit.

R-States nach Smith

Die subjektive Dimension des Entspannungserlebens erschwert die Konzeptualisierung der psychologischen Komponenten der Entspannungsreaktion. Dieser Problematik begegnete Jonathan C. Smith (2007), ein US-amerikanischer Psychologe, mit dem Konzept der „R-States" (*relaxation states*; Entspannungszustände). Basierend auf einer umfangreichen Literaturrecherche und mehreren Faktorenanalysen (in die Ergebnisse von über 6.000 Probanden und über 40 Entspannungsverfahren und -techniken eingeflossen sind) hat Smith eine Reihe von Relaxationszuständen beschrieben, die das Entspannungserleben charakterisieren. Ausgangspunkt war dabei „a simple question remarkably few trainers or researchers ask" (Smith, 2007, S. 39): „Was erleben Sie, wenn Sie entspannen?". Die dabei eruierten zwölf „R-States" konnten vier Kategorien zugeordnet werden, die in Abbildung 12.5 zusammengefasst sind (basale Entspannung, innere Achtsamkeit, positive Energie, Transzendenz).

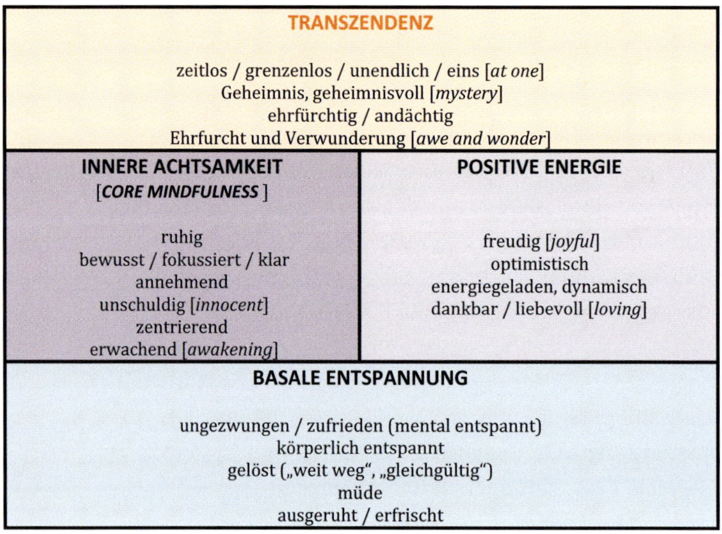

Abb. 12.5: „The window of renewal" (Regeneration), nach Smith, 2007 (Stegemann, 2013, S. 59)

Das Erleben **basaler Entspannung** (*basic relaxation*) bildet das Fundament dieses Modells. Die hier beschriebenen R-States hängen im Wesentlichen mit einem reduzierten neurophysiologischen Arousal zusammen („ausgeruht", „müde", „gelöst", „körperlich entspannt").

Innere Achtsamkeit (*core mindfulness*) ist ein Begriff, der seine Wurzeln im Buddhismus und in der Meditationspraxis hat und während der letzten Dekaden Eingang in viele psychotherapeutische Konzepte (z.B. Dialektisch Behaviorale Therapie für Adoleszente, DBT-A), Entspannungsverfahren und auch in die Musiktherapie (Hoffmann, 2010) gefunden hat. Smith bezieht sich in seinem Modell auf eine Definition nach Bishop et al. (2004) und schreibt: „Typically, mindfulness is defined as sustained focus, an absence of elaborative thought, and nonjudgmental acceptance" (Smith, 2007, S.40). Diese Definition korrespondiert sehr gut mit den von Smith gefundenen Begriffen wie „zentrierend", „bewusst/konzentriert/klar" und „annehmend oder akzeptierend".

Positive Energie (*positive energy*) gehört ebenso wie die Achtsamkeit zu einem „neu" entdeckten Feld der Psychotherapie (vgl. Esch, 2012). Es spielt eine wichtige Rolle im Konzept der Salutogenese (vgl. Hüther, 2004). „Freudig", „optimistisch", „energievoll", „dankbar" und „liebevoll/liebend" sind Beschreibungen, die Smith (2007) in diese Kategorie aufgenommen hat, die von ihm folgendermaßen zusammengefasst wird: „Broadly defined, positive energy may include a rainbow of highly correlated states, including beauty, harmony, happiness, and mirth, among others" (S.40). Diese Vokabeln sind nicht zuletzt im Hinblick auf das Erleben und die Wirkung von Musik von großer Bedeutung.

Die oberste Kategorie in diesem Modell (**Transzendenz**) bezieht sich auf Erfahrungen, wie sie in Phasen der Tiefenentspannung in Zusammenhang mit veränderten Bewusstseinszuständen auftreten können („ehrfürchtig"/„andächtig", „geheimnisvoll" oder „zeit- und grenzenlos"/„eins"). Diese Begrifflichkeiten verweisen nach Smith (2007) auf spirituelle Erfahrungen, die kaum in Worte gefasst werden können, aber wiederholt von ProbandInnen beschrieben werden. Dieses Erleben bzw. Erfahren von Transzendenz sei, so interpretiert Smith die Ergebnisse der Faktorenanalyse, nicht notwendigerweise an religiöse Überzeugungen gebunden, sondern könne unabhängig vom Glauben an einen Gott oder eine höhere Macht in Situationen auftauchen, in denen man sich mit der „Größe und Schönheit des Universums" konfrontiert sieht (Smith, 2007, S.40).

Musikbezogenes neurobiologisches Entspannungsmodell (MNEMO)

In meiner musiktherapeutischen Dissertation an der Hochschule für Musik und Theater Hamburg (Stegemann, 2013) habe ich mich mit neurobiologischen Grundlagen der musikvermittelten Entspannungsreaktion beschäftigt. Beruhend auf interdisziplinärer Forschung zu Stress, Entspannung und Musik habe ich ein „Musikbezogenes neurobiologisches Entspannungsmodell" (MNEMO) entwickelt, das ausführlich in der o.g. Arbeit beschrieben ist (kostenloser Download unter: http://ediss.sub.uni-hamburg.de/frontdoor.php?source_opus=6465&la=de).

Vereinfacht dargestellt beruht MNEMO darauf, dass auch beim auditiven System eine „high road“ und eine „low road“ unterschieden werden können (vgl. LeDoux, 1999; s. Exkurs in Kap. 10). Dies ist aus evolutionsbiologischer Sicht nachvollziehbar, da das auditive System in erster Linie ein Alarmsystem darstellt, das uns beispielsweise bei lauten Geräuschen unwillkürlich zusammenzucken lässt (reflexhafte, motorische Reaktion). Laute Umgebungsgeräusche stellen daher einen nicht zu vernachlässigenden Stressor für Mensch und Tier dar und können zu erheblichen gesundheitlichen Schädigungen führen (Kraus & Canlon, 2012).

Bei der zentralen Hörbahn (Verbindung zwischen Innenohr und Gehirn; s. Kap. 5), die eine höchst komplexe Verschaltung aufweist, können zwei „Hauptpfade“ unterschieden werden (s. Abb. 12.6):

1 Der „klassische“ Pfad: Diese Nervenbahnen stellen die Verbindung zwischen Innenohr und der primären Hörrinde her, d. h. akustische Stimuli (wie Sprache oder Musik) werden über diesen Weg weitergeleitet, verarbeitet und analysiert.
2 Der „nicht-klassische“ Pfad: Auf Höhe der sogenannten Vierhügelplatte im Mittelhirn trennt sich der „nicht-klassische“ vom „klassischen“ Pfad. Einige Nervenfasern des „nicht-klassischen“ Pfades ziehen zur sekundären Hörrinde, die anderen Bahnen dagegen direkt zur Amygdala (limbisches System).

Damit liegt nahe, dass der „nicht-klassische“ Pfad funktionell als „low road“ verstanden werden kann, auf dem unter Umgehung kortikaler Areale eine schnelle Stressreaktion als Antwort auf ein akustisches Alarmsignal eingeleitet werden kann. Der Verarbeitungsmodus über den „klassischen“ Pfad entspricht hingegen eher der „high road“, d. h. einer genaueren Situationsanalyse unter Einbeziehung kortikaler Hirnregionen, in denen z. B. ein Abgleich mit früheren Erfahrungen und darauf fußend eine bewusste Bewertung des Stressors erfolgen kann.

Was bedeutet das für die Verarbeitung und die Wirkung von Musik? In Abbildung 12.7 werden die wichtigsten am Hören und an der Stressreduktion beteiligten Systeme und ihre Verbindungen schematisch dargestellt. Ausgangspunkt sei dabei ein Musikstimulus (symbolisiert durch die Achtelnoten links unten). Auf Hirnstammebene werden die Schwingungen der Musik sowohl durch das auditive System (als Schallwellen) als auch über das somatosensorische System (als Vibrationen) aufgenommen und verarbeitet (beide Systeme sind über spezielle Nervenzellen der Hörbahn miteinander verbunden).

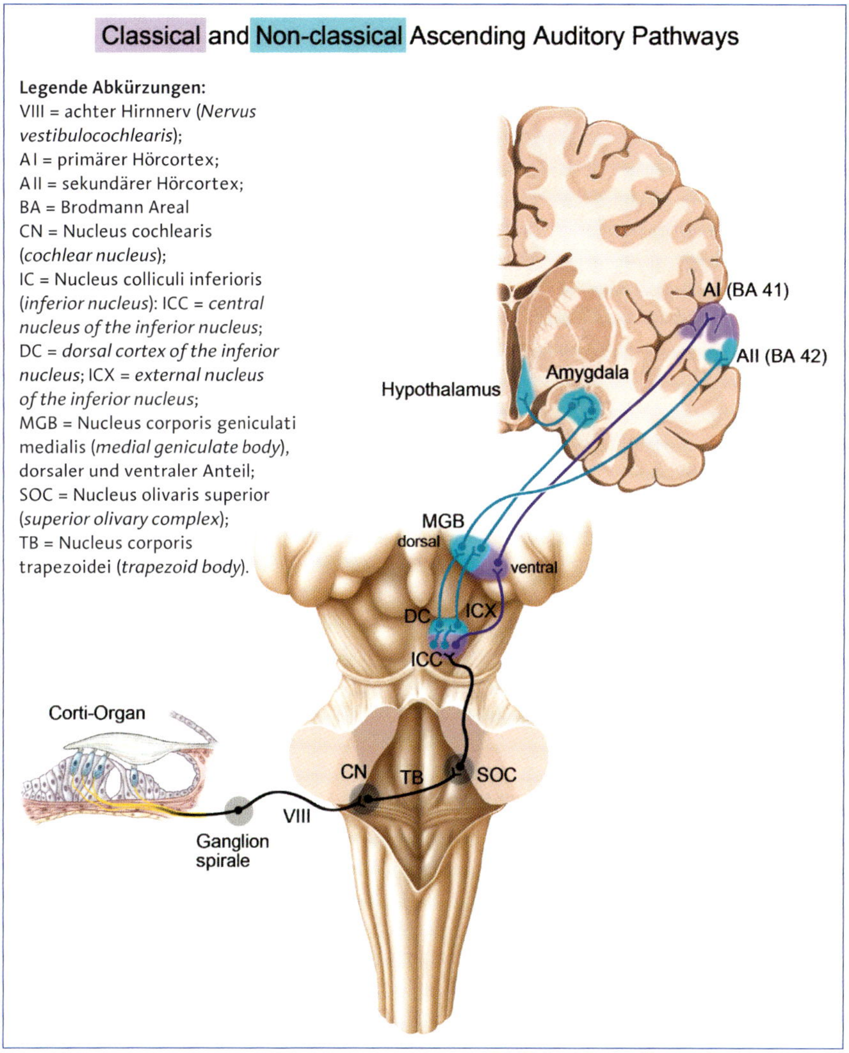

Abb. 12.6: Klassischer und nicht-klassischer Pfad der zentralen Hörbahn (Stegemann, 2013, Bildtafel I)

Gleichzeitig bestehen v. a. über den nicht-klassischen Pfad direkte Verbindungen zu den Arousal-Systemen (die Arousal-Systeme steuern den Wachheitsgrad des Organismus; eine Aktivierung der Arousal-Systeme führt zur „Weckreaktion"; nach Daniel Stern (2011) stellen sie das neurobiologische Korrelat für das Erleben „dynamischer Vitalitätsformen" dar).

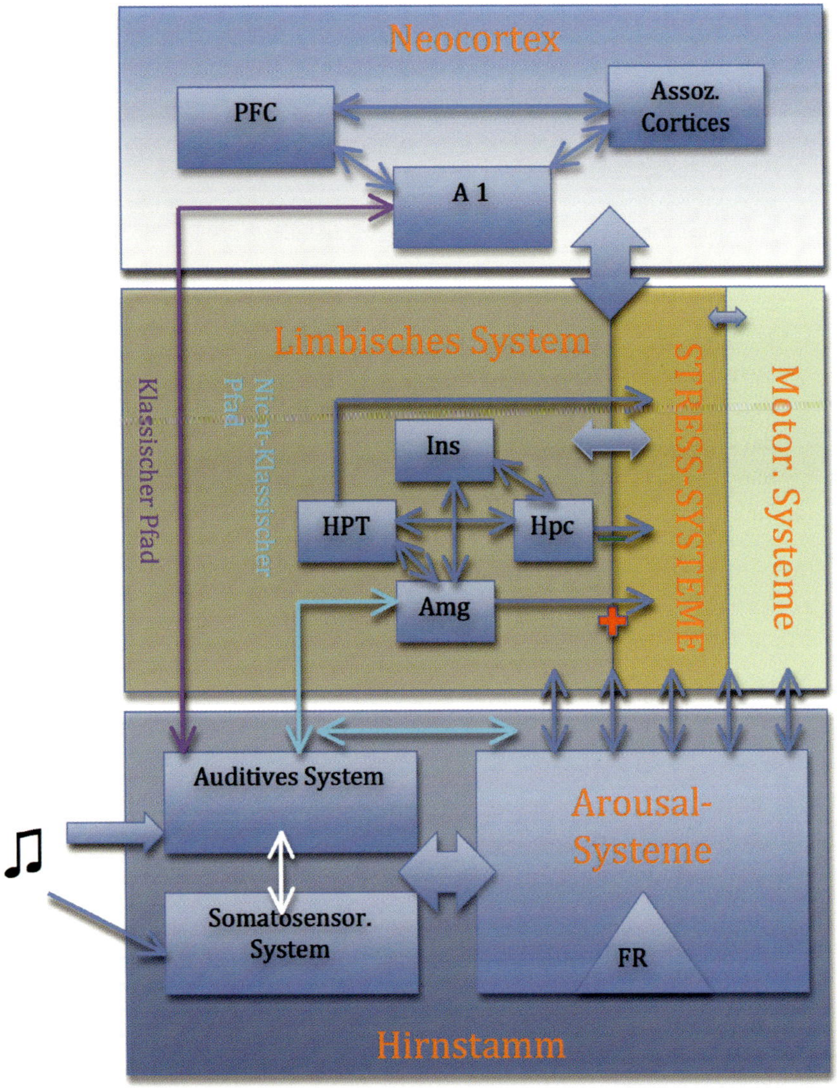

Abb. 12.7: Schematische Darstellung des MNEMOs (Stegemann, 2013, S. 121) MNEMO – Musikbezogenes neurobiologisches Entspannungsmodell; A1 – primärer auditorischer Cortex; Amg – Amygdala; FR – Formatio reticularis; Hpc – Hippocampus; HPT – Hypothalamus; Ins – Insula; PFC – präfrontaler Cortex.

Die entspannungsfördernde bzw. stressreduzierende Wirkung von Musik kann dem Modell zufolge über zwei Hauptmechanismen vermittelt werden:

1 Bei der Musikverarbeitung über den klassischen Weg (s. Abb. 12.6 und Abb. 12.7; Verbindung zwischen auditivem System und A1) erklärt sich die entspannungsfördernde bzw. stressreduzierende Wirkung von Musik primär über Top-down-Mechanismen. Das bedeutet, dass zunächst Bereiche des Neocortex aktiviert werden (z.B. Assoziationscortices im Parietallappen, präfrontale Areale). Dies geschieht u.a. durch Erinnerungen oder Imaginationen, die ein bestimmtes Musikstück bei einem bestimmten Menschen aufgrund seiner Vorerfahrungen hervorrufen kann. Diese Aktivierungsmuster beeinflussen subkortikale Regionen und Systeme (z.B. das limbische System), die in ihrer Aktivität moduliert werden, so dass Arousal- und Stress-Systeme herunterreguliert werden können, was durch die Aktivierung vom Belohnungssystem noch positiv verstärkt wird. Durch die zahlreichen Feedback-Schleifen verstärken sich diese Effekte gegenseitig, so dass es zu stabilen Ordnungszuständen kommen kann (vgl. Schiepek, 2011).

2 Eine Aktivierung der „low road" erfolgt nicht alternativ, sondern parallel bzw. additiv zu den oben beschriebenen Prozessen. Meine Hypothese lautet, dass dieser Weg via „nicht-klassischem Pfad" aktiviert wird, und zwar durch eher allgemeine Charakteristika von stimulierender, ergotroper bzw. entspannend wirkender, trophotroper Musik (also: Bottom-up). In Bezug auf Entspannungsprozesse könnten das die „typischen" Parameter von als „entspannend" erlebter Musik sein („minimal change, minimal range").

! Empfohlen wird, bei Musik, die beruhigend wirken soll, mit möglichst wenig Änderungen in Rhythmik, Harmonie, Dynamik und Lautstärke zu arbeiten („minimal change") und darauf zu achten, dass auch die Melodieführung in kleinen Schritten erfolgt und der Tonumfang begrenzt bleibt („minimal range").

Wie oben dargestellt existieren auf ganz frühen Verarbeitungsstufen der Hörbahn multiple Verbindungen zu den Arousal-Systemen, die insbesondere auf Vitalitätsmerkmale (vgl. Vitalitätsaffekte bei Stern, 2011) reagieren – d.h. auf Dynamik, Intensität, Lautstärke etc. Musikalische Stimuli, die auf dieser Ebene für eine Harmonisierung (vgl. Hüther, 2004) der Arousal-Systeme sorgen, bilden die Grundlage dafür, dass auf den höheren Verarbeitungsebenen – limbisches System, Insula, Hypothalamus – kortikale Informationen integriert werden können und somit eine Entspannungsantwort eingeleitet werden kann.

Eine entscheidende Ergänzung zu bestehenden Erklärungsmodellen stellt in dem hier vorgestellten Konzept das Zusammenspiel von Top-down-Prozessen mit Bottom-up-Mechanismen dar. Zusammenfassend erlaubt MNEMO die Integration von aktuellen musikpsychologischen und neurobiologischen Befunden hinsichtlich einer musikvermittelten Entspannungsreaktion.

ZUSAMMENFASSUNG

Das basale Stress-System beinhaltet den Regelkreis von Stressor, Stresszustand und Stressreaktion und beschreibt damit das Phänomen „Stress" zugleich umfassender und spezifischer als es in der Alltagssprache der Fall ist.

Die Stressantwort wird über drei Stressachsen vermittelt:

1 Hypothalamus-Hypophysen-Nebennierenrinden-Achse (HPA-Achse)
2 Sympathikus-Nebennierenmark-Achse (SAM-Achse)
3 Neuropeptid-Achse

Als eine Erweiterung des Homöostase-Modells wird das Allostase-Stress-Modell vorstellt, welches darauf ausgerichtet ist, nicht nur eine Konstanthaltung eines Sollwertes zu gewährleisten (im Sinne eines einfachen Regelkreises), sondern „Stabilität durch Veränderung" zu erreichen. In Analogie zur kardanischen Aufhängung beschreibt das Allostase-Modell Prozesse, die auch bei „Schieflage" der Körperchemie dafür sorgen, dass sich ein an die neuen Bedingungen adaptiertes Gleichgewicht einstellt. Gelingt dieser Anpassungsprozess jedoch nicht oder nur teilweise, kann es langfristig zu einer Überforderungssituation kommen, die mit dem Begriff der „allostatischen Last" (allostatic load) umschrieben wird.

Entspannung ist mehr als die bloße Abwesenheit von Stress. Entspannung kann als Prozess, Zustand oder Methode verstanden werden. Man unterscheidet physiologische und psychologische Kennzeichen, durch die Entspannung charakterisiert werden kann.

Mit den sog. R-States hat Smith einen Ansatz zur Beschreibung und Kategorisierung subjektiven Entspannungserlebens entwickelt. Die zwölf R-States können vier Kategorien zugeordnet werden: basale Entspannung, innere Achtsamkeit, positive Energie, Transzendenz.

Mit MNEMO wird ein „Musikbezogenes neurobiologisches Entspannungsmodell" vorgestellt, das sich mit den neurobiologischen Grundlagen der musikvermittelten Entspannungsreaktion beschäftigt. In diesem Modell wird davon ausgegangen, dass über den nicht-klassischen auditiven Pfad allgemeine musikalische Parameter direkt auf vital relevante Regulationssysteme wirken (Arousal-, Stress- und limbische Systeme), die über Bottom-up-Mechanismen Entspannung und Stressreduktion vermitteln. Parallel dazu werden über den klassischen auditiven Weg Top-down-Prozesse wirksam, die für die individuell unterschiedlichen – da erfahrungsabhängigen – Wirkungen von Musik auf den menschlichen Organismus verantwortlich sind. Somit bietet dieses theoretische Modell eine Integration musiktherapeutischer und musikmedizinischer Erklärungsansätze.

Weiterführende Literatur:

Esch, T. (2012). Die Neurobiologie des Glücks. Stuttgart: Thieme.
Gembris, H. (1985/2006). Musikhören und Entspannung. Hamburg: Wagner.
Rensing, L., Koch, M., Rippe, B. & Rippe, V. (2006). Mensch im Stress. München: Elsevier.
Stegemann, T. (2013). Stress, Entspannung und Musik – Untersuchungen zu rezeptiver Musiktherapie im Kindes- und Jugendalter. (Dissertation), Hochschule für Musik und Theater Hamburg. Verfügbar unter http://ediss.sub.uni-hamburg.de/volltexte/2013/6465/pdf/Dissertation.pdf

Wiederholungsfragen zu Kapitel 12

1 Wer gilt als „Vater der Stressforschung"?
2 Was gehört zu den „Stellgliedern" des basalen Stress-Systems?
3 Welche Stressoren können als exogen und psychisch klassifiziert werden?
4 Auf welchen Ebenen kann die individuelle Vulnerabilität gegenüber Stressbelastungen bestimmt werden?
5 Wie heißen die drei Stressachsen?
6 Was unterscheidet das Allostase-Stress-Modell vom Homöostase-Modell?
7 Wie kann Entspannung definiert werden?
8 Auf welchen fünf Ebenen können physiologische Kennzeichen einer Entspannungsreaktion beobachtet werden?
9 Die Begriffe „zeitlos", „grenzenlos", „awe and wonder" lassen sich welcher Kategorie im „Window of renewal" nach Smith zuordnen?
10 Was charakterisiert den „nicht-klassischen Pfad" im MNEMO?

Teil V

13 *Thank you for the music* – Musik-Perzeption

Kapitelübersicht

- Mozart-Effekt
- Kognitives Musikperzeptionsmodell nach Koelsch
  - Merkmalsextraktion
  - Auditorisches sensorisches Gedächtnis
  - Gestaltbildung
  - Intervall-Analyse
  - Strukturbildung
  - Strukturelle Reanalyse
  - Vitalisierung
  - prämotorische Aktivität
  - Immunsystem
  - Bedeutung (Semantik)
  - Emotion

Neuro-Musik-Mythen

Fake News machen auch vor der Wissenschaft nicht Halt. Doch woran erkennt man Pseudo-Wissenschaft? Wodurch verraten sich Mythen und Legenden? Reuter und Mühlhaus (2018) schreiben dazu:

> *„Man erkennt diese meistens daran, dass bei ihrer Herleitung wissenschaftlich ungenau gearbeitet wird, dass sie weder Prognosen noch Kritik erlauben und dass ihre Ergebnisse im Widerspruch zu bereits anerkannten Theorien stehen. Solche Mythen und Legenden verwenden esoterische bzw. skrupellose Geschäftsleute häufig dazu, um unter dem Deckmantel einer vorgespiegelten Wissenschaftlichkeit wirkungslose Musik, Geräte oder Dienstleistungen zu verkaufen" (S. 719).*

Zu diesen – sich z.T. hartnäckig haltenden Mythen – gehört auch der sogenannte „Mozart-Effekt", mit dem auch heute noch diverse Tonträger und Programme beworben werden. Was ist der Ursprung dieses Mozart-Effektes? Der Hype begann mit einer Nature-Publikation einer US-amerikanischen Forschungsgruppe in den 1990er-Jahren (Rauscher, Shaw & Ky, 1993). Die drei Forschenden der University of California hatten die Leistungen von College-Studierenden in einem Subtest des Stanford-Binet-IQ-Tests (räumliches bzw. abstraktes Denken) unter verschiedenen Bedingungen untersucht: Stille, Entspannungs-Instruktionen und Mozart-Musik (Allegro con spirito aus Mozarts Sonate für zwei Klaviere, D-Dur (KV 448)). Hochgerechnet ergab sich beim Hören der Mozart-Musik eine Zunahme des Intelligenzquotienten um durchschnittlich acht bis neun Punkte. Dieses Ergebnis wurde durch diverse Medien zu einem generalisierten Effekt von Mozart-Musik auf die Intelligenzsteigerung bei Babys hochstilisiert – obwohl es in der Originalpublikation weder einen anhaltenden globalen Effekt gab, noch war dieser Effekt bei Babys untersucht oder bestätigt worden. Trotzdem führte die ganze Debatte z.B. dazu, dass im US-Bundesstaat Georgia im Jahr 1998 an alle Mütter nach der Geburt ihres Kindes CDs mit Mozart-Musik verschenkt wurden (Reuter & Mühlhaus, 2018). Lutz Jäncke (2008), der sich in seinem Buch „Macht Musik schlau?" sehr ausführlich und kritisch mit der Methodik des „Mozart"-Experiments auseinandersetzt, zieht folgende Bilanz (S. 58):

1. Ein spezifischer Effekt des kurzzeitigen Hörens von Mozart-Musik und insbesondere des Hörens der besagten Mozart-Sonate auf räumliche Fertigkeiten kann nicht zweifelsfrei nachgewiesen werden.
2. Sofern Effekte vorliegen, treten sie immer in Bezug zu Ruhe- und Entspannungsbedingungen auf.
3. Diese fördernden Effekte beschränken sich nicht nur auf das Hören von Mozart-Musik, sondern ergeben sich auch für das Hören anderer akustischer Ereignisse (z.B. Textpassagen einer Diskussion), sofern sie als angenehm bzw. anregend empfunden werden.

Das bedeutet, dass sich der Mozart-Effekt am ehesten durch die angenehmen und Arousal steigernden Umfeldbedingungen erklären lässt („Enjoyment-Arousal-Effekt") – ein Effekt, der weder für Mozart-Musik spezifisch ist (ähnliche Effekte ließen sich auch mit Musik von Franz Schubert oder mit Pop-Musik herstellen; „Blur-Effekt"), noch für Musik überhaupt (auch durch eine spannende Hörgeschichte wurden entsprechende Leistungssteigerungen erzielt; „Stephen-King-Effekt").

Im Kapitel 5 wurden die Grundlagen des auditiven Systems und des Hörens erläutert. Ziel dieses Kapitels ist es nun, die neuroanatomischen und -physiologischen Grundlagen mit der Perzeption von Musik – also der Musikwahrnehmung – zu verknüpfen. Ich beziehe mich dabei in erster Linie auf ein neurokognitives Modell der Musikwahrnehmung, das von Stefan Koelsch und Kollegen entworfen und weiterwickelt wurde (Koelsch, 2011, 2012; Koelsch & Schröger, 2018; Koelsch & Siebel, 2005). Die Konzeption des Modells beruht zu wesentlichen Anteilen auf Studien zu ereigniskorrelierten Potenzialen (EKP). Aus didaktischen Gründen wird an dieser Stelle auf die Darstellung dieser Zusammenhänge verzichtet und zur näheren Beschäftigung mit der Methodik auf die o.g. Literaturquellen verwiesen.

Grundsätzlich folgt die Musikverarbeitung im auditiven System dem gleichen Schema wie die Verarbeitung anderer akustischer Stimuli auch: Die Schallwellen werden über das äußere Ohr, das Trommelfell und die Gehörknöchelchenkette im Mittelohr zum Innenohr weitergeleitet. In der Cochlea erfolgt die Umwandlung in Nervenimpulse, die via zentraler Hörbahn über Hirnstamm und Thalamus zum primären auditorischen Cortex weitergeleitet werden. Um die Komplexität von Musik für das Gehirn „handhabbar" zu machen, wird der musikalische Stimulus aber sozusagen in seine Einzelteile zerlegt und die einzelnen Parameter werden in unterschiedlicher zeitlicher Reihenfolge an unterschiedlichen Orten verarbeitet. Dies erfolgt in großer Geschwindigkeit und mit höchster Effektivität (d.h. viele Prozesse laufen parallel ab), sodass sich – gewissermaßen vom Hörenden unbemerkt – aus den diversen Analyseschritten ohne nennenswerte Zeitverzögerung ein Gesamthöreindruck ergibt (Serien-Parallel-Wandlung; vgl. Kap. 5).

Das Musikperzeptionsmodell in Abbildung 13.1 (von links nach rechts zu lesen) gibt einen guten Überblick über den zeitlichen Verlauf der Musikverarbeitung im Gehirn und deren modularen Aufbau. Darüber hinaus werden sowohl die engen und frühen Verknüpfungen zu emotionsverarbeitenden Hirnarealen als auch die zu bedeutungserfassenden Strukturen (Semantik) deutlich. Im Folgenden werden die einzelnen Stationen bzw. Module kurz erläutert und – sofern relevant – ihr Bezug zur Musiktherapie diskutiert:

1. Merkmalsextraktion I. Im Hirnstamm und auf Thalamusebene (*Corpus geniculatum mediale*, vgl. zentrale Hörbahn) werden innerhalb der ersten zehn Millisekunden (ms) wichtige Merkmale eines akustischen Stimulus analysiert. Dazu gehören z.B. Timbre, d.h. Klangfarbe, und Intensität. Bereits auf dieser frühen Verarbeitungsstufe existieren Faser-Verbindungen, die direkt zur Amygdala (limbisches System) projizieren, d.h. mit dieser eine Verknüpfung herstellen (*non-classical pathway*, s. Kap. 12).

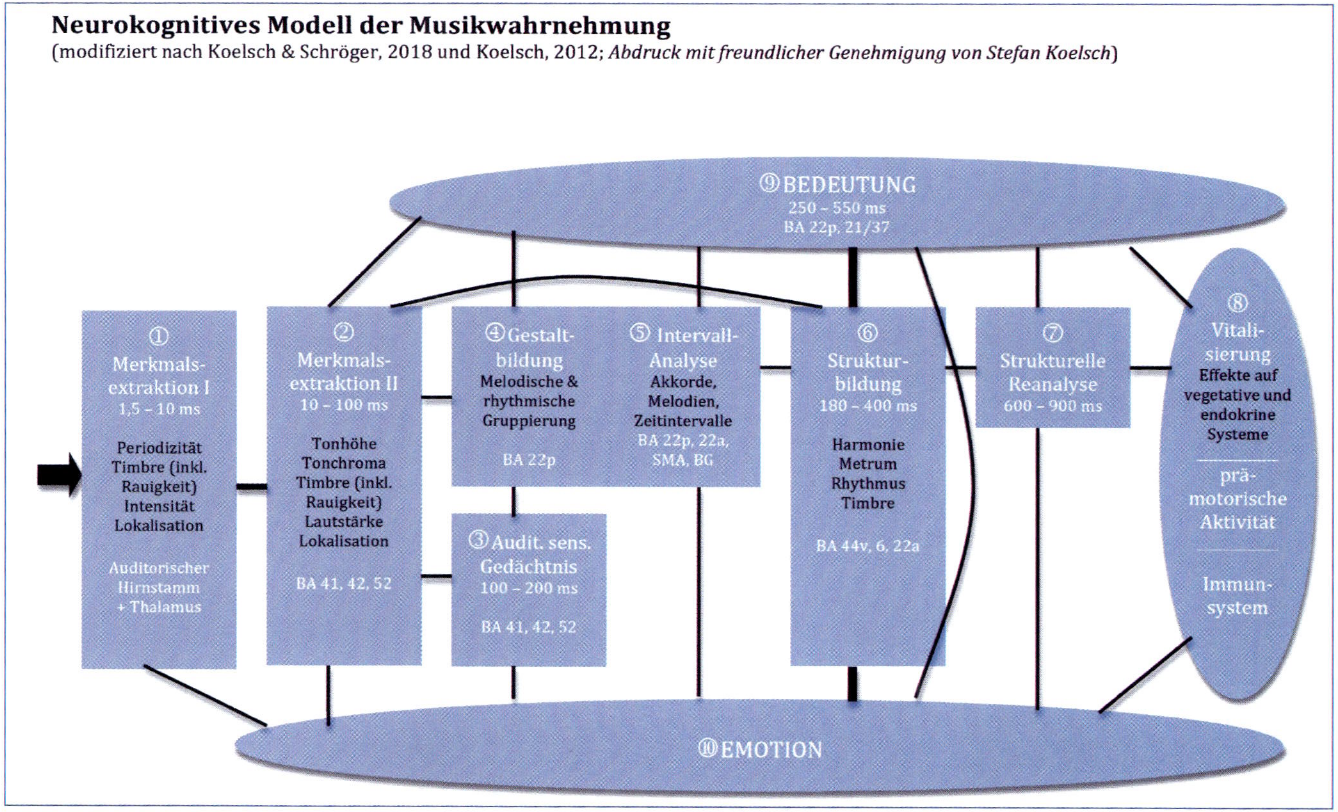

Abb. 13.1: Musikperzeptionsmodell nach Koelsch (modifiziert nach Koelsch & Schröger, 2018 und nach Koelsch, 2012)

2. Merkmalsextraktion II. In der Hörrinde im Temporallappen erfolgt anschließend (10–100 ms) die weitere und genauere Analyse von u.a. Tonhöhe, Tonchroma, Timbre, Lautstärke und Schallokalisation. Hierbei sind v.a. der primäre auditorische Cortex (BA 41 = Heschl-Querwindung) und angrenzende sekundäre Felder (BA 42, 52) involviert.

BEISPIEL

Musiktherapeutische Relevanz: Der Hörsinn hat sich evolutionär als ein „Alarmsystem" entwickelt, d.h. die frühe Wahrnehmung potenziell bedrohlicher Laute war überlebenswichtig. Auch musikalische Reize oder die Stimme des Musiktherapeuten können auf frühester (unbewusster) Verarbeitungsstufe emotionale Reaktionen – u.a. auch Angst – auslösen. Auch dynamische Aspekte (Intensität) haben hier bereits einen Einfluss, der über die Arousal-Systeme vermittelt wird. Nach Daniel Stern (2011) stellen die Arousal-Systeme „plausible Kandidaten" (S.95) eines neurobiologischen Korrelats für das Erleben dynamischer Vitalitätsformen dar (vgl. Kap.8). Hierüber lässt sich vermutlich auch die unterschiedliche Wirkung von Musik – teils stimulierend, teils beruhigend – auf PatientInnen mit ausgedehnten Schädigungen der Großhirnrinde (SRW/„Wachkoma") verstehen. Dies ist u.a. relevant für den diagnostischen Einsatz von Musiktherapie bei PatientInnen mit Bewusstseinsstörungen (O'Kelly et al., 2013).

3. Auditorisches sensorisches Gedächtnis. Das sensorische Gedächtnis wird auch als Ultrakurzzeitgedächtnis beschrieben, welches nur wenige Sekunden umfasst und an der Schnittstelle zwischen Wahrnehmung und Gedächtnis angesiedelt ist. Das sensorische Gedächtnis ist spezifisch für die jeweiligen Sinneseindrücke, d.h. das Zwischenspeichern für visuelle Eindrücke erfolgt im Sehsystem und das für akustische Stimuli im auditorischen sensorischen Gedächtnis, welches auch als echoisches Gedächtnis bezeichnet wird. Wir kennen dieses Phänomen, dass wir – z.B. ins Lesen vertieft – angesprochen werden und während wir noch nachfragen, was der andere gesagt hat, wir schon den Wortlaut der Frage „erinnern", ohne dass sie wiederholt werden musste.

Für die Verarbeitung von Musik ist das auditorische sensorische Gedächtnis von besonderer Wichtigkeit, weil es dabei hilft, Töne/Klänge zeitlich zu integrieren und eine kurze Zeit lang zur Verfügung zu halten. All dies erfolgt v.a. im primären und sekundären auditorischen Cortex.

4. Gestaltbildung. Der zentrale Grundsatz der Gestalttheorie lautet, dass das wahrgenommene Ganze sich von der Summe seiner Teile unterscheidet (vgl. Myers, 2008, S. 265). Die Gestaltpsychologie geht davon aus, dass unsere Wahrnehmung nach bestimmten Gruppierungsprinzipien organisiert ist. Dazu gehören u. a. Nähe, Ähnlichkeit, Kontinuität, Gleichzeitigkeit, Zusammenhang, Geschlossenheit.

Diese Prinzipien kommen auch bei der auditorischen Gestaltbildung – also z. B. bei der melodischen und rhythmischen Gruppierung – zur Anwendung. Koelsch und Schröger (2018, S. 467) führen dazu die folgenden musikalischen Beispiele an:

- **a)** Die Einzeltöne eines Akkords werden als Akkord wahrgenommen, weil sie zeitgleich gespielt werden.
- **b)** Spielt man zu einer Akkordfolge in tiefer Lage die Töne einer Melodie in hoher Lage, werden die Melodietöne aufgrund des Prinzips der Nähe als zur Melodie zugehörig wahrgenommen (und nicht als Bestandteile der Akkorde);
- **c)** Spielt man die Melodietöne auf dem Cello und zeitgleich die Akkorde auf dem Klavier, werden die Cellotöne wegen ihres ähnlichen Timbres als Melodie gehört (Gestaltprinzip der Ähnlichkeit);
- **d)** Kreuzen sich zwei Melodielinien (wenn sie z. B. auf zwei Flöten gespielt werden), wird die eine Melodielinie als fallend, die andere als aufsteigend empfunden (Gestaltprinzip der Kontinuität; s. Notenbeispiel in Abb. 13.2).

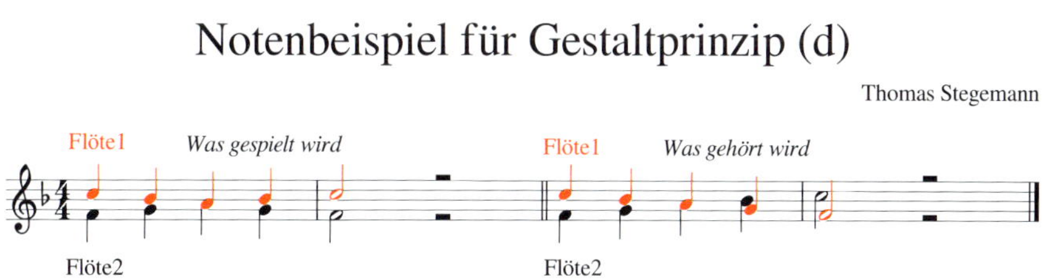

Abb. 13.2: Notenbeispiel für Gestaltprinzip (d)

Diese Leistung des auditorischen Systems ist auch im Alltag von Bedeutung. Beim sog. Cocktailparty-Effekt, d. h. der Diskriminierung der Stimme des Gesprächspartners von den Umgebungsgeräuschen, spielen neben der Schallokalisation auch Mechanismen der Gestaltbildung eine entscheidende Rolle.

Zuständig für die auditorische Gestaltbildung ist insbesondere das Planum temporale, ein Teil des auditorischen Assoziationscortex, das sich im posterioren Teil des Gyrus temporalis superior befindet (BA 22p).

5. Intervall-Analyse. In einem weiteren Verarbeitungsschritt – vermutlich eng verbunden mit der Gestaltbildung – kommt es zu einer detaillierteren Analyse von Tonintervallen und zeitlichen Abständen. Der vordere und der hintere Teil des Brodmann-Areals 22 zeichnen für die differenziertere Verarbeitung von Tonintervallen und Akkorden verantwortlich – also für Aufgaben, wie sie beispielsweise im Rahmen einer Musiktherapie-Zulassungsprüfung gestellt werden (Bestimmung von Intervallen und Akkorden, z. B. Unterscheidung Dur-Moll oder Benennung der Lage des Akkords). Für die Analyse von zeitlichen Beziehungen ist das Zusammenwirken verschiedener Hirnareale erforderlich: Planum polare (BA 22a), prämotorische Areale und die Basalganglien.

BEISPIEL

Musiktherapeutische Relevanz: Es wäre eine spannende Aufgabe herauszufinden, inwieweit musiktherapeutische Interventionen direkte Auswirkungen auf die Verarbeitungsstufen 3 bis 5 haben. Aus Untersuchungen zu den Unterschieden zwischen BerufsmusikerInnen und Laien ist bekannt, dass die umfangreichen Übungszeiten (über Jahrzehnte hinweg) und die lange Erfahrung ersterer ihren Niederschlag in besseren Leistungen (z.B. Unterscheidung von Tönen) und effektiveren neuronalen Verarbeitungsmodi findet.

Unklar ist jedoch, ab wann sich solche Effekte einstellen und nachweisen lassen, sprich ob beispielsweise zwei Stunden Musiktherapie pro Woche über drei Monate ausreichend sind, um auf dieser neuronalen Ebene zu Veränderungen zu führen. Sollte dies der Fall sein, könnte man sich in der Tat „Transfereffekte" vorstellen: z.B. bezüglich der Sprachentwicklungsförderung bei Kindern mit Störungen der Sprachverarbeitung.

6. Strukturbildung. In der gesprochenen wie auch in der geschriebenen Sprache gelten bestimmte Regeln – z. B. dafür, in welcher Reihenfolge Wörter oder Satzteile aufeinander folgen. Dieses Regelwerk, das wir – zumindest in unserer Muttersprache – implizit und gleichsam „automatisch" erwerben, wird als Syntax bezeichnet. Auch in der Musik wird von einer Syntax gesprochen – damit bezeichnet man das In-Beziehung-Setzen von musikalischen Parametern, wie Töne, Melodien, Harmonien, Rhythmus etc.

Die „Verletzung" solcher musikalischen Konventionen (z. B. Dominante-Subdominante-Fortschreitung statt Dominante-Tonika-Fortschreitung am Ende einer Kadenz) wird nicht nur von Menschen mit musikalischer Ausbildung registriert, sondern auch von sogenannten Nicht-MusikerInnen, d. h. Personen, die kein formales musikalisches Training erhalten haben. Vermutlich erwerben wir das implizite Wissen über die musikalische Syntax innerhalb unseres Kulturkreises durch unsere Hörerfahrungen im Alltag (von den Schlafliedern, die uns unsere Eltern vorgesungen haben, über die Musik aus dem Autoradio bis hin zu Konzertbesuchen).

Als neuroanatomische Korrelate der musikalischen Strukturbildung werden die folgenden Hirnareale angesehen: Im Frontallappen der inferiore Abschnitt der Pars opercularis (BA 44v; entspricht in der linken Hirnhälfte einem Teil des Broca-Areals), der ventrolaterale prämotorische Cortex (BA 6) sowie im Temporallappen das Planum polare (BA 22a). Damit überlappen sich diese Bereiche mit Strukturen, die auch für die Syntax der Sprache von Bedeutung sind.

BEISPIEL

Musiktherapeutische Relevanz: Die Erfolge, die musiktherapeutische Ansätze in der Behandlung von Sprech- und Sprachstörungen bei Schlaganfall-PatientInnen aufweisen, dürften zum großen Teil auf der kontralateralen Aktivierung der Strukturbildungsnetzwerke beruhen. Es wird angenommen, dass die nicht-geschädigten Hirnareale über die Kombination von Musik und Sprache stimuliert werden können und somit Funktionen der geschädigten Hirngebiete übernehmen und kompensieren können.

7. Strukturelle Reanalyse. Da in der Musik – als Kunstform in der Zeit – die eingehenden Informationen und deren Beziehungen zueinander einem ständigen Wechsel unterliegen, bedarf es in der neuronalen Verarbeitung von akustischen Ereignissen auch einer kontinuierlichen Revision und Reanalyse. Beim Jazz-Standard „Sweet Georgia Brown" z. B. wird die Tonika (Grundtonart) erst nach zwölf Takten eingeführt. Vorher hört man eine Reihe von Dominantketten, deren Akkorde über jeweils vier Takte erklingen, d. h. die Zuhörenden werden relativ lange im Unklaren über das tonale Zentrum gelassen. Das bedeutet für unser Gehirn, dass es nach den entsprechenden Akkordwechseln jeweils eine Neubewertung – eine Reanalyse – der harmonikalen Zusammenhänge vornehmen muss.

Es ist nicht geklärt, welche Hirnareale im Speziellen mit dieser Aufgabe betraut sind (bzw. welche Strukturen die entsprechenden ereigniskorrelierten Potenziale (EKP) generieren). Es wird vermutet, dass – aufgrund der höheren

Anforderungen an das Arbeitsgedächtnis (Kurzzeitgedächtnis) – neben Hirnarealen im Temporallappen und in den Basalganglien auch frontale und präfrontale Bereiche wie auch parietale Hirnregionen involviert sind.

8. Vitalisierung/prämotorische Aktivität/Immunsystem. Wie bereits deutlich geworden ist, findet die Verarbeitung akustischer Informationen, wie z.B. musikalischer Stimuli, nicht losgelöst von anderen Körpersystemen statt. Das ovale Feld am Ende der auditorischen Verarbeitungsschritte in der Abbildung 13.1 repräsentiert die „Querverbindungen", die es an verschiedenen Stellen des Modells gibt: Mit Vitalisierung sind die ergotropen Effekte von Musik auf vegetative und endokrine Systeme des Körpers gemeint. Die Aktivierung von prämotorischen Arealen spiegelt eine wohl den meisten Menschen bekannte Erfahrung wider (die bereits bei Babys beobachtet werden kann): Musik animiert zum Sich-Mitbewegen (vom dezenten Mitwippen des Fußes bis hin zum ekstatischen Tanz). Auch anhand der Effekte von Musik auf das Immunsystem, die in den vergangenen Jahren vermehrt untersucht wurden (Koelsch & Stegemann, 2012; Quiroga Murcia, Kreutz & Bongard, 2015), wird deutlich, wie eng die psychosomatischen Verbindungen von Musik und Körper sind.

BEISPIEL

Musiktherapeutische Relevanz: Ein wesentlicher Teil der musikmedizinischen und viele der musiktherapeutischen Effekte dürften auf die unter Punkt 8 zusammengefassten „Querverbindungen" zurückzuführen sein. Das positiv konnotierte Erleben und die regenerativen Effekte von Musik im Alltag hängen nicht zuletzt damit zusammen, dass uns Musik aktiviert (Vitalisierung), uns „in Schwung bringt" (prämotorische Aktivität) und dass Musikmachen – z.B. Singen – uns „gut tut" (Immunsystem). Neben der Vitalisierung spielt aber auch deren Gegenpol, die entspannungsfördernde Wirkung von Musik, eine zentrale Rolle (vgl. Kap. 12).

9. Bedeutung. Der Begriff „Bedeutung" und die in Abb. 13.1 dargestellte Verbindung der auditiven Verarbeitungsschritte zu diesem Terminus mögen in diesem Kontext zunächst überraschend oder unerwartet sein. Üblicherweise verbinden wir mit „Bedeutung" eher sprachliche Aspekte: Ein Wort, ein Satz oder eine Aussage haben eine „Bedeutung" – aber Musik? Koelsch (2012) unterscheidet sieben Dimensionen musikalischer Bedeutung (Semantik), die in drei Gruppen fallen: (a) außermusikalisch, (b) innermusikalisch und (c) musikogen (= durch Musik hervorgerufen). Musikalische Bedeutung entsteht häufig aus einer Mischung dieser Gruppen, ist also multidimensional.

a) Zur Kategorie der **außermusikalischen Bedeutung** zählt Koelsch erstens die „symbolische" musikalische Bedeutung: So steht beispielsweise die Nationalhymne eines Landes symbolisch für die betreffende Nation, d.h. per Konvention vermittelt das Musikstück eine spezifische, extra-musikalische Bedeutung. Aber auch persönliche (idiosynkratische) symbolische Bedeutungen können damit gemeint sein: Decker-Voigt (1991, S. 145ff) schildert den Fall, wie ein Tagungsteilnehmer gekränkt die Koffer packte, nachdem es in der Gruppe abwertende Bemerkungen über Heinos „Blau, blau, blau blüht der Enzian" gegeben hatte. In einer persönlichen Nachbesprechung stellte sich heraus, dass das Anfangsmotiv dieses Liedes zu einer gepfiffenen, familiären Erkennungsmelodie geworden war – zuerst für das Paar und später für die ganze Familie. Vor dem Hintergrund der gerade von seiner Frau eingereichten Scheidung hatte der Teilnehmer die Abwertung dieses für ihn bedeutungsvollen Liedes als Abwertung seiner Paar-Beziehung interpretiert und dementsprechend emotional reagiert. Zweitens: Mit einer „ikonischen" extramusikalischen Bedeutung ist gemeint, dass Musik an außermusikalische Objekte erinnern kann (ein jugendlicher Patient sagte einmal beim Ausprobieren der Oceandrum: „Das klingt wie ein Motorrad") oder mit außermusikalischen Eigenschaften assoziiert wird (etwas klingt spitz, warm, hell, schräg etc.). Drittens ist auch die „indexikale" Bedeutung für MusiktherapeutInnen relevant: Die Improvisation hört sich „fröhlich" oder „gehemmt" an – es geht dabei um etwas, was wir als innere Befindlichkeit (oder als Intention) einer anderen Personen interpretieren bzw. heraushören.

b) **Innermusikalische Bedeutung** hingegen bezieht sich auf ein der Musik inhärentes Bedeutungsgefüge, einen Sinnzusammenhang einer musikalischen Sequenz, die sich aus der musikalischen Struktur ergibt – z.B. der Aufbau von Spannung (Erwartungshaltung) und deren Auflösung durch eine harmonische Wendung (vgl. Huron, 2006).

c) **Musikogene Bedeutung** (*musicogenic meaning*) kann sich nach Koelsch auf körperlicher, auf emotionaler und auf individuell-persönlicher Ebene manifestieren. So kann Musik einen Bewegungsimpuls auslösen – die Art und Weise, wie eine Person diesen Impuls aufnimmt und z.B. in tänzerische Bewegungen umsetzt, generiert eine Bedeutung, einen Sinn, insbesondere wenn seine Handlung in einem sozialen Kontext erfolgt.

Die ausführliche Darstellung der sieben Dimensionen würde den hier zur Verfügung stehenden Rahmen sprengen, daher sei zur näheren Beschäftigung mit dieser Thematik auf das Kapitel 10 in Koelschs Buch „Brain & music" (2012) und den Enzyklopädie-Eintrag „Musical semantics" (Koelsch & González Moya, 2014) verwiesen.

BEISPIEL

Musiktherapeutische Relevanz: Das „Entschlüsseln" der Bedeutung von musikalischen Äußerungen im Rahmen der Musiktherapie gehört zu den zentralen Aspekten in psychotherapeutisch orientierten Musiktherapie-Ansätzen. Das Bemühen um ein gemeinsames Verstehen – eine Sinngebung – z.B. einer freien Gruppenimprovisation geht davon aus, dass in der Musik Bedeutung generiert werden kann. Oder mit den Worten des morphologischen Musiktherapeuten Tilman Weber: „Die musikalische Produktion der Gruppe ist die Manifestation ihrer dynamischen Struktur" (Weber, 2009, S. 167). Dabei dürften neben der außermusikalischen symbolischen, ikonischen und indexikalen Bedeutung von Musik (siehe Beispiele oben) vor allem auch die durch aktive Beteiligung an Musik hervorgerufenen Bedeutungen (*musicogenic meaning*) relevant sein. In diesen drückt sich das präverbale Erleben und Empfinden aus – oder wie Victor Hugo (1802–1885) es formuliert hat: „Die Musik drückt das aus, was nicht gesagt werden kann und worüber zu schweigen unmöglich ist". (Übers. v. Verf.; Hugo, 1864)

10. Emotion. In Bezug auf das neurokognitive Modell ist es wichtig festzuhalten, dass alle Verarbeitungsschritte – d.h. bereits auf der Hirnstamm-Ebene beginnend – eng mit den emotionsverarbeitenden Hirnregionen verbunden sind. Da das Thema Musik und Emotion in Kap. 10 ausführlich behandelt wurde, wird an dieser Stelle auf eine detailliertere Darstellung der entsprechenden Mechanismen verzichtet.

Wo der Ohrwurm wohnt ...

Schon Sigmund Freud wusste von „Melodien, die einem unvermittelt einfallen", zu berichten und vertrat die These, „daß die Beziehung zur Melodie an deren Text oder an ihre Herkunft anknüpft". In seinen Vorlesungen zur Einführung in die Psychoanalyse (Freud, 1917/1999) illustriert er dies mit einer kurzen Fallvignette:

> *„So weiß ich von einem jungen Manne, der von der allerdings reizenden Melodie des Parisliedes aus der ‚Schönen Helena' eine Zeitlang geradezu verfolgt wurde, bis ihn die Analyse auf die derzeitige Konkurrenz einer ‚Ida' mit einer ‚Helene' in seinem Interesse aufmerksam machte" (S. 106).*

Oliver Sacks (2008) schildert in seinem Buch „Der einarmige Pianist" die Geschichte eines Freundes, der den Titelsong der TV-Serie „Eine schrecklich nette

Familie“ – „Love and Marriage“ in der Interpretation von Frank Sinatra – zehn Tage als Ohrwurm quasi ununterbrochen mit sich herumtrug: „Durch die unablässige Wiederholung verlor er rasch seinen Charme, seinen Schwung, seine Musikalität und seine Bedeutung. Sie störte ihn in der Schule und beim Denken, raubte ihm den Seelenfrieden und Schlaf“ (S. 58). Verschiedenste Versuche, den Ohrwurm loszuwerden, scheiterten (in die Luft springen, bis hundert zählen, kaltes Wasser etc.) – schließlich verschwand der Song aus dem Bewusstsein, „doch während er mir die Geschichte erzählte, kehrte der Ohrwurm zurück und spukte ihm noch einmal stundenlang im Kopf herum“ (Sacks, 2008, S. 58).

Der Ohrwurm – oder wie es international in der Fachsprache heißt: „Involuntary musical imagery“ (INMI) – ist ein fast omnipräsentes Alltagsphänomen. In einer großen finnischen Studie (n= 12.000) gaben über 90 % der Befragten an, dass sie mindestens einmal pro Woche einen Ohrwurm haben (Williamson, Liikkanen, Jakubowski & Stewart, 2014). Anders als in den beiden Fallvignetten oben werden Ohrwürmer aber in der Regel als angenehm oder neutral wahrgenommen – der quälende, zwanghafte Charakter ist eher die Ausnahme. Das hängt sicherlich auch damit zusammen, dass die durchschnittliche Dauer von Ohrwürmern zwischen acht und 27 Minuten liegt, also nicht tagelang anhält wie in der Anekdote von Oliver Sacks’ Freund.

Dank vielfältiger Forschungsbemühungen v. a. während der letzten 10–15 Jahre wissen wir heute einiges mehr über dieses Alltagsphänomen der „klebrigen Melodien“, wie der Ohrwurm im angloamerikanischen Sprachraum auch bezeichnet wird: „Sticky tunes“. Die ForscherInnen hat insbesondere die Frage beschäftigt: Was macht einen Song zu einem Ohrwurm? Obwohl diese Frage heute nur als teilweise beantwortet gelten kann (und manche Befunde auch widersprüchlich sind), gibt es doch eine Reihe von Merkmalen, die als typisch für das Auftreten von „involuntary musical imagery“ (INMI) angesehen werden können. Dabei spielen sowohl intra-musikalische Charakteristika (musikalische Parameter und Liedtexte) als auch extra-musikalische Faktoren (Präsenz in den Charts und Medien, Kontext, individuelle Vorerfahrungen mit dem Song etc.) eine wesentliche Rolle (Jakubowski, Finkel, Stewart & Müllensiefen, 2017).

Einen wichtigen Einfluss auf die Entstehung von Ohrwürmern hat offensichtlich die Häufigkeit und zeitliche Nähe, in der man einem Musikstück ausgesetzt ist, sprich: Songs, die gerade in den Charts sind (und daher häufiger im Radio zu hören sind oder über soziale Netzwerke Verbreitung finden), werden in Umfragen häufiger als „Ohrwürmer“ genannt. Und meistens taucht das Musikstück, das man zuletzt gehört hat, auch als INMI auf. Auch die Vertrautheit mit einem Lied erhöht die Chance bzw. das Risiko, dass ein Stück zum Ohrwurm wird. INMI treten häufig in Situationen „entspannter Aufmerksamkeit“ auf, z.B. bei kognitiv wenig fordernden Alltagstätigkeiten – daher vermutet man ähnliche neuronale Mechanismen wie beim „mind-wandering“ (Gedanken umherschweifen lassen; Tagträumen). Darüber hinaus gibt es Hinweise darauf, dass Menschen, die gerne singen, häufigere und längere Ohrwurm-Episoden haben. Generell kann man sagen, dass INMI häufiger und länger bei Menschen auftreten, die sich aktiv musikalisch betätigen, denen Musik wichtig ist und die mehr Geld für Musik ausgeben (Williamson et al., 2014). Bestimmte Persönlichkeitsmerkmale wie Offenheit für neue Erfahrungen, Neurotizismus und leichte Zwanghaftigkeit scheinen ebenfalls das häufigere Auftreten von Ohrwürmern zu begünstigen.

Bezüglich der Charakteristika, die einen INMI-Song ausmachen – denn meistens handelt es sich in der Tat um Lieder; reine Instrumentalstücke kommen eher selten als Ohrwürmer vor – scheinen u.a. folgende musikalische Merkmale von Bedeutung:

- Schnelleres Tempo (> 120 bpm)
- Gute „Singbarkeit“ (typische Melodiekontur mit kleineren Intervallen wie z.B. in vielen Kinderliedern)
- Wiederholungen (Ton-Sequenzen oder Text-Phrasen)

Neben den o.g. Punkten zeichnen sich die INMI-Songs (gegenüber Songs, die ebenfalls in den Charts waren, aber nicht als Ohrwürmer in Erscheinung treten) durch besondere Qualitäten aus, die eine Melodie „catchy“ machen: z.B. ungewöhnliche Intervallsprünge wie beispielsweise die Betonung der übermäßigen Quinte bei Love and Marriage (siehe Fallvignette oben) oder die abfallende Septime in My Sharona der Band The Knack (Jakubowski et al., 2017). Solche melodischen oder harmonischen „Ausreißer“ verletzen die Hör-Erwartung und ziehen damit die Aufmerksamkeit der HörerInnen auf sich – und entfalten damit ihr „kontagiöses“ Potenzial: Sacks spricht auch vom „kognitiv ansteckenden Musikerreger“ (2008, S.58).

Was ist aber über die neuronalen Korrelate des Ohrwurms bekannt? Da es sich bei INMI um ein spontan auftretendes Phänomen handelt, das sich in einer experimentellen Situation nicht planbar auslösen lässt, stellt sich die Untersuchung mit funktionellen bildgebenden Verfahren schwierig dar. Eine Londoner Forschungsgruppe untersuchte 44 ProbandInnen mit struktureller Kernspintomographie, um Aussagen über mögliche Zusammenhänge zwischen Verhaltensparametern und Hirnstruktur machen zu können. Dazu füllten die ProbandInnen zunächst einen

Fragebogen aus, in dem verschiedene Aspekte zum Erleben von Ohrwürmer abgefragt wurden (Farrugia, Jakubowski, Cusack & Stewart, 2015). Nach der bildgebenden Untersuchung wurde dann geprüft, inwieweit bestimmte Erlebnis- und Verhaltensweisen mit individuellen Variationen der Hirnstruktur assoziiert sind. Es zeigte sich, dass z. B. die Dicke der Hirnrinde (cortical thickness) rechtsseitig im primären auditorischen Cortex und in der unteren Stirnwindung (Gyrus frontalis inferior, IFG) bei ProbandInnen verringert war, bei denen häufig INMI auftreten. Die AutorInnen der Studie interpretieren die Ergebnisse dahingehend, dass der IFG möglicherweise eine Rolle bei der Unterdrückung von unerwünschten INMI spielt – eine reduzierte cortical thickness in diesem Bereich könnte mit einer schwächer ausgeprägten Hemmung einhergehen und daher das häufigere Auftreten von Ohrwürmern erklären. Zusammenfassend kommen die ForscherInnen zu dem Schluss, dass für das Auftreten von INMI vermutlich Hirnregionen eine Rolle spielen, die in die Perzeption von Musik, in Emotions- und Gedächtnisprozesse sowie in die Generierung spontaner Gedanken involviert sind. Frühere Annahmen, dass Ohrwürmer in „Schaltkreisen" entstehen, die bei Zwangserkrankungen aktiviert sind, ließen sich somit vorerst nicht bestätigen.

Und wie lässt sich der Ohrwurm „abstellen"? Auch dazu bedarf es noch weiterer Forschung – die angewendeten Selbsthilfe-Methoden umfassen ein großes Spektrum (siehe Fallvignette von Sacks oben). Am besten zu funktionieren scheint das Ignorieren (ähnlich wie beim Schluckauf) – Erfolg versprechend sind aber auch das bewusste „Zu-Ende-Hören" des betreffenden Stückes, um die Endlosschleife zu unterbrechen oder das bewusste Anhören eines anderen Songs (also gewissermaßen den Teufel mit dem Beelzebub austreiben). Jakubowski und KollegInnen (2017) schließen ihren Artikel mit der Überlegung, dass es sinnvoll wäre, bei zukünftigen Forschungsprojekten stärker die individuellen Hörerfahrungen, persönliche Assoziationen zu den Ohrwürmern und emotionale Aspekte (z. B. Stimmung) einzubeziehen, um die Umstände besser erklären zu können, die mit dem Beginn von INMI-Episoden einhergehen. Und damit wären wir fast wieder bei Freud vor 100 Jahren …

ZUSAMMENFASSUNG

Koelsch und Kollegen haben ein kognitives Musikperzeptionsmodell vorgestellt, das die einzelnen Schritte der Musikwahrnehmung auf neurobiologischer Ebene nachvollziehbar macht (s. Abb. 13.1). Wichtig ist bei diesem Modell die Annahme, dass emotionale Aspekte all diesen Verarbeitungsschritten zugrunde liegen, d. h. dass das auditive System eng mit dem limbischen System verknüpft ist. Darüber hinaus darf das Hören – der Vorgang der akustischen Sinneswahrnehmung – auch nicht getrennt von anderen vegetativen, endokrinen, motorischen und immunologischen Prozessen verstanden werden. Nicht zuletzt spielen semantische Verarbeitungsvorgänge eine nicht zu vernachlässigende Rolle bei der Musikwahrnehmung und weisen auf die Ähnlichkeit bzw. die Überlappung von Hirnarealen bei der Prozessierung von Musik und Sprache hin.

Die einzelnen Schritte bzw. Komponenten des neurokognitiven Modells der Musikwahrnehmung sind abschließend in tabellarischer Form zusammengefasst (s. Tab. 13.1).

Tab. 13.1: Synopse des neurokognitiven Modells der Musikwahrnehmung nach Koelsch

Nr.	**Verarbeitungsschritt**	**Zeitspanne**	**Beteiligte Hirnstrukturen**
1	Merkmalsextraktion I	1,5 – 10 ms	auditorischer Hirnstamm + Thalamus
2	Merkmalsextraktion II	10 – 100 ms	BA 41, 42, 52
3	auditorisches sensorisches Gedächtnis	100 – 200 ms	BA 41, 42, 52
4	Gestaltbildung		BA 22p
5	Intervallanalyse		BA 22p, 22a, SMA, BG
6	Strukturbildung	180 – 400 ms	BA 44v, 6, 22a
7	Strukturelle Reanalyse	600 – 900 ms	
8	Vitalisierung, prämotorische Aktivität, Immunsystem		
9	Bedeutung	250 – 550 ms	BA 22p, 21/37
10	Emotion		

Weiterführende Literatur:

Jourdain, R. (2001). Das wohltemperierte Gehirn. Heidelberg: Spektrum Akademischer Verlag.

Koelsch, S. (2012). Brain & music. Oxford: Wiley-Blackwell.

Spitzer, M. (2014). Musik im Kopf (2. Aufl.). Stuttgart: Schattauer.

Wiederholungsfragen zu Kapitel 13

1 Was versteht man unter Musikperzeption?
2 Was geschieht bei der Musikwahrnehmung innerhalb der ersten 10ms?
3 Wann findet die Verknüpfung zwischen Musikperzeption und Emotionsverarbeitung statt?
4 Wo erfolgt die genauere Analyse von Lautstärke, Schallokalisation, Tonhöhe etc.?
5 Was versteht man unter dem auditorischen sensorischen Gedächtnis?
6 Nennen Sie Gruppierungsprinzipien der auditorischen Gestaltbildung.
7 Was versteht man unter dem Cocktailparty-Effekt?
8 Wo im Gehirn findet die musikalische Strukturbildung statt?
9 In welche drei Arten kann die extramusikalische Bedeutung untergliedert werden? Nennen Sie Beispiele.
10 Wo wohnt der Ohrwurm?

14 *Let the music play* – Musizieren

Kapitelübersicht

- Hirnaktivierung bei aktiver Musiktherapie
- „Landkarte“ der beteiligten Hirnareale beim Musizieren
- Neuronale Prozesse bei musikalischer Improvisation

Was passiert beim aktiven Musizieren im Gehirn? Zunächst können wir davon ausgehen, dass die in Kapitel 13 beschriebenen perzeptiven Prozesse auch beim Selbst-Musik-Machen ablaufen. Darüber hinaus ist anzunehmen, dass beim aktiven Musizieren weitere Hirnareale involviert sind, insbesondere solche, die mit Bewegungsplanung und -ausführung zu tun haben. Offensichtlich unterscheidet sich aber das Konsumieren „fertiger“ Musik vom Anhören einer zuvor selbst eingespielten Musik. Dies ist auch in der Musiktherapie von Belang; man denke z. B. an das gemeinsame Anhören und die Reflexion einer Improvisation oder das Aufnehmen und Anhören eines „Endprodukts“ beim Songwriting:

BEISPIEL

Eine italienische Forschungsgruppe untersuchte die Effekte von „aktiver Musiktherapie“ auf das Gehirn bei zwölf gesunden ProbandInnen (Raglio et al., 2016). Die StudienteilnehmerInnen hatten jeweils an zwei Musiktherapie-Sessions teilgenommen, in denen Interventionen mit freier Improvisation im Mittelpunkt standen. Die Sessions wurden auf Video aufgenommen und von einem unabhängigen Musiktherapeuten ausgewertet: Dieser hatte die Aufgabe, eine Beispiel-Sequenz mit einem hohen Grad an synchronem, inter-subjektiv auf einander abgestimmten Spiel zwischen Versuchsperson und Musiktherapeut herauszusuchen *(SP = syntonic production)* sowie eine zweite mit weniger bezogenem Spiel *(AP = A-syntonic production)*. Den ProbandInnen wurden nun diese Exzerpte vorgespielt, während sie im Scanner lagen und die Gehirnaktivität wurde mittels fMRI gemessen.

Im Vergleich der beiden Bedingungen zeigte sich beim Anhören der SP-Sequenzen eine stärkere Aktivität u.a. im medialen präfrontalen Cortex (mPFC) sowie im Praecuneus. Der mPFC wurde bereits in früheren Studien mit Improvisieren, persönlichem Ausdruck *(self-expression)* und autobiographischen Narrativen in Verbindung gebracht. Der Praecuneus ist ein quadratförmiges Hirnareal an der medialen Seite des oberen Parietallappens. Der Praecuneus spielt eine wichtige Rolle bei Gedächtnisprozessen, aber vermutlich auch im Kontext von sozialer Kognition. Dass mPFC und Praecuneus beim Anhören von Improvisations-Exzerpten mit gelungenen musikalischen Interaktions-Sequenzen stärker aktiviert waren als bei weniger bezogenen Improvisationsabschnitten, ist in zweifacher Hinsicht bemerkenswert: Erstens weist es darauf hin, dass die gefundenen Hirnareale tatsächlich eine Rolle bei interaktionalem Geschehen in Verbindung mit kreativem, persönlichen Ausdruck spielen. Zweitens zeigt es, dass auch schon die durch musikalische Exzerpte aktivierte Erinnerung an positive soziale Begegnungen entsprechende Netzwerke im Gehirn aktivieren kann.

„Landkarte“ der beteiligten Hirnareale beim aktiven Musizieren

In der Abbildung 14.1 sind die einzelnen Schritte (bzw. Module) der Hirnaktivierungen beim aktiven Musizieren schematisch dargestellt.

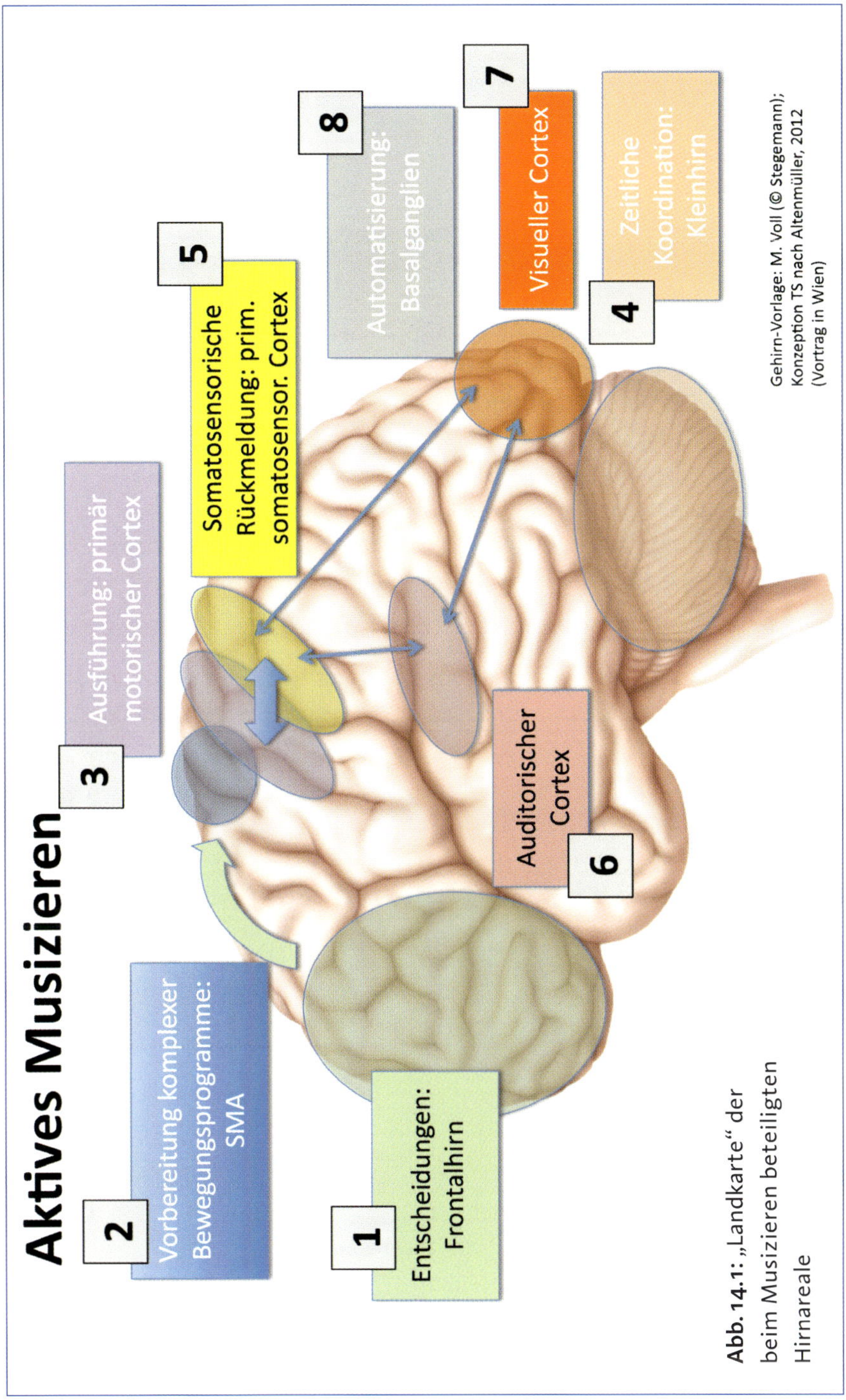

Abb. 14.1: „Landkarte" der beim Musizieren beteiligten Hirnareale

Zur Illustrierung der (hier stark vereinfachten) neuronalen Abläufe beim aktiven Musizieren stellen wir uns eine Violinistin in einem Orchester vor, die darauf wartet, ihren Einsatz zu spielen.

1 Ausgangspunkt der Aktion ist der willentliche Entschluss, einen bestimmten Ton zu spielen; die Intention geht der konkreten Handlungsplanung voraus. Wie wir in den vorherigen Kapiteln gesehen haben, ist der präfrontale Cortex für das Treffen einer Entscheidung und damit der Auslösung eines Handlungsimpulses verantwortlich.
2 Im zweiten Schritt kommt das Supplementär-motorische Areal (SMA) ins Spiel: Das SMA ist eine Schnittstelle (*interface*) zwischen frontalem Cortex, wo willkürliche Bewegungen initiiert werden, und Motocortex, wo diese in Handlungsimpulse umgesetzt werden. Komplexe Bewegungsmuster sind im SMA sozusagen abgespeichert, bevor sie über den Motocortex zur Ausführung gelangen. In diesem Fall werden also das Ansetzen der Geige, die Vorbereitung des Greifens mit den Fingern der linken Hand sowie die Bogenführung mit der rechten Hand quasi im Kopf „durchgespielt", bevor der eigentliche „Befehl" zur Ausführung weitergeleitet wird. Entsprechend ist das SMA auch beim mentalen Üben aktiv.
3 Über den primären Motocortex (M1) werden die motorischen Handlungspläne ausgeführt, d.h. auf Millisekunden genau werden Körper-, Kopf-, Hand-, Finger- sowie Instrumenten- und Bogenposition in Einklang gebracht, damit das erwartete Klangereignis eintritt. Für diese zeitliche Koordination ist freilich die Involvierung eines weiteren wichtigen Hirnareals unerlässlich:
4 Das Kleinhirn (Cerebellum) spielt eine zentrale Rolle bei der Bewegungskoordination (Gleichgewicht, Feinabstimmung), der Bewegungsplanung und dem Erlernen von Bewegungsabläufen. Insbesondere im Zusammenhang mit Timing und Rhythmus interagiert das Kleinhirn auf vielen Ebenen mit anderen Teilen des Gehirns.

Eine Reihe von Feedback-Schleifen sind für die korrekte Bewegungsausführung von großer Bedeutung:

5 Im primären somatosensorischen Cortex (S1) werden kontinuierlich die eingehenden Informationen von den Mechanorezeptoren daraufhin überprüft, ob der gegenwärtige Sinneseindruck mit der erwarteten Wahrnehmung (der durchgeführten Handlung) übereinstimmt: Ist der Druck mit der Fingerkuppe ausreichend, stimmt der Ansatzwinkel des Bogens, ist die Körperhaltung nicht zu verspannt etc.

6 Mit eine der wichtigsten Feedback-Schleifen beim Musizieren betrifft die akustische Rückmeldung (primärer auditorischer Cortex, A1): Dies gilt beim Geigespielen für notwendige, minimale Korrekturen zur richtigen Intonation genauso wie für die Orientierung am Spiel der KollegInnen und dem Einpassen in den Gesamtklang des Orchesters. Hier kommen alle Analyseschritte des Musik-Perzeptions-Modell wie in Kapitel 13 beschrieben zum Tragen.

7 Darüber hinaus sind aber – gerade im Hinblick auf die oben beschriebene Orchestersituation – auch Rückmeldungen aus dem visuellen System im Okzipitallappen (V1 und assoziative Bereiche der Sehrinde) relevant: die Integration von Informationen der optischen Wahrnehmung bezogen z.B. auf das Notenlesen, die Bewegungen der Dirigentin oder MitspielerInnen, das „Monitoring" eigener Bewegungen.

8 Die Basalganglien (BG) spielen eine wichtige Rolle bei der Modulation von motorischen, aber auch von nicht-motorischen Aufgaben. Darüber hinaus haben sie die Funktion, für die Automatisierung von Handlungen zu sorgen, z.B. beim Laufen, Fahrradfahren und nicht zuletzt beim Musizieren. Die meisten technisch und koordinativ anspruchsvollen Handlungsabläufe – sei es ein schneller Lauf auf der Geige oder das mit allen Extremitäten gleichzeitige Betätigen von verschiedenen Komponenten beim Schlagzeug-Spielen – wären ohne Beteiligung der Basalganglien nicht möglich. Hier trifft in gewisser Weise der Witz mit dem Tausendfüßler zu, der gefragt wird, wie es denn möglich sei, so viele Beine zu koordinieren, und der beim Darüber-Nachdenken ins Stolpern kommt: Auch beim (Auswendig-)Spielen von Musik kann das „bewusste" Nachdenken vor einer schwierigen Passage zu einem Interferieren mit den automatischen (Basalganglien)-Abläufen führen, mit der Folge, dass man rauskommt…

Abschließend ist es wichtig, noch einmal zu betonen, dass die hier aus didaktischen Gründen nacheinander dargestellten Prozesse größtenteils gleichzeitig und kontinuierlich ablaufen. Die Abbildung 14.1 verdeutlicht, dass beim aktiven Musizieren automatisch große Teile des Gehirns mit unterschiedlichsten Aufgaben involviert sind. Aus Gründen der Übersichtlichkeit sind hier z.B. Bereiche des Gehirns ausgespart, die mit Emotionen (s. Kap. 10) oder mit Gedächtnis (s. Kap. 9) zu tun haben, die jedoch noch „mitgedacht" werden müssen, um die Komplexität der Hirnaktivierungen beim Musizieren nachvollziehen zu können.

Neuronale Prozesse bei musikalischer Improvisation

Die Improvisation gilt in einigen musiktherapeutischen Ansätzen – wie z. B. auch in der Wiener Schule der Musiktherapie – als „via regia“, sozusagen als Pendant des „Königswegs zum Unbewussten“, wie Freud die Traumdeutung bezeichnet hat (Böhm-Öppinger, 2018).

DEFINITION

„Eine **musikalische Improvisation** ist ein vielschichtiger, spontaner und impulsiver Prozess der Erfindung und gleichzeitig formenden Realisierung von Musik. Das Improvisieren ist eine Handlung, die im Moment ihres Vollzugs teilweise unvorhergesehen bzw. unerwartet ist. Sie entwickelt sich im Spannungsfeld von subjektiven Ausdruckswünschen und gegebenem idiomatischen Hintergrund, von musikalischem Material und gegenwärtiger (Beziehungs-)Situation.“ (Weymann, 2004, S. 38)

Was unterscheidet nun das Improvisieren von der musikalischen Reproduktion? Es ist das kreative (oder generative) Moment (vgl. Lothwesen & Lehmann, 2018). Lässt sich dieser „schöpferische Geist“ im Gehirn nachweisen? Bei aller Vorsicht, die bei der Interpretation der heute vorliegenden Ergebnisse aus bildgebenden Untersuchungen geboten ist, gibt es doch interessante Erkenntnisse, die auch für die musiktherapeutische Praxis von Relevanz sind. Roger Beaty (2015) hat in einer Übersichtsarbeit neun Studien ausgewertet, in denen mittels fMRI verschiedene Aspekte von musikalischer Improvisation bei zumeist klassischen PianistInnen untersucht worden waren (zwei Studien wurden mit Jazz-Musikern und eine Studie mit Rap-Musikern durchgeführt).

Interessant aus musiktherapeutischer Sicht sind in Beatys Übersichtsarbeit insbesondere Studien, in denen gemeinsam improvisiert wurde: So z. B. in der → **fMRI**-Untersuchung von Donnay et al. (2014), in der professionelle Jazz-Musiker im Scanner liegend mit einer Person im Kontroll-Raum „trading fours“ über ein Blues-Schema spielten (also abwechselnd jeweils vier Takte auf einem Keyboard improvisierten). Bei der wechselseitigen Improvisation zeigte sich bei den Probanden u. a. eine starke Aktivierung des Broca-Areals (BA 44/45) und des Wernicke-Areals (BA 22), also den zwei klassischen Spracharealen im Gehirn. In der Tat läuft ja auch ein Gespräch zwischen zwei Personen in der Regel „improvisiert“ ab – der musikalische Dialog scheint auf den gleichen Prozessen zu basieren. Einen ähnlichen Gedanken muss schon Johann Wolfgang von Goethe gehabt haben, als er 1829 über das Streichquartett an den Musikpädagogen Carl Friedrich Zelter schrieb: „man hört vier vernünftige Leute sich untereinander unterhalten [...]“. Eine Aktivierung von Spracharealen durch musikalische Improvisation unterstreicht das therapeutische Potenzial von Musiktherapie in der Behandlung von Sprech- und Sprachstörungen, z. B. nach Schlaganfall (Aphasie).

Des Weiteren zeigte sich in einigen Studien, dass beim Improvisieren die Aktivität von Hirnarealen heruntergefahren wird, die mit der Selbstkontrolle und dem Selbst-Monitoring zu tun haben (z. B. der DLPFC). Das könnte insofern hilfreich sein, dass „die Schere im Kopf“ – also die interne Zensur – ausgeschaltet wird und sich somit kreative Impulse entfalten können. Tomaino (2013) macht darauf aufmerksam, dass dieses „Aufgeben“ der Selbstkontrolle beim Improvisieren auch PatientInnen dabei helfen kann, Dinge zu tun, die außerhalb der Musiktherapie noch nicht möglich sind (z. B. das Heben eines paretischen Arms oder das Singen eines Wortes bei Schlaganfall-PatientInnen).

Eine weitere Studie (McPherson, Barrett, Lopez-Gonzalez, Jiradejvon & Limb, 2016) beschäftigt sich mit den neuronalen Zusammenhängen zwischen Kreativität und Emotion. Die AutorInnen beginnen ihren Artikel mit dem Statement:

> *„The ability of art to serve as a means of emotional self-expression and emotional communication has arguably been one of the fundamental reasons for the omnipresence of art throughout all cultures in human history“ (S. 1).*

Emotionaler Ausdruck und Kommunikation durch Musik spielen notabene auch in der Musiktherapie eine zentrale Rolle.

In der experimentellen Untersuchung von McPherson et al. (2016) wurden die ProbandInnen (eine weibliche und elf männliche professionelle JazzpianistInnen) aufgefordert zu einer Reihe von Fotos, die als „emotional cue“ (emotionaler Hinweisreiz) dienten, zu improvisieren. Auf den Fotos war eine Schauspielerin zu sehen, die drei verschiedene Stimmungen mimisch darstellte: „*positive*“, „*negative*“ und „*ambiguous*“ (= mehrdeutig). Die von der Schauspielerin ausgedrückte Emotion sollte von den MusikerInnen musikalisch interpretiert werden. Zusammengefasst zeigen die Ergebnisse der Studie, dass es – wie auch in anderen Untersuchungen zuvor (vgl. Beaty, 2015) – beim Improvisieren zu Aktivierungen der klassischen Sprachareale und des SMA kommt und zu Deaktivierungen im DLPFC sowie im → **Gyrus angularis** und im Praecuneus (vgl. oben). Zusätzlich zeigten sich verstärkte Verbindungen (funktionelle Konnektivitäten) mit limbischen und → **paralimbischen** Regionen (v. a. Amygdala und Insula). Auch zeigten sich unterschiedliche Aktivierungsmuster abhängig von der jeweiligen Emotionsbedingung. Die Ergebnisse dieser Studie könnten auf die musiktherapeutische Behandlung von Emotionsregulationsstörungen übertragen werden, indem durch thematische Improvisationen gezielt der Umgang mit Stimmungen und Gefühlen „geübt" wird (Marik & Stegemann, 2016).

ZUSAMMENFASSUNG

Durch gemeinsames Improvisieren in der Musiktherapie – und zwar insbesondere durch gelungene, inter-subjektiv aufeinander abgestimmte Spielsequenzen – werden Hirnareale aktiviert, die mit persönlichem Ausdruck (mPFC) und sozialer Kognition und Gedächtnis (Praecuneus) in Verbindung gebracht werden können (Raglio et al., 2016).

Darüber hinaus wird beim Musizieren generell eine Vielzahl von Hirnregionen aktiviert, deren Zusammenspiel eine Voraussetzung für die komplexen, parallel ablaufenden Operationen beim Musikmachen ist. Dies betrifft u.a. kognitive, motivationale, motorische, perzeptive und emotionale Prozesse.

Die einzelnen Schritte, die beim Musizieren größtenteils parallel ablaufen, sind in vereinfachter Form in Abbildung 14.1 dargestellt und hier stichwortartig zusammengefasst:

1. Entscheidung für die Ausführung einer Aktion (PFC)
2. Initiierung der motorischen Handlung (SMA)
3. Ausführung der Handlungspläne (M1)
4. Bewegungskoordination inkl. Timing und Rhythmus (Kleinhirn)
5. Somatosensorisches Feedback (S1)
6. Auditorische Kontrolle und Feedback-Schleifen (A1)
7. Visuelle Kontroll- und Feedbackmechanismen (Sehrinde)
8. Modulation der Motorik, Automatisierung von Handlungsabläufen (BG)

Bildgebende Untersuchungen zu den neuronalen Prozessen, die dem musikalischen Improvisieren zugrunde liegen, geben Hinweise darauf, dass neben limbischen und paralimbischen Hirnregionen u.a. die klassischen Sprachareale (Broca-Areal, Wernicke-Areal) aktiviert werden.

Weiterführende Literatur:

Altenmüller, E. (2018). Vom Neandertal in die Philharmonie. Warum der Mensch ohne Musik nicht leben kann. Berlin: Springer.

Beaty, R. E. (2015). The neuroscience of musical improvisation. Neuroscience and Biobehavioral Reviews, 51, 108–117.
Koelsch, S. (2012). Brain & music. Oxford: Wiley-Blackwell.
Spitzer, M. (2014). Musik im Kopf (2. Aufl.). Stuttgart: Schattauer.
Thaut, M. H. & Hodges, D. (Eds.). (2019). The Oxford Handbook of Music and the Brain. Oxford: Oxford University Press.

Filmtipp:
Dibb, M. (2005). Keith Jarrett: The art of improvisation. EuroArts Entertainment.

Wiederholungsfragen zu Kapitel 14

1. In einer Bildgebungsstudie zu „aktiver Musiktherapie“ wurden Aktivierungen im mPFC und im Praecuneus gefunden. Welche Funktionen werden diesen beiden Hirnarealen zugesprochen?
2. Welche Schritte gehen der vom primären motorischen Cortex gesteuerten bewussten Bewegung voraus?
3. Welche Rolle kommt dem Kleinhirn beim Musizieren zu?
4. Welche Feedback-Schleifen sind für das Musizieren relevant und welche Hirnareale sind daran beteiligt?
5. Welche Aufgaben haben die Basalganglien im Zusammenhang mit dem Musizieren?
6. Wie könnte eine Definition für musikalische Improvisation lauten?
7. Welche Hirnregionen, die klassischerweise im Zusammenhang mit Sprache aktiviert werden, scheinen auch bei der musikalischen Improvisation von Bedeutung zu sein?
8. Was versteht man unter paralimbischen Regionen?

Teil VI

15 *Blues is the healer* – Neurobiologische Wirkebenen in der Musiktherapie

Kapitelübersicht

- Synchronisierung / Harmonisierung
- Spiegelungsphänomene
- Aktivierung von Bindungssystemen
- Aktivierung von Belohnungssystemen und emotionalen Zentren
- Entspannen und Aktivierung
- Neuroplastizität

„Blues is the healer“ ist der Titel eines posthum erschienenen Albums des legendären Bluesgitarristen und -sängers John Lee Hooker (1917–2001). Das Standard-Blues-Schema – drei Akkorde, zwölf Takte – scheint eine klare und einfache Struktur zu haben; die Melodien bewegen sich innerhalb der → **pentatonischen Skala** (natürlich angereichert mit den charakteristischen Blue Notes); die Texte sind meist simpel gestrickt, die Arrangements übersichtlich. Wir haben es beim Blues nicht mit der „High-tech-Medizin“ der Musik zu tun, eher mit dem schon abgelaufenen Erste-Hilfe-Kasten im Kofferraum des Autos. Aber der Blues hat es in sich – wer sich näher damit beschäftigt, entdeckt die hundertfachen Variationen, die sich aus der „klassischen“ Blues-Form ableiten (ganz abgesehen von den Weiterentwicklungen des Blues in Jazz, Rock, Pop etc.).

Musiktherapie erscheint mir manchmal als der „Blues“ unter den Therapieverfahren – nicht nur aus dem Grund, dass der Einsatz von Musik innerhalb von Heilungsritualen zu den ältesten Behandlungsverfahren gehört, die wir kennen. Von außen betrachtet wirkt Musiktherapie manchmal geradezu schlicht, unspektakulär und vielleicht auch ein bisschen anachronistisch. Die Musiktherapie kommt mit wenig aus. Und so wie jeder Anfänger auf der Gitarre Blues-Begleitung lernt, scheint auch der Musiktherapie manchmal etwas anzuhaften wie: „Das kann ja eigentlich jede(r) machen“. Und so schwierig es ist, den Zauber, die Magie eines Blues-Songs in Worte zu fassen, so scheint sich auch manchmal der besondere Moment in einer Musiktherapie-Stunde gegen eine verbale Beschreibung zu sperren. Viele MusiktherapeutInnen machen tagtäglich die Erfahrung, dass Musiktherapie wirkt – „Blues is the healer" – aber nicht wenige tun sich schwer damit, die Wirkprinzipien ihres therapeutischen Handelns gegenüber anderen, insbesondere medizinischen, Berufsgruppen verständlich zu machen. Vielleicht können die in diesem Kapitel zusammengefassten Wirkebenen eine Hilfestellung bei diesem Unterfangen sein.

In den vorherigen Kapiteln dieses Buches wurde dargestellt, auf welche Weise das Gehirn Musik verarbeitet und welche Wirkung Musikhören bzw. Musikmachen auf das Gehirn und – über neuronale, humorale und immunologische Wege – auf den Körper haben. Offen geblieben ist jedoch die Frage, wie sich die Effekte von Musiktherapie auf Menschen mit verschiedenen Störungsbildern neurobiologisch erklären lassen.

In diesem abschließenden Kapitel sollen in einer Synopsis verschiedene Wirkebenen in den Blick genommen werden, über welche – aus neurobiologischer Sicht – die Effekte von Musiktherapie vermittelt werden. Die Zusammenstellung der hier vorgestellten Wirkebenen erhebt keinen Anspruch auf Vollständigkeit – sie ist vielmehr als Teil eines großen Puzzles zu verstehen, das von einer Fertigstellung noch weit entfernt ist. Nichtsdestoweniger erscheint es lohnenswert, sich die einzelnen Puzzleteile von allen Seiten anzuschauen und vor allem auszuprobieren, mit welchen anderen Teilen sie zusammenpassen. Streng genommen ist nicht einmal sicher, ob alle vorliegenden Teile überhaupt zum selben Puzzle gehören oder anders formuliert: Die hier vorgestellten Wirkebenen gehören nicht notwendigerweise der gleichen Kategorie an, weshalb in diesem Kontext der Gebrauch von Begriffen wie Wirkmechanismen oder Wirkfaktoren bewusst vermieden wird. Die Musiktherapeutinnen Olivia S. Yinger und Lori Gooding (2014) schreiben:

> *„The effectiveness of music therapy is in part caused by the effects of music on the brain, and in part by the interaction between the client and the music therapist" (S. 536).*
>
> *[„Die Wirksamkeit von Musiktherapie lässt sich teils durch die Effekte von Musik auf das Gehirn begründen und teils durch die Interaktion zwischen KlientIn und MusiktherapeutIn."; Übers. v. Verfasser]*

Vor dem Hintergrund dessen, was wir u.a. in Kapitel 11 über die neurobiologischen Grundlagen der Bindung kennengelernt haben, darf man sicherlich hinzufügen, dass sich auch und gerade Interaktionserfahrungen auf die Hirnphysiologie und -anatomie niederschlagen. Oder um es mit den Worten des Psychotherapieforschers Klaus Grawe zu sagen:

„Alle therapeutischen Veränderungen beruhen letztlich auf Veränderungen synaptischer Übertragungsbereitschaften. Die Übertragungsbereitschaften können durch Bahnung verstärkt, durch Nichtbenutzung geschwächt, aber auch aktiv gehemmt werden" (Grawe, 2004, S. 423).

Die Fragen, die sich hieran anschließen, sind also: Auf welche Weise, durch welche Qualitäten und unter welchen Bedingungen schaffen Musik bzw. eine auf dem Medium Musik basierende therapeutische Beziehung die Voraussetzungen für entsprechende Veränderungen synaptischer Übertragungsbereitschaften? Die im Folgenden vorgestellten Wirkebenen sollen – im Sinne einer Hypothesenformulierung – als Ausgangspunkte für eine weiterführende Diskussion und eine notwendige empirische Überprüfung dienen. In Abbildung 15.1 sind die verschiedenen Wirkebenen schematisch im Überblick dargestellt.

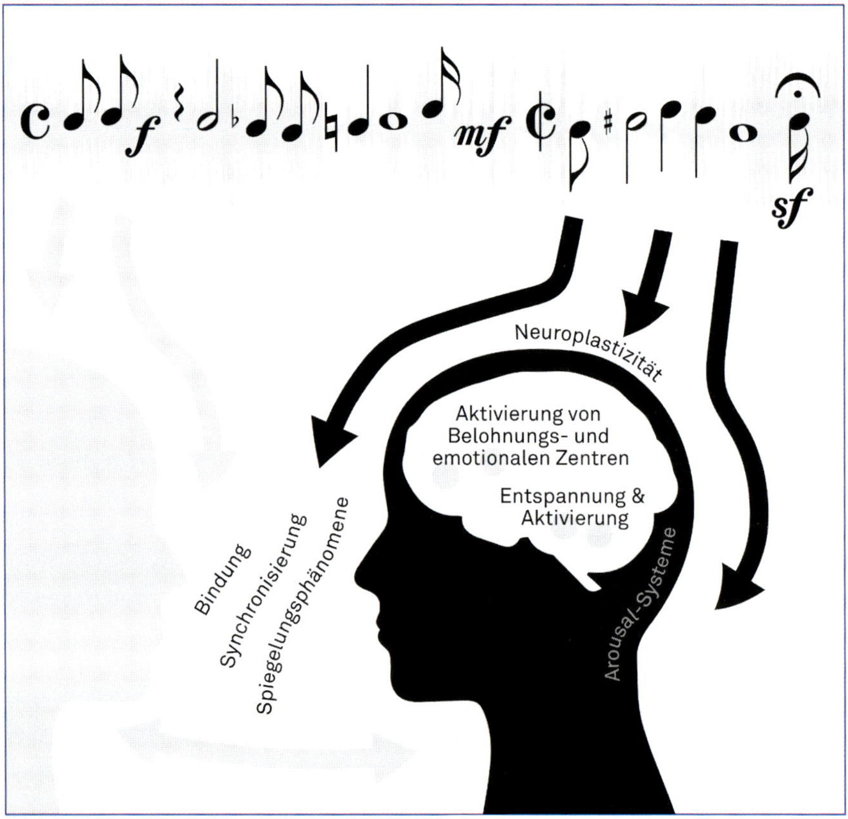

Abb. 15.1: Neurobiologische Wirkebenen der Musiktherapie

Über Neuroplastizität, Synchronisierung und Spiegelphänomene habe ich bereits an anderer Stelle in Bezug auf die neurobiologischen Effekte von künstlerischen Therapien allgemein geschrieben (Stegemann, Hitzeler & Blotevogel, 2012).

Stegemann, T., Hitzeler, M. & Blotevogel, M. (2012). Künstlerische Therapien mit Kindern und Jugendlichen. München: Ernst Reinhardt.

Generell gilt, dass die hier beschriebenen Wirkebenen nicht als spezifisch für die Musiktherapie oder für Therapien überhaupt gelten können: Entspannungszustände können durch kontemplative Verfahren ohne die Verwendung von Musik induziert werden; Aktivierung mit antidepressiver Wirkung kann durch körperliche Aktivität (Sport) erreicht werden; Neuroplastizität kann auch durch Jonglieren (Gerber et al., 2014) oder Schach angestoßen werden (Hänggi, Brütsch, Siegel & Jäncke, 2014) usw. Möglicherweise liegt eine Stärke von Musiktherapie genau darin, dass – über das Medium Musik in Verbindung mit positiver sozialer Interaktion – so viele verschiedene Netzwerke im Gehirn aktiviert und damit mehrere Wirkebenen zugleich angesprochen werden können.

Synchronisierung und Harmonisierung

Wie kann man sich Synchronisierungsprozesse im Gehirn vorstellen? Eine Analogie aus der Musikwelt hilft dabei, eine Vorstellung davon zu bekommen, was mit Begriffen wie Synchronisierung, Phasenkopplung und Kohärenz gemeint ist:

> *„Der letzte Akkord verklingt. Eine kurze Stille. Dann ein erstes, etwas unsicheres Klatschen, ein zweites, ein drittes, endlich steigert sich der Applaus zu einem wilden Rauschen. Nach einer Weile, die Musiker haben die Bühne längst verlassen, bekommt das Klatschen einen Rhythmus, wird fordernd. Die Musiker kehren zurück, noch einmal, noch einmal. Irgendwann verschwimmt der Rhythmus, dann ebbt das Klatschen ab.*
>
> *‚So in etwa stelle ich mir vor, was im Gehirn vor sich geht‘, sagt Tatjana Tchumatchenko, die am Max-Planck-Institut für Gehirnforschung in Frankfurt am Main die Forschungsgruppe ‚Theorie neuronaler Dynamik‘ leitet: ‚Ein Neuron ist wie ein Zuhörer im Konzert. Erst feuert jedes im eigenen Takt, bekommt aber mit, was die anderen tun, und schließlich feuern viele Neuronen im gleichen Takt‘“ (www.dasgehirn.info/grundlagen/netzwerke/its-rhythm, 19.05.2018).*

Eine Berliner Forschungsgruppe um Ulman Lindenberger führte eine EEG-Studie mit Gitarristen durch (Lindenberger, Li, Gruber & Müller, 2009). Das Besondere an dieser Untersuchung war, dass die Hirnströme (EEG) simultan von jeweils zwei Gitarristen aufgezeichnet wurden, deren Aufgabe es war, eine kurze Melodiesequenz unisono zu spielen (Videomaterial aus der Studie verfügbar über doi:10.1186/1471-2202-10-22).

Im EEG zeigte sich bereits in der Vorbereitungsphase, die aus mehreren Metronom-Klicks zum Einzählen bestand, eine Synchronisierung der Hirnwellen in fronto-zentralen Bereichen der Gehirne der einzelnen Gitarrenspieler. Zudem ließ sich aber auch eine Synchronisierung von Hirnwellen zwischen den Gehirnen der beiden Musiker beobachten. Die Steigerung der Kohärenz der Hirnwellen (auf einer niedrigeren Frequenz) ließ sich auch beim Beginn des gemeinsamen Spiels (play onset) finden. Je stärker die → **Kopplung** innerhalb des Gehirns der jeweiligen Duo-Partner war, desto größer war auch die Synchronisierung, die sich zwischen den Gitarristen einstellte.

In einer neueren EEG-Studie konnten Perez, Carreiras und Dunabeitia (2017) ähnliche Synchronisierungsprozesse (von den AutorInnen als „brain-to-brain entrainment“ bezeichnet) auch im verbalen Austausch zwischen zwei Testpersonen nachweisen. Interessant für die Musiktherapie wären Studien, die beide Untersuchungen verbinden – also gemeinsames musikalisches Spiel mit anschließender verbaler Reflexion. Eine Fragestellung dazu könnte lauten: Werden die neuronalen Kopplungsprozesse beim Gespräch durch ein vorheriges gemeinsames musikalisches Spiel verbessert?

Denn genau diese Erfahrung machen MusiktherapeutInnen ja häufig: Nach einer Sequenz mit z. B. gemeinsamer instrumentaler Improvisation ändert sich etwas auf der Beziehungsebene, und es können Dinge ausgesprochen werden, die zuvor nicht verbalisierbar und kommunizierbar waren. In Abwandlung des berühmten Ausspruchs von Victor Hugo („Die Musik drückt das aus, was nicht gesagt werden kann und worüber zu schweigen unmöglich ist“) könnte man konstatieren: Das gemeinsame Musizieren in einem therapeutischen Setting erleichtert das Verbalisieren von konflikthaftem und verdrängtem Material. Es wäre also spannend, die neuronalen Korrelate solcher Prozesse weiter zu erforschen, um spezifische → **Wirkfaktoren** der Musiktherapie aufzuzeigen, also Wirkmechanismen, die in dieser Form nur in der Musiktherapie vorkommen.

In diese Richtung geht auch die These von Gerald Hüther (2004), der in einem Übersichtsartikel zu den „salutogenetischen Wirkungen von Musik auf das Gehirn“ einen Zusammenhang aufzeigt, der eine Brücke zwischen der neuronalen und der musiktherapeutischen Ebene des Phänomens Synchronisierung bilden könnte. Hüther vertritt die Ansicht, dass Menschen generell versuchen, einen Zustand seelischer Homöostase herzustellen und dass ein Gelingen dieser

Bemühung mit Glücksgefühlen – also einer Aktivierung des Belohnungssystems – einhergeht.

Bezogen auf die Musik stellt Hüther (2004) die These auf, dass es durch das Hören von als angenehm empfundener Musik wie auch durch das aktive Musizieren zu einer Synchronisation und Harmonisierung von den in verschiedenen Hirnregionen generierten Aktivitätsmustern kommt:

> *„Diese Effekte sollten umso ausgeprägter sein, je angenehmer das Musikerlebnis subjektiv bewertet wird, je offener die betreffende Person sich diesem Erlebnis hingeben kann, und je besser es ihr gelingt, freie Assoziationen zuzulassen (‚zu träumen'). Je stärker sich dieser Harmonisierungseffekt auch auf die für die Steuerung integrativer Regelsysteme im Körper verantwortlichen subkortikalen Bereiche ausbreitet (limbisches System, Hypothalamus, Hirnstamm), desto effektiver kommt es auch zu einer Rekonstitution bisher (durch Anspannung, Unruhe, Stress) gestörter Funktionen (kardiovaskuläres System, neuroendokrines System, vegetatives System, Immunsystem)" (Hüther, 2004, S. 20f).*

Hier wird also sowohl eine Verbindung zwischen Synchronisierungseffekten und dem limbischen System als auch mit den vegetativen Zentren postuliert (s. Kap. „Entspannung und Aktivierung").

Musik kann aber nicht nur im übertragenen Sinne, sondern auch ganz konkret als Taktgeber fungieren, wie Studien bei PatientInnen mit Parkinson-Krankheit zeigen (vgl. Thaut & Hömberg, 2015). Der Morbus Parkinson ist eine unheilbare, neurodegenerative Erkrankung, bei der es durch den Untergang von dopaminproduzierenden Neuronen in der Substantia nigra, einer Kernregion im Mittelhirn, zu der klassischen Symptom-Trias kommt: Rigor (wächserne Muskelstarre), Tremor (Zittern der Extremitäten) und Hypo- bzw. Akinese (stark verlangsamte Bewegungen bis hin zur Bewegungslosigkeit). Das Gangbild bei Parkinson-PatientInnen ist geprägt durch langsames Gehen ohne Mitbewegung der Arme, kurze Schrittlänge und Bewegungsblockaden, d. h. die Mobilität ist plötzlich wie eingefroren („freeze"). Trotz medikamentöser Behandlung bleiben Gangstörungen häufig bestehen und stellen im Alltag ein starke Behinderung für die Betroffenen dar. Eine der Ursachen der Gangstörungen ist eine defiziente interne Rhythmussteuerung („timing"), was sich z. B. in den asymmetrischen Schrittfolgen widerspiegelt (Nombela, Hughes, Owen & Grahn, 2013). Hier setzen Rehabilitationsprogramme an, die mit akustischen Stimuli oder Musik arbeiten: Erfolgreich eingesetzt wird beispielsweise die Rhythmisch-akustische Stimulation für Gangtraining (RAS). Dabei wird durch einen externen Rhythmusgeber (z. B. Musik mit akzentuiertem Rhythmus) ein „Entrainment" hergestellt, d. h. die Synchronisierung des Organismus mit einem externen Puls (das bekannteste Beispiel hierzu ist wohl das meist unwillkürliche Mitwippen mit dem Fuß bei rhythmischer Musik). RAS bewirkt bei Parkinson-PatientInnen eine signifikante Reduktion der akinetischen Symptomatik (Thaut & Hömberg, 2015), normalisiert die Schrittlänge und die Schrittkadenz und verbessert somit die Stabilität (Nombela et al., 2013).

Nicht zuletzt spielen Synchronisierungsvorgänge eine wichtige Rolle bei Spiegelungsphänomenen und für das Bindungsverhalten.

Spiegelungsphänomene

> *„Der therapeutisch Tätige ist [...] nicht nur Rezeptor und Verarbeiter von Fakten, sondern auch die anklingende Saite eines Instrumentes, denn die therapeutisch relevante Entscheidung schließt immer auch emotionale Komponenten mit ein“ (Resch, 1999, S. 6).*

Spiegelungsphänomene – im weitesten Sinne ein (unbewusstes) Reagieren auf ein Gegenüber – spielen in der Psychotherapie und natürlich auch in der Musiktherapie eine zentrale Rolle. In der psychodynamischen Tradition werden solche Phänomene mit Begriffen wie Übertragung, Gegenübertragung und projektiver Identifizierung beschrieben, in der Verhaltenstherapie spricht man von Resonanz – letztendlich geht es aber immer um die Frage, was eine Person in einer anderen Person auslöst. Der Psychotherapeut Joachim Bauer stellt fest:

> *„Der Einfluss, den sie [die Spiegelungsvorgänge] in Heilungsprozessen haben, wird unterschätzt. Wenn jemand einen Arzt oder Therapeuten aufsucht, dann stehen sich nicht nur eine Gesundheitsstörung und ein medizinischer oder psychologischer [oder musiktherapeutischer, TS] Experte gegenüber. Es begegnen sich vielmehr zwei Personen, deren Einstellungen und Erwartungen zu intuitiven Wahrnehmungs- und Spiegelungsabläufen führen, die den Behandlungserfolg stärker beeinflussen als manche therapeutische Maßnahme“ (Bauer, 2006, S. 129).*

Wenn wir davon ausgehen, dass Spiegelungsvorgänge Teil der therapeutischen Beziehung sind, dann gehören diese Spiegelungsphänomene zu dem großen Anteil, den unspezifische Wirkfaktoren beim Behandlungserfolg ausmachen (Asay & Lambert, 1999).

Uns beschäftigt im Kontext dieses Buches natürlich die Frage, auf welchen neuronalen Grundlagen diese Spiegelungsphänomene basieren. Diese Frage führt uns zunächst nach Parma – in die Abteilung für Neurowissenschaften der dortigen Universität:

Zu Beginn der 2000er Jahre führte die Forschungsgruppe um Giacomo Rizzolatti und Vittorio Gallese folgendes Experiment bei Affen durch (genauer gesagt: bei Makaken): Mithilfe von Einzelzellableitungen wurde untersucht, welche Nervenzellen „feuern", wenn ein Makake eine geräuschvolle Handlung durchführt, dieselbe Aktion beobachtet oder nur hört (Kohler et al., 2002). Es zeigte sich, dass im ventralen prämotorischen Cortex der Affen (im → **Areal F5**) Nervenzellen existieren, die sowohl bei der aktiven Durchführung einer Handlung „feuern" (z. B. Papier zerreißen oder einen Stock fallen lassen) als auch unter der Versuchsbedingung, dass diese Aktion nur beobachtet werden konnte bzw. nur gehört werden konnte. Damit konnten die ForscherInnen nachweisen, dass die von ihnen Anfang der 1990er-Jahre entdeckten Spiegelneuronen auch auf akustische Reize und nicht nur auf visuelle Stimuli reagieren. Darüber hinaus konnten sie zeigen, dass einzelne Zellen spezifisch nur auf eine bestimmte Aktion ansprechen.

DEFINITION

Bei **Spiegelneuronen** (engl. *mirror neurons*) handelt es sich um hochspezialisierte Nervenzellen bei Affen, die sich dadurch auszeichnen, dass sie nicht nur bei selbst durchgeführten Handlungen aktiv sind, sondern dass sie auch dann „feuern", wenn ein anderer Akteur (Affe oder Mensch) diese Handlung ausführt.

Die Entdeckung dieser Spiegelneuronen beim Affen hat dazu geführt, dass das Prinzip, welches in Bezug auf motorische Aktionen formuliert worden war, sehr schnell – und z. T. sehr unkritisch – auf andere Domänen übertragen wurde: So wurden die Spiegelneuronen als neurobiologisches Korrelat von einer Vielzahl sehr komplexer intersubjektiver Phänomene wie Empathie oder Mentalisierung (Theory of Mind) propagiert. Es ist allerdings Vorsicht geboten, Ergebnisse aus Tierstudien 1:1 auf den Menschen übertragen zu wollen – sowohl aus forschungsmethodischen als auch aus inhaltlichen Gründen (vgl. Hickok, 2014). Außerdem muss man mit dem Psychiater und Philosophen Thomas Fuchs einräumen,

> *„dass Empathie im vollen Sinn einen ganzen Komplex von Wahrnehmungen, Vorstellungen, Gefühlen, Vorerfahrungen und Einbeziehung von Kontextrelevanzen umfasst, also eine affektiv-kognitive Gesamtaktivität, die sich sicher*

nicht mehr einzelnen, wie auch immer spezialisierten neuronalen Systemen zuschreiben lässt" (Fuchs, 2008, S. 198),

und weiter: „Worauf Spiegelneuronen reagieren ist allenfalls eine umgrenzte ‚motorische', nicht eine situative, soziale oder kommunikative Intention" (Fuchs, 2008, S. 197).

So attraktiv und naheliegend die Idee auch sein mag, dass Spiegelneuronen nicht nur am Verständnis motorischer Aktionen beteiligt sind, sondern darüber hinaus die Grundlage für Resonanzphänomene „höherer Ordnung" (Empathie, Mentalisierung etc.) darstellen, so wenig hält dieses Konzept einer kritischen Prüfung stand. Zwar wurden inzwischen auch beim Menschen einzelne Nervenzellen bzw. Nervenzellpopulationen identifiziert, die ein ähnliches Aktivierungsmuster aufweisen wie die bei Makaken gefundenen „mirror neurons" – diese Nervenzellen befinden sich allerdings in anderen Hirnarealen als beim Affen. Es besteht kein Zweifel daran, dass es bei Menschen so etwas wie ein Spiegelneuronen-System gibt, aber die Frage, welche Rolle die „mirror neurons" dabei spielen, ist noch nicht abschließend geklärt.

Eine Möglichkeit der Interpretation der bisher vorliegenden Befunde, die u. a. auch von Thomas Fuchs vertreten wird, besteht darin, das Spiegelneuronensystem als neuronale Basis des Imitations- und Modell-Lernens zu verstehen:

„Das System stellt eine Resonanz zwischen homologen Körperpartien von Selbst und Anderen her. Es ermöglicht zudem die intermodale Verknüpfung von visueller Wahrnehmung, motorischem Körperschema und Propriozeption. Insofern liegt es wahrscheinlich der erstaunlichen Fähigkeit des Säuglings zur spontanen Imitation zugrunde, auch wenn hier die imitierten Bewegungen noch nicht objektgerichtet sind" (Fuchs, 2008, S. 196).

Ein anderer Interpretationsansatz wird vom Kölner Psychiater Kai Vogeley (2017) vorgestellt: Er geht davon aus, dass den sozial-kognitiven Funktionen des Menschen im Wesentlichen zwei unterschiedliche Hirn-Netzwerke zugrunde liegen. Neben dem oben erwähnten Spiegelneuronen-System (*mirror neuron system*, MNS) wurde in bildgebenden Studien ein weiteres Netzwerk von Hirnarealen identifiziert, das Mentalisierungssystem (MENT), das auch als Theory-of-Mind-System bezeichnet wird. Die Hypothese von Vogeley lautet, dass beide Systeme – MNS und MENT – komplementär zusammenwirken und interagieren. Dabei sei das MNS für frühe, automatisch ablaufende Verarbeitungsstufen zuständig – bezogen auf räumliche oder körperbezogene Prozesse. Das MENT hingegen verarbeite darauf aufbauend Informationen, die sich auf innere Zustände anderer Personen oder des eigenen Selbst beziehen. Somit wäre es die Aufgabe des MNS, potenziell saliente Informationen in sozialen Kontexten aufzuspüren, d. h. auf Hinweisreize zu reagieren, die in der Interaktion mit anderen Menschen bedeutsam sind (beispielsweise ein schmerzverzerrtes Gesicht des Gegenübers). Die Rolle des MENT bestünde darin, solche sozial salienten Informationen zu evaluieren, also z. B. durch ein Hineinversetzen in die andere Person zu „verstehen", warum diese Schmerzen hat.

Übertragen auf ein musiktherapeutisches Setting könnte dies bedeuten, dass sich die Musiktherapeutin in der freien Improvisation mit einem Klienten auf ihr besonders geschultes MNS verlässt, um in der musikalischen Interaktion potenziell saliente Informationen aufzuspüren, deren Relevanz für den Therapieprozess in der verbalen Reflexion nach der Improvisation mittels Aktivierung des MENT überprüft werden könnte.

Die besondere Chance bei Therapieformen, die neben dem verbalen Austausch auch andere „Kanäle" bedienen, liegt darin, dass sich entsprechende Spiegelungsphänomene leichter einstellen und offenbar werden können – sei es in der körperlichen Bewegung in der Tanztherapie, der bildlichen Gestaltung in der Kunsttherapie oder im klanglichen Ausdruck in der Musiktherapie. Joachim Bauer resümiert:

> *„Die genannten Therapien mögen darüber hinaus weitere Wirkprinzipien haben, doch spielt das System der Spiegelzellen bei ihnen auf jeden Fall eine bedeutende Rolle" (2006, S. 142).*

Aktivierung von Bindungssystemen

Die neurobiologischen Grundlagen von Bindung wurden ausführlich in Kapitel 11 behandelt. Die salutogenetische Bedeutung von Bindung wird von Feldman (2017) mit einer Zusammenfassung der Forschungslage auf den Punkt gebracht: „Social attachments enhance health and happiness while social isolation increases stress, impaired health, and death" (Box 1).

Die bereits in Kapitel 11 formulierte These lautet, dass Musiktherapie die Bindungssysteme aktivieren kann. Durch welche Mechanismen aber kann Musik/Musiktherapie positive soziale Kontakte initiieren und zu Beziehungsaufbau und Bindung beitragen? Ich möchte auf diese Frage anhand von drei Punkten eingehen:

Zeit

Nach Braus (2014) sind

> *„Bindung, Empathie und soziales Lernen wesentliche Wirkvariablen für alle Patienten mit Amygdaladysfunktion (u.a. für Patienten mit Sozialphobie oder sozialem Vermeidungsverhalten, Borderline-Patienten, Angsterkrankte, Depressive). Daher benötigt die Interaktion zwischen Patient und Arzt (Psychotherapeut), vor allem beim Erstkontakt, genügend Zeit. Nach nur 5 min Erstkontakt kommt Bindung durch ein Neuropeptid [Oxytocin, TS] in der Regel noch nicht im wünschenswerten Ausmaß zustande" (S. 95 f.).*

Braus spricht hier – mit neurobiologisch untermauerter Argumentation – einen wesentlichen Aspekt der therapeutischen Beziehung an: die Zeitdimension. Ein afrikanisches Sprichwort lautet: „Gras wächst nicht schneller, wenn man daran zieht" – seelische Prozesse brauchen Zeit, um sich zu entfalten, so wie auch eine Melodie nicht „abgekürzt" werden kann, ohne ihren Charakter, ihr Wesen zu verlieren. Musik als Kunst in der Zeit: MusiktherapeutInnen arbeiten mit einem Medium, das sich nicht „rationalisieren" lässt. In Zeiten, in denen der ökonomische Druck im Gesundheitswesen zunimmt und auch TherapeutInnen in immer weniger Zeit immer mehr leisten sollen, ist es wichtig das Selbstverständliche zu betonen: „Gras wächst nicht schneller, wenn man daran zieht" – Zeit ist meiner Meinung nach mit das wichtigste Agens, was gerade MusiktherapeutInnen in den Therapieprozess und in den Beziehungsaufbau miteinbringen können.

Die folgenden Punkte 2 und 3 beruhen auf Forschungen zur evolutionären Bedeutung von Musik:

Die „Seven C's" – Musik als „sozialer Kitt"

Es spricht vieles dafür anzunehmen, dass ein Grund, warum Musik in allen bekannten Kulturen seinen Platz hat, darin liegt, dass Musik den sozialen Zusammenhalt fördert: gemeinsames Singen, mit der Gruppe in einen Groove kommen, sich zusammen dem „Seelenzauber" (Thomas Mann) hinzugeben. Koelsch hat die wichtigsten sozialen Faktoren, die durch Musik angesprochen oder vermittelt werden, in seinem Konzept der „Seven C's" zusammengefasst (Koelsch & Stegemann, 2012):

1. Kontakt / Beziehung (contact)
2. Soziale Kognition (social cognition)

3 Co-pathie; als Modifikation von Empathie (co-pathy)
4 Kommunikation (communication)
5 Koordination / Synchronisierung (coordination)
6 Kooperation (cooperation)
7 Gruppen-Kohäsion (cohesion)

Offensichtlich können wir auch gar nicht anders als Musik „sozial" wahrzunehmen und zu denken: In einer Bildgebungsstudie von Steinbeis und Koelsch (2009) wurde untersucht, welche Hirnareale beim Musikhören aktiviert werden und zwar – das war der Clou der Untersuchungsdesigns – abhängig von der Vorinformation, die die ProbandInnen erhielten. Beide Gruppen hörten die gleiche atonale Musik. Der einen Gruppe wurde vermittelt, dass es sich um ein Musikstück eines modernen Komponisten handele, während die andere Gruppe glauben gemacht wurde, sie hörte eine Sequenz, die zufällig von einem Computer generiert worden sei. Interessanterweise wurden nur bei der ersten Gruppe, die glaubte, das Stück eines Komponisten aus „Fleisch und Blut" (*human product*) zu hören, Areale des sozialen Netzwerks aktiviert: anteriorer medialer frontaler Cortex, Sulcus temporalis superior (STS) und die Temporal-Pole.

Singen als Babyphon der Urzeit

Schlaf- und Wiegenlieder sind ubiquitär und weisen in unterschiedlichsten Kulturen bestimmte musikalische Charakteristika auf (langsames Tempo, absteigende Melodielinien, kleiner Tonraum), die offensichtlich der Physiologie der Einschlafsituation entsprechen. Eine Theorie zu den evolutionären Ursprüngen von Musik geht davon aus, dass dem Singen in der frühen Mutter-Kind-Interaktion die Funktion eines Übergangsobjektes zukommt: Wie über ein Babyphon konnte akustisch Kontakt zum Säugling gehalten werden. Dies ermöglichte es unseren Vorfahren, das Kind zwischendurch abzulegen, um beispielsweise die Hände zum Sammeln von Nahrung frei zu haben und gleichzeitig über die Stimme zu signalisieren: „Ich bin da, Du brauchst keine Angst zu haben".

Generell erfolgt die Ansprache von Babys und Kleinkindern durch Erwachsene „musikalischer", d. h. mit mehr Rhythmus, Wiederholungen und Amplitude in der Stimme, als wenn mit größeren Kindern oder Erwachsenen gesprochen wird. Dies hat zu der Bezeichnung dieses „Singsangs" als „Motherese" oder Ammensprache geführt, der tatsächlich eine beruhigende Wirkung auf den Nachwuchs hat.

In Studien der kanadischen Forscherin Sandra Trehub (2003) ließ sich zeigen, dass mütterlicher Gesang den Spiegel des Stresshormons Cortisol bei den Babys nachhaltiger senkt als Sprechen allein. Die Verknüpfung zwischen Singen und

Geborgenheit scheint sich fest in unserer neuroendokrinen Matrix einzuspeichern: Durch gemeinschaftliches Chorsingen wird das Bindungshormon Oxytocin ausgeschüttet (Kreutz, 2014).

Aktivierung von Belohnungssystem und emotionalen Zentren

Die Wirkung von Musik auf emotionale Zentren und das Belohnungssystem wurde in Kapitel 10 ausführlich dargestellt. Zusammenfassend lässt sich sagen, dass in der Musiktherapie mit dem Medium Musik ein Agens zur Verfügung steht, das über die Aktivierung des limbischen Systems den Zugang zu Gefühlen erleichtert, das den emotionalen Ausdruck fördern kann und das über Dopaminausschüttung Glücksgefühle hervorrufen, Lernvorgänge unterstützen und Neuroplastizität anstoßen kann (s. unten). Die emotionale und emotionalisierende „Macht der Musik" kann innerhalb einer professionellen therapeutischen Beziehung dazu genutzt werden, Veränderungen – auch auf neuronaler Ebene – zu initiieren, die nachhaltig wirken können. Auch auf funktioneller Ebene kann Musik die Motivation fördern, die Lebensqualität verbessern und Freude zurückbringen, z. B. bei langwierigen und mühsamen Reha-Prozessen.

Entspannung und Aktivierung

Die Effekte von Musik auf das vegetative Nervensystem und die Arousal-Systeme sind anhand MNEMO in Kapitel 12 bereits erläutert worden. Die Ermöglichung bzw. Förderung von Entspannung ist in vielen Fällen eine wichtige Voraussetzung für eine effektive Therapie. Dies gilt m. E. auch für die Musiktherapie. Die Regulation von Stimmung und Arousal ist für die meisten Menschen der wichtigste Beweggrund, Musik zu hören (Schäfer, Sedlmeier, Städtler & Huron, 2013). Über den „*non-classical pathway*" der zentralen Hörbahn werden die Arousal-Systeme und das limbische System direkt angesprochen. Das beinhaltet ergotrope Effekte (Aktivierung) genauso wie trophotrope Wirkungen (Entspannung). Die Musik bietet daher den MusiktherapeutInnen ein „Therapeutikum", das individuell sehr fein dosiert werden kann. Somit kann in jeder Therapiestunde eine neurophysiologische Ausgangssituation hergestellt werden, die eine optimale Basis für die „prozessadäquate Bereitstellung von Bedingungen" für den „nicht-linearen, selbstorganisierenden Prozess eines bio-psycho-sozialen Patientensystems [= Psychotherapie]" (Schiepek, 2011, S. 24) bietet.

Neuroplastizität

Die neuronalen Grundlagen von Neuroplastizität wurden bereits kurz in Kapitel 1 (Exkurs) dargestellt. Für die Psychotherapie-Forschung spielen Untersuchungen zur Neuroplastizität eine zunehmende Bedeutung, wie Juckel und Edel (2014) feststellen:

> *„Es mehren sich die neurowissenschaftlichen Belege dafür, dass Neuroplastizität, d.h. die funktionelle und strukturelle Wandelbarkeit von Synapsen, Neuronen und Netzwerken des Gehirns auf bestimmte Anforderungen, die physische Basis für die Wirksamkeit der gezielten Interventionen und Lernvorgängen im Rahmen einer Psychotherapie ist.*
>
> *Vermutlich ist Psychotherapie besonders dadurch wirksam, dass es sich nicht nur um rein kognitive oder emotionale Lernvorgänge auf Seiten des Patienten (nach der Hebb'schen Lernregel: ‚what fires together, wires together') handelt, sondern diese Lernvorgänge durch das gemeinsame oder komplementäre Feuern der Neurone von Patient und Therapeut, d.h. durch Interaktionen und Intersubjektivität, verstärkt werden" (S. 24).*

Und um es noch einmal pointierter mit dem Psychotherapieforscher Grawe zu sagen: „Psychotherapie wirkt, wenn sie wirkt, darüber, dass sie das Gehirn verändert. Wenn sie das Gehirn nicht verändert, ist sie auch nicht wirksam" (Grawe, 2004, S. 18). Das Gleiche gilt nicht minder für die Musiktherapie: Wenn sie das Gehirn nicht verändert, ist auch sie nicht wirksam! Insofern gehören die Ergebnisse aus wissenschaftlichen Studien zur musikinduzierten Neuroplastizität sicherlich zu den wichtigsten und bahnbrechendsten Erkenntnissen der letzten Jahrzehnte auch für die Musiktherapie-Wirkungsforschung.

In einem Lancet-Artikel beschreiben Sihvonen und Kollegen (2017) die Mechanismen, die den rehabilitativen Effekten von Musik bei neurologischen Erkrankungen zugrunde liegen. An erster Stelle führen sie „neural activation and neuroplasticity" an: Musik aktiviert eine Vielzahl von Arealen und Netzwerken im ganzen Gehirn. Diese Aktivierung geht mit einem erhöhten Blutfluss einher. Eine bessere Durchblutung schafft günstigere Voraussetzungen für regenerative Prozesse im Hirngewebe, was beispielsweise nach Schlaganfällen von Bedeutung ist, weil die neuroplastischen Veränderungen aktivitätsabhängig sind. Den AutorInnen zufolge lässt sich der Effekt von Musik auf das Gehirn mit dem Konzept des *„environmental enrichment"* in Tierexperimenten vergleichen: Durch eine stimulierende Umwelt wird die Synaptogenese gefördert, also das Entstehen von neuen synaptischen Verbindungen im Gehirn.

Besonders das aktive Musizieren führt zu neuroplastischen Veränderungen im Gehirn, was in Studien an MusikerInnen, aber auch in Studien mit neurologischen PatientInnen nachgewiesen werden konnte (Jäncke, 2015; Sihvonen et al., 2017).

Unbestritten ist die Rolle des Neurotransmitters Dopamin für Lernvorgänge, denen synaptische Veränderungen zugrunde liegen. Wie in Kapitel 10 bereits dargestellt wird Dopamin beim Erleben von musikalischen Höhepunkten („peaks“) bzw. bei der Erwartung von solchen peaks ausgeschüttet (Salimpoor et al., 2011). Nach Stegemöller (2014) gehört der Anstieg von Dopamin im mesolimbischen Belohnungssystem neben neuronaler Synchronizität (siehe oben) und einem „clear signal“ (Musik vs. Geräusch) zu den drei neuroplastischen Prinzipien, über die Musiktherapie wirkt.

Die spezifischen zellulären Mechanismen für die musikinduzierte Neuroplastizität sind jedoch noch ungeklärt und bedürfen weitergehender Forschungsbemühungen. Im Zusammenhang mit den Bindungssystemen konstatiert Ruth Feldman (2017):

„The great plasticity of the human social brain and its behavior-based nature enable later attachments to reorganize neural networks and repair, at least partly, negative early experiences. This highlights the translational potential of research on the neurobiology of human attachments“ (S. 81).

Lachen ist die beste Medizin oder Humor ist, wenn man trotzdem lacht.

Der Stellenwert von Humor in der Medizin und auch in der Psychotherapie ist in den vergangenen Jahren deutlich gestiegen – man könnte beinahe sagen: Man muss zum Lachen nicht mehr in den Keller gehen, sondern das Lachen ist auch wissenschaftlich „salonfähig“ geworden. Unter anderem wurde auch untersucht, was in unserem „Oberstübchen“ abläuft, wenn wir einen Witz hören, Cartoons oder eine lustige Filmsequenz ansehen. Ebenso wenig wie es ein „Musikzentrum“ im Gehirn gibt, ließ sich ein „Humorzentrum“ entdecken. Und, so ist sich die Psychiaterin und Humorforscherin Barbara Wild sicher, es wird sich auch nie finden lassen:

„Humor umfasst in meinen Augen ein Bündel von komplexen Verhaltensweisen: Das Verstehen von Witzen gehört dazu, aber auch zu wissen, wann man wem welchen Witz erzählen kann, genauso wie die Fähigkeit, spielerisch zu sein, Blödsinn und Komik zu mögen, über sich selbst lachen zu können, andere zum Lachen zu bringen, mit witzigen oder komischen Bemerkungen soziale Situationen zu regulieren und auch widrigen Umständen mit einer heiteren Gelassenheit zu begegnen" (Wild, 2016, S. 32).

So wie Musik als komplexer Stimulus viele unterschiedliche Hirnregionen aktiviert, sind auch bei der Wahrnehmung und dem Verstehen von Witzen verschiedene Areale in mehreren Hirnbereichen involviert. Wild (2016) beschreibt vier Cluster von Aktivierungen:

1 in der linken Hemisphäre im Grenzgebiet zwischen Temporal-, Parietal- und Occipitallappen
2 an der Außenseite des linken Stirnhirns (lateraler PFC)
3 an der Vorder- und Mittelseite des linken Stirnhirns (ventromedialer PFC)
4 in verschiedenen Bereichen des limbischen Systems

Auch in der Musiktherapie hat Humor seinen Platz – die Studienlage dazu ist zwar noch übersichtlich (vgl. Ratzenböck, 2014), aber gerade die freie musikalische Improvisation in der Musiktherapie bietet viele Ansatzpunkte und Gelegenheiten, mit spielerischem Witz, Heiterkeit und Humor therapeutische Themen aufzugreifen, weiterzuentwickeln oder Schweres aufzufangen. Dies kann durch Übertreibung im musikalischen Ausdruck erfolgen, durch „falsche" Noten, durch Einbettung von Tiergeräuschen, durch Benutzung von Effektgeräuschen oder durch lustige Texte in improvisierten Liedern (vgl. Amir, 2005).

Die oben dargestellten Wirkebenen – und nicht zuletzt eine Prise Humor – bilden ein Gerüst, das die Wirksamkeit von Musiktherapie aus neurobiologischer Sicht verständlich und nachvollziehbar machen soll. Im Sinne des Einleitungskapitels kann es eine Grundlage für den interdisziplinären Austausch und für die Vermittlung musiktherapeutischer Wirkmechanismen sein. Zum Abschluss zwei Zitate, die – bei aller Begeisterung für die neurowissenschaftlichen Fortschritte – eine gesunde Skepsis und eine gewisse Demut angebracht erscheinen lassen:

> *„Da das Ganze immer mehr ist als die Summe der einzelnen Teile – so lautet nicht nur die Maxime der Gestaltpsychologie – wird es niemals gelingen, Kunst als Ausdruck des Seins jedes Individuums auf die neuronale Ebene zurückzuführen" (Jansen-Osmann, 2008, S. 9).*

> *„Wenn das Gehirn so einfach wäre, dass wir es begreifen könnten, wären wir so einfach, dass wir es nicht begreifen könnten" (Emerson M. Pugh, 1977, S. 154).*

Anhang

Glossar

Ätiopathogenese: medizinisches Erklärungsmodell für die Ursache und die Entstehung einer Krankheit (zusammengesetzt aus den häufig synonym verwendeten Begriffen: Ätiologie und Pathogenese).

afferent: Bezeichnung für Nervenbahnen, die Signale zum Gehirn weiterleiten (lat. afferens = zuführend).

angiokinetisch: die Bewegung der Blutgefäße betreffend (Synonym: vasomotorisch): z. B. Verengung (Vasokonstriktion) oder Erweiterung (Vasodilatation) der Blutgefäße.

Anhedonie: Unfähigkeit, Freude zu empfinden; fehlende Genussfähigkeit.

Areal F5: Abschnitt des prämotorischen Cortex beim Affen; gilt als Entsprechung des Broca-Areals beim Menschen (s. Abb. A.1 im „Kleinen Hirnatlas").

Atrophie: Abbau/Rückbildung von Gewebe (z. B. beim Muskel oder im Gehirn) oder eines Organs.

Bildgebende Verfahren: bezeichnet in der medizinischen Diagnostik und neurowissenschaftlichen Forschung verschiedene apparative Untersuchungsmethoden, mit denen *in vivo* Bilddaten des Gehirns ermittelt werden können (synonym verwendet: Bildgebung; Neuroimaging). Bei der *strukturellen* Bildgebung (z. B. CT, MRT) werden beispielsweise zur Tumordiagnostik zwei- und drei-dimensionale anatomische Bilder des Gehirns erzeugt. Die *funktionelle* Bildgebung (z. B. fMRI, PET) erlaubt die indirekte Darstellung von Funktions- bzw. Aktivitätsänderungen im Gehirn (z. B. durch erhöhten Blutfluss in einzelnen Hirnregionen).

Biomarker: objektiv messbare biologische Parameter, die Aufschluss geben über pathologische Veränderungen des Körpers und die zu diagnostischen Zwecken oder zum Monitoring von Krankheitsverläufen eingesetzt werden können.

bio-psycho-soziales Modell: Ein auf den US-amerikanischen Psychiater George L. Engel zurückgehendes Modell der Krankheitsentstehung. Das Modell geht davon aus, dass unabhängig von der Krankheitsursache stets biologische, psychische und soziale Faktoren zusammenwirken und einen Einfluss auf Gesundheit und Krankheit eines Menschen haben.

Cytoskelett (auch Zytoskelett): eine dreidimensionale, bewegliche Struktur aus Filamenten (Fäden) und Röhrchen, die das Gerüst eukaryotischer Zellen bildet. Die Bestandteile des C. sind: 1. Aktinfilamente, 2. Intermediärfilamente und 3. Mikrotubuli.

Effektororgan: Erfolgsorgan; bezeichnet den Zielort eines (neuro-)physiologischen Ablaufs, z. B. glatte Muskulatur oder Drüsen des vegetativen Nervensystems.

Effektstärke: Begriff aus der Statistik; kennzeichnet bei Experimenten das Ausmaß der Wirkung eines Effektes. Cohen's d ist eine häufig verwendete Effektgröße, um Mittelwertunterschiede zwischen zwei Gruppen zu beschreiben. Dabei gilt ein d zwischen 0.2 und 0.5 als kleiner Effekt, ein d zwischen 0.5 und 0.8 als mittlerer und ein d größer als 0.8 als starker Effekt.

efferent: Bezeichnung für Nervenbahnen, die Signale vom Gehirn in die Peripherie (z. B. zu den Muskeln) leiten (lat. efferre = heraustragen).

Elektroenzephalographie (EEG): registriert die bioelektrischen Erscheinungen der Großhirnrinde („Hirnströme") mittels auf der Kopfhaut befestigter Elektroden.

Ereigniskorrelierte Potenziale (EKP): bei EKPs handelt es sich um charakteristische EEG-Veränderungen, die durch die Wahrnehmung äußerer Stimuli (visuell, akustisch etc.) hervorgerufen werden.

evozierte Potenziale (EP): im EEG messbare, durch äußere Stimulation hervorgerufene (= evozierte) Reizantwort, die der Funktionsdiagnostik neurologischer Störungen dienen; z. B. kann mittels akustisch evozierter Potenziale (AEP) die Hörbahn zwischen Cochlea und primärem auditorischen Cortex evaluiert werden.

Extrazellulärraum: Raum außerhalb der Zelle (Ggs. Intrazellulärraum); enthält die Extrazellulärflüssigkeit, bestehend aus Blutplasma, Lymphe, interstitiellem und transzellulärem Wasser.

Funktionelle Kernspintomographie (Synonym: Magnetresonanztomographie, fMRT/fMRI): Bildgebendes Verfahren, mit dem Aktivitätsänderungen im Gehirn gemessen werden können. Das Verfahren beruht auf der Erfassung von Änderungen im Magnetfeld, die durch die unterschiedlichen magnetischen Eigenschaften von sauerstoffreichem (oxygeniertem) und sauerstoffarmen Blut hervorgerufen werden. Mittels fMRI ist es beispielsweise möglich, kognitive Funktionen und emotionale Prozesse im Gehirn mit einer hohen räumlichen Auflösung (< 1 mm) und einer zeitlichen Auflösung im Sekunden-Bereich zu kartieren.

Genexpression: kennzeichnet den Prozess der Biosynthese eines spezifischen Genproduktes (RNA, Protein), bestehend aus zwei Schritten: Transkription (Ablesen der entsprechenden Information von der DNA und Übertragung in Messenger-RNA) und Translation („Übersetzung" des genetischen Codes in Aminosäuren, aus denen sich die Proteine zusammensetzen). Die Genexpression unterliegt komplexen regulatorischen Prozessen, die darüber entscheiden, wann ein Gen „angeschaltet" oder „abgeschaltet" wird.

Genotyp: die den Phänotyp (und andere Merkmale) bestimmende Gesamtheit der Erbanlagen eines Organismus.

Genpolymorphismus: beschreibt die genetisch bedingte Vielgestaltigkeit von Lebewesen. Von einem Genpolymorphismus spricht man, wenn in einer Population mehrere Varianten eines Gens an einem Gen-Ort (Locus) auf der DNA vorliegen. Diese Varianten einer Gen-Ausprägung werden auch als Allele bezeichnet.

glandotrope Hormone: Steuerhormone der Adenohypophyse (HVL), die auf andere Drüsen bzw. endokrine Organe wirken (lat. glandula = Drüse; -trop = gerichtet). Dazu gehören z. B. Thyreoidstimulierendes Hormon (TSH) und Adrenocortikotropes Hormon (ACTH).

Gyrus angularis: Hirnwindung am Übergang zwischen Temporal- und Parietallappen. Funktionell liegt der Gyrus angularis zwischen sekundärer Hörrinde und sekundärer Sehrinde und wird mit höheren kognitiven Aufgaben (u. a. Rechnen, Schreiben, Lesen) in Verbindung gebracht.

Hypometabolismus: reduzierte Stoffwechselaktivität.

ipsilateral: auf der gleichen Seite (z. B. Verlauf von Nervenbahnen im Rückenmark)

kongenital: angeboren

Konnektivität: In den Neurowissenschaften ist Konnektivität ein Überbegriff für die Verbindung zwischen verschiedenen Hirnarealen. Von struktureller Konnektivität spricht man, wenn eine anatomische Verbindung (Nervenbahnen; Axone) zwischen den Regionen besteht. Die funktionelle Konnektivität bezieht sich auf das Zusammenspiel verschiedener, meist räumlich getrennter Hirnregionen, welches sich in der Regel in der zeitlichen Korrelation von Aktivierungen bei umschriebenen Aufgaben widerspiegelt. Diese synchronen Aktivierungen lassen sich durch elektrophysiologische und bildgebende Verfahren (EEG, fMRI) sichtbar machen.

kontralateral: auf der Gegenseite (z. B. die Pyramidenbahn kreuzt in ihrem Verlauf auf die Gegenseite; auch die jeweils andere Gehirnhälfte wird als „kontralateral" bezeichnet)

Kopplung: neuronale Kopplung bezeichnet die Ähnlichkeit oszillatorischer Komponenten zwischen zwei (oder mehr) Quellen: z. B. EEG-Signale in zwei Hirnarealen oder zwischen zwei Gehirnen (interbrain oscillatory coupling).

Korsakow-Syndrom: Die nach dem russischen Neurologen Sergei Korsakow benannte Gedächtnisstörung imponiert durch Amnesien, die – meist als Folge chronischer Alkoholabhängigkeit – zusammen mit Desorientiertheit und Konfabulationen auftreten.

Life events: kritische Lebensereignisse (positiv und negativ), die als psychosoziale Faktoren Einfluss auf die Entstehung psychischer Störungen haben (z. B. Scheidung, Tod eines Familienangehörigen, Heirat, Schwangerschaft).

Magnetenzephalographie (MEG): Bildgebendes Verfahren mit sehr hoher zeitlicher Auflösung zur Aufzeichnung der Magnetfelder des Gehirns.

Neurotransmission: Kommunikation zwischen Neuronen über Synapsen (elektrisch oder chemisch mittels Neurotransmitter).

parakrin: Hormone oder andere Substanzen werden in unmittelbar angrenzende Regionen abgesondert und beeinflussen auf diese Weise benachbarte Zellen.

Paralimbisches System: Als paralimbisch werden Hirnareale bezeichnet, die eng mit dem limbischen System verbunden sind (griech. para = neben, bei). Dazu zählen neben der Insula auch der Gyrus cinguli sowie der posteromediale orbitofrontale Cortex.

Pentatonische Skala: Fünfstufige Tonleiter (meist ohne Halbtonschritte)

Placebo-Effekt (lat. „ich werde gefallen"): Eintreten einer physiologischen oder psychischen Wirkung als Reaktion auf eine Schein-Intervention oder die Einnahme eines Schein-Medikaments (Gegenteil: Nocebo).

Phänotyp: das durch Genetik und Umwelteinflüsse bedingte äußere Erscheinungsbild eines Lebewesens.

Positronen-Emissions-Tomographie (PET): Bildgebendes Verfahren, mit dem funktionelle Änderungen von Stoffwechselprozessen gemessen werden können (z.B. Glucose-Metabolismus im Gehirn). Das Grundprinzip beruht auf der Detektion von Gamma-Strahlen, die beim Zerfall von radioaktiv markierten Substanzen freigesetzt werden.

Prädiktor: Vorhersagewert; unabhängige Variable in Korrelations- und Regressionsanalysen. Erlaubt die Vorhersage für das Eintreten eines Ereignisses (z.B. für das Erkranken an einer bestimmten Krankheit).

Pruning (auch synaptic pruning): bezeichnet die Elimination ungenutzter Synapsen im Gehirn, also eine Art „Ausjäten" oder „Zurechtstutzen" von Nervenverbindungen nach dem Motto: „Use it or lose it". Findet zwischen der frühen Kindheit und der Pubertät statt; fehlgeleitetes Pruning wird auch mit der Entwicklung psychischer und neurodegenerativer Störungen in Verbindung gebracht.

Rauigkeit: Begriff aus der Psychoakustik; unterscheidet sich die Frequenz zwischen zwei Tönen um mehr als 15 Hz wird die vorher bestehende Schwebung als „rau" oder „unschön" wahrgenommen.

Salienz: kann mit Auffälligkeit übersetzt werden (engl. salient = auffällig, hervorstechend). In der Psychologie wird damit ein Reiz bezeichnet, der aus dem Kontext „hervorspringt", sich deutlich abhebt von der Umgebung und so dem Bewusstsein leichter zugänglich ist.

Template brain: eine digitale Schablone eines „durchschnittlichen“ Gehirns, das durch Bildgebungsdaten von einer größeren Anzahl von ProbandInnen ermittelt wurde und als Referenz für die Lokalisierung von Gehirnstrukturen dient.

Tonchroma: Ähnlichkeit der Oktavtöne (Tonfarbe oder Helligkeit im Gegensatz zur Klangfarbe = Timbre).

Validität: Begriff aus der Statistik; zentrales Gütekriterium einer Untersuchung. Eine Untersuchung gilt dann als valide, wenn sie tatsächlich das gemessen hat, was auch gemessen werden sollte.

Wirkfaktoren: geben Auskunft darüber, welche Faktoren Einfluss auf den Therapieerfolg haben. Man unterscheidet in der Psychotherapieforschung zwischen unspezifischen Wirkfaktoren (z. B. therapeutische Beziehung, Vertrauen, Empathie) und spezifischen Wirkfaktoren (definierte Vorgehensweisen, die innerhalb eines bestimmten Therapieansatzes zur Anwendung kommen; in der Musiktherapie z. B. Ausdruck, Darstellung und Kommunikation mittels Musik).

Literatur

Altenmüller, E. (2012). Musikwahrnehmung und Amusien. In H.-O. Karnath & P. Thier (Hrsg.), *Kognitive Neurowissenschaften* (S. 529 – 538). Berlin: Springer.

Altenmüller, E. & Bernatzky, G. (2015). Musik als Auslöser starker Emotionen. In G. Bernatzky & G. Kreutz (Hrsg.), *Musik und Medizin* (S. 221 – 236). Wien: Springer.

Amir, D. (2005). Musical humour in improvisational music therapy. *Australian Journal of Music Therapy, 16*, 3 – 24.

Angelucci, F., Ricci, E., Padua, L., Sabino, A. & Tonali, P. A. (2007). Music exposure differentially alters the levels of brain-derived neurotrophic factor and nerve growth factor in the mouse hypothalamus. *Neuroscience Letters, 429*(2), 152 – 155. doi:10.1016/j.neulet.2007.10.005

Asay, T. P. & Lambert, M. (1999). The empirical case for the common factors in therapy: Quantitative findings. In M. Hubble, B. L. Duncan & S. D. Miller (Eds.), *The heart and soul of change: What works in therapy* (pp. 23 – 55). Washington, DC: APA.

Bauer, J. (2006). *Warum ich fühle, was du fühlst. Intuitive Kommunikation und das Geheimnis der Spiegelneurone.* München: Heyne.

Bear, M. F., Connors, B. W. & Paradiso, M. A. (2012). *Neurowissenschaften* (3. Aufl.). Berlin: Springer.

Beaty, R. E. (2015). The neuroscience of musical improvisation. *Neuroscience and Biobehavioral Reviews, 51*, 108 – 117.

Becker, K., El-Faddagh, M., Schmidt, M. H., Esser, G. & Laucht, M. (2008). Interaction of dopamine transporter genotype with prenatal smoke exposure on ADHD symptoms. *Journal of Pediatrics, 152*, 263 – 269.

Bernatzky, G. (2013). Musik in der Palliativmedizin. In M. Werni-Kourik, R. Likar, I. Strohscheer, F. Zdrahal, H. Watzke & G. Bernatzky (Hrsg.), *Palliativmedizin – Lehrbuch für Ärzte, Psychosoziale Berufe und Pflegepersonen* (S. 151 – 155). Bremen: Uni-Med.

Bernatzky, G., Strickner, S., Presch, M., Wendtner, F. & Kulich, W. (2012). Music as non-pharmacological pain management in clinics. In R. MacDonald, G. Kreutz & L. Mitchell (Eds.), *Music, health & wellbeing* (pp. 257 – 275). Oxford: Oxford University Press.

Birbaumer, N. & Schmidt, R. F. (2010). *Biologische Psychologie* (7. Aufl.). Heidelberg: Springer.

Bishop, S. R., Lau, M., Shapiro, S. L., Carlson, L., Anderson, N. D., Carmody, J., Segal, Z. V., Abbey, S., Speca, M. Velting, D. & Devins, G. (2004). Mindfulness: A proposed operational definition. *Clinical Psychology: Science and Practice, 11*, 230 – 241.

Blood, A. J. & Zatorre, R. J. (2001). Intensely pleasurable responses to music correlate with activity in brain regions implicated in reward and emotion. *PNAS, 98*(20), 11818 – 11823.

Blood, A. J., Zatorre, R. J., Bermudez, P. & Evans, A. C. (1999). Emotional responses to pleasant and unpleasant music correlate with activity in paralimbic brain regions. *Nature Neuroscience, 2*(4), 382 – 387.

Böhm-Öppinger, S. (2018). Improvisation – musikalisches Partnerspiel und Paukenpartnerspiel. In T. Stegemann & E. Fitzthum (Hrsg.), *Kurzlehrbuch Musiktherapie Teil I. Wiener Ringvorlesung Musiktherapie – Grundlagen und Anwendungsfelder* (2. Aufl., S. 163 – 172). Wien: Praesens.

Braus, D. F. (2014). *EinBlick ins Gehirn* (3. Aufl.). Stuttgart: Thieme.

Brunner, J. (2017). *Psychotherapie und Neurobiologie*. Stuttgart: Kohlhammer.

Bryant, R. A., Felmingham, K., Whitford, T. J., Kemp, A., Hughes, G., Peduto, A. & Williams, L. M. (2008). Rostral anterior cingulate volume predicts treatment response to cognitive-behavioural therapy for posttraumatic stress disorder. *Journal of Psychiatry & Neuroscience, 33*(2), 142 – 146.

Budde, T. & Meuth, S. (2003). *Fragen und Antworten zu den Neurowissenschaften*. Bern: Hans Huber.

Chanda, M. L. & Levitin, D. J. (2013). The neurochemistry of music. *Trends in Cognitive Sciences, 17*(4), 179 – 193.

Decker-Voigt, H.-H. (1991). *Aus der Seele gespielt*. München: Goldmann.

Decker-Voigt, H.-H. (2004). Zur Methodik der Musiktherapeutischen Tiefenentspannung (MTE). In I. Frohne-Hagemann (Hrsg.), *Rezeptive Musiktherapie* (S. 289 – 305). Wiesbaden: Reichert.

Decker-Voigt, H.-H. & Spintge, R. (2000). *Energon – Musik & Gesundsein. Entspannung und Vitalisierung* [CD und Booklet]. Hamburg: Polymedia / Universal.

Donnay, G. F., Rankin, S. K., Lopez-Gonzalez, M., Jiradejvong, P. & Limb, C. J. (2014). Neural substrates of interactive musical improvisation: An fMRI study of 'trading fours' in jazz. *PLOS ONE, 9*(2), e88665. doi:10.1371/journal.pone.0088665

Drösser, C. (2017). Stimmt's? *DIE ZEIT, 9. März 2017*.

Düweke, P. (2001). *Kleine Geschichte der Hirnforschung*. München: C. H. Beck.

Edwards, J. (Ed.). (2011). *Music therapy and parent-infant bonding*. Oxford: Oxford University Press.

Eisenberger, N. I., Lieberman, M. D. & Williams, K. D. (2003). Does rejection hurt? An fMRI study of social exclusion. *Science, 302*, 290 – 292.

Elbert, T., Pantev, C., Wienbruch, C., Rockstroh, B. & Taub, E. (1995). Increased cortical representation of the fingers of the left hand in string players. *Science, 270*(5234), 305 – 307.

Esch, T. (2012). *Die Neurobiologie des Glücks*. Stuttgart: Thieme.

Fachner, J., Gold, C. & Erkkilä, J. (2013). Music therapy modulates fronto-temporal activity in rest-EEG in depressed clients. *Brain Topography, 26*, 338 – 354.

Farrugia, N., Jakubowski, K., Cusack, R. & Stewart, L. (2015). Tunes stuck in your brain: The frequency and affective evaluation of involuntary musical imagery correlate with cortical structure. *Consciousness and Cognition, 35*, 66–77. doi:10.1016/j.concog.2015.04.020
Feldman, R. (2017). The neurobiology of human attachments. *Trends in Cognitive Sciences, 21*(2), 80–99.
Flatten, G. (2011). Posttraumatische Belastungsstörungen. In G. Schiepek (Hrsg.), *Neurobiologie der Psychotherapie* (S. 450–471). Stuttgart: Schattauer.
Förstl, H. (2012). Psychopathologischer Befund. In S. Leucht & H. Förstl (Hrsg.), *Kurzlehrbuch Psychiatrie und Psychotherapie* (S. 23–33). Stuttgart: Thieme.
Freud, S. (1917/1999). *Vorlesungen zur Einführung in die Psychoanalyse* (Gesammelte Werke, Bd. 11). Frankfurt: Fischer.
Fritz, T., Jentschke, S., Gosselin, N., Sammler, D., Peretz, I., Turner, R., Friederici, A. D. & Koelsch, S. (2009). Universal recognition of three basic emotions in music. *Current Biology, 19*, 573–576.
Fuchs, T. (2008). *Das Gehirn – ein Beziehungsorgan.* Stuttgart: Kohlhammer.
Gembris, H. (1985/2006). *Musikhören und Entspannung*. Hamburg: Wagner.
Gerber, P., Schlaffke, L., Heba, S., Greenlee, M. W., Schultz, T. & Schmidt-Wilcke, T. (2014). Juggling revisited – A voxel-based morphometry study with expert jugglers. *NeuroImage, 95*, 320–325.
Grawe, K. (2004). *Neuropsychotherapie*. Göttingen: Hogrefe.
Grünenwald, E.-M. (2018). Musiktherapie mit alten Menschen. In T. Stegemann & E. Fitzthum (Hrsg.), *Kurzlehrbuch Musiktherapie Teil I. Wiener Ringvorlesung Musiktherapie – Grundlagen und Anwendungsfelder* (2. Aufl., S. 321–335). Wien: Praesens.
Hacke, W. (Hrsg.). (2016). *Neurologie*. Berlin: Springer.
Hänggi, J., Brütsch, K., Siegel, A. M. & Jäncke, L. (2014). The architecture of the chess player's brain. *Neuropsychologia, 62*, 152–162.
Hanser, H. (2001). *Lexikon der Neurowissenschaft* [CD-Rom]. Heidelberg: Spektrum Akademischer Verlag.
Hauck, M., Metzner, S., Rohlffs, F., Lorentz, J. & Engel, A. K. (2013). The influence of music and music therapy on pain-induced neuronal oscillations measured by magnetencephalography. *Pain, 154*(4), 539–547.
Hebb, D. O. (1949). *The organization of behaviour: A neuropsychological theory*. New York: Wiley
Hepper, P. G. (1991). An examination of fetal learning before and after birth. *The Irish Journal of Psychology, 12*(2), 95–107.
Hickok, G. (2014). *The myth of mirror neurons*. New York: Norton.
Hoffmann, S. (2010). *Selbstfürsorge und ihre Bedeutung für die musiktherapeutische Haltung.* Verfügbar unter: www.musiktherapie.de/fileadmin/user_upload/medien/pdf/mu_downloads/Hoffmann_Selbstfuersorge.pdf, 19.05.2018
Hou, J., Chen, A., Song, B., Sun, C. & Beauchaine, T. P. (2017). Neural correlates of absolute pitch: A review. *Musicae Scientiae, 21*(3), 287–302.
Hove, M. J., Stelzer, J., Nierhaus, T., Thiel, S. D., Gundlach, C., Margulies, D. S., Van Dijk, K. R., Turner, R., Keller, P. E. & Merker, B. (2016). Brain network reconfiguration and perceptual decoupling during an absorptive state of consciousness. *Cerebral Cortex, 26*(7), 3116–3124. doi:10.1093/cercor/bhv137
Hugo, V. (1864). *William Shakespeare*. Paris: A. Lacroix, Verboeckhoven et Cie.
Hüther, G. (2004). Ebenen salutogenetischer Wirkungen von Musik auf das Gehirn. *Musiktherapeutische Umschau, 25*(1), 16–26.
Hüther, G. & Michels, I. (2011). *Gehirnforschung für Kinder – Felix und Feline entdecken das Gehirn.* München: Kösel.

Huron, D. (2006). *Sweet anticipation – music and the psychology of expectation*. Cambridge: MIT Press.
Jacobsen, J.-H., Stelzer, J., Fritz, T.H., Chételat, G., La Joie, R.&Turner, R. (2015). Why musical memory can be preserved in advanced Alzheimer's disease. *Brain, 138*, 2438–2450.
Jaffard, R. (2003). Das facettenreiche Gedächtnis. *Spektrum der Wissenschaft Spezial-Gedächtnis. ND 2*, S.6–9.
Jakubowski, K., Finkel, S., Stewart, L.&Müllensiefen, D. (2017). Dissecting an earworm: Melodic features and song popularity predict involuntary musical imagery. *Psychology of Aesthetics, Creativity, and the Arts, 11*(2), 122–135.
Jäncke, L. (2008). *Macht Musik schlau?* Bern: Hans Huber.
Jäncke, L. (2015). Musik und Hirnplastizität. In G. Bernatzky&G. Kreutz (Hrsg.), *Musik und Medizin* (S.49–67). Wien: Springer.
Jansen-Osmann, P. (2008). Die künstlerischen Therapien im Zeitalter der Neurowissenschaften. *Musik-, Tanz- und Kunsttherapie, 19*, 1–10.
Jourdain, R. (2001). *Das wohltemperierte Gehirn*. Heidelberg: Spektrum Akademischer Verlag.
Juckel, G.&Edel, M.-A. (Hrsg.). (2014). *Neurobiologie und Psychotherapie*. Stuttgart: Schattauer.
Juslin, P.&Sloboda, J.A. (Eds.). (2010). *Handbook of music and emotion*. Oxford: Oxford University Press.
Juslin, P.&Västfjäll, D. (2008). Emotional responses to music: The need to consider underlying mechanisms. *Behavioral and Brain Sciences, 31*, 559–621.
Kasten, E. (2007). *Einführung Neuropsychologie*. München: Ernst Reinhardt.
Kim, J.&Stegemann, T. (2016). Music listening for children and adolescents in health care contexts: A systematic review. *The Arts in Psychotherapy, 51*, 72–85.
Klapp, B.F.&Peters, E. M. J. (2011). Biologische Grundlagen der Anpassung und ihre Entwicklung – Einführung. In R.H. Adler, W. Herzog, P. Joraschky, K. Köhle, W. Langewitz, W. Söllner&W. Wesiack (Hrsg.), *Uexküll – Psychosomatische Medizin* (7. Aufl., S.43–48). München: Urban&Fischer.
Koelsch, S. (2011). Toward a neural basis of music perception – a review and updated model. *Frontiers in Psychology, 2*. doi:10.3389/fpsyg.2011.00110
Koelsch, S. (2012). *Brain&music*. Oxford: Wiley-Blackwell.
Koelsch, S.&González Moya, D. (2014). Musical semantics. In B. Thompson&J.G. Golson (Eds.), *Music in the social and behavioral sciences* (Vol. 2, pp.793–795). Thousand Oaks: Sage.
Koelsch, S.&Schröger, E. (2018). Neurowissenschaftliche Grundlagen der Musikwahrnehmung. In A.C. Lehmann&R. Kopiez (Hrsg.), *Handbuch Musikpsychologie* (S.461–481). Bern: Hogrefe.
Koelsch, S.&Siebel, W. A. (2005). Towards a neural basis of music perception. *Trends in Cognitive Sciences, 9*(12), 578–584.
Koelsch, S., Siebel, W. A.&Fritz, T. (2010). Functional neuroimaging. In P.N. Juslin&J.A. Sloboda (Eds.), *Handbook of music and emotion* (pp. 313–344). New York: Oxford University Press.
Koelsch, S.&Stegemann, T. (2012). The brain and positive biological effects in healthy and clinical populations. In R. MacDonald, G. Kreutz&L. Mitchell (Eds.), *Music, health, & well-being* (pp. 436–456). Oxford: Oxford University Press.
Köhler, L. (1998). Einführung in die Entstehung des Gedächtnisses. In M. Koukou, M. Leuzinger-Bohleber&W. Mertens (Hrsg.), *Erinnerung von Wirklichkeiten*. Stuttgart: Verlag Internationale Psychoanalyse.
Kohler, E., Keysers, C., Umilta, M.A., Fogassi, L., Gallese, V.&Rizzolatti, G. (2002). Hearing sounds, understanding actions: Action representation in mirror neurons. *Science, 297*, 846–848.
Kraus, K.S.&Canlon, B. (2012). Neuronal connectivity and interactions between the auditory and limbic systems. Effects of noise and tinnitus. *Hearing Research, 288*, 34–46.

Kreutz, G. (2014). *Warum Singen glücklich macht*. Gießen: Psychosozial-Verlag.

Krick, C. M., Argstatter, H., Grapp, M., Plinkert, P. K. & Reith, W. (2017a). Heidelberg Neuro-Music Therapy enhances task-negative activity in tinnitus patients. *Frontiers in Neuroscience, 11*(384). doi:10.3389/fnins.2017.00384

Krick, C. M., Argstatter, H., Grapp, M., Plinkert, P. K. & Reith, W. (2017b). Heidelberg Neuro-Music Therapy restores attention-related activity in the angular gyrus in chronic tinnitus patients. *Frontiers in Neuroscience, 11*(418). doi:10.3389/fnins.2017.00418

LaGasse, A. B. & Thaut, M. H. (2013). The neurobiological foundations of Neurologic Music Therapy. *Music and Medicine, 5*(4), 228–233.

LeDoux, J. E. (1999). *The emotional brain*. London: Phoenix.

Li, W.-J., Yu, H., Yang, J.-M., Gao, J., Jiang, H., Feng, M., Zhao, Y. X. & Chen, Z.-Y. (2010). Anxiolytic effect of music exposure on BDNFMet/Met transgenic mice. *Brain Research, 1347*, 71–79. doi:10.1016/j.brainres.2010.05.080

Lindenberger, U., Li, S.-C., Gruber, W. & Müller, V. (2009). Brains swinging in concert: Cortical phase synchronization while playing guitar. *BMC Neuroscience, 10*(22).

Lippert, H. (2011). *Lehrbuch Anatomie*. München: Urban & Fischer.

Lothwesen, K. S. & Lehmann, A. C. (2018). Komposition und Improvisation. In A. C. Lehmann & R. Kopiez (Hrsg.), *Handbuch Musikpsychologie* (S. 341–366). Bern: Hogrefe.

Lüllmann, H., Mohr, K. & Hein, L. (2015). *Taschenatlas Pharmakologie* (7. Aufl.). Stuttgart: Thieme.

Maguire, E. A., Gadian, D. G., Johnsrude, I. S., Good, C. D., Ashburner, J., Frackowiak, R. S. J. & Frith, C. D. (2000). Navigation-related structural change in the hippocampi of taxi drivers. *PNAS, 97*(8), 4398–4403.

Maiello, S. (1999). Das Klangobjekt. Über den pränatalen Ursprung auditiver Gedächtnisspuren. *Psyche, 53*, 134–157.

Marik, M. & Stegemann, T. (2016). Introducing a new model of emotion dysregulation with implications for everyday use of music and music therapy. *Musicae Scientiae, 20*(1), 53–67.

Markowitsch, H.-J. (2002). *Dem Gedächtnis auf der Spur*. Darmstadt: Primus.

Mazurek, B., Stöver, T., Haupt, H., Klapp, B. F., Adli, M., Gross, J. & Szczepek, A. J. (2010). Bedeutung von Stress. Seine Rolle im auditorischen System und bei der Tinnitusentstehung. *HNO, 58*, 162–172.

McEwen, B. S. (2007). Physiology and neurobiology of stress and adaptation: Central role of the brain. *Physiological Reviews, 87*, 873–904.

McPherson, M. J., Barrett, F. S., Lopez-Gonzalez, M., Jiradejvong, P. & Limb, C. J. (2016). Emotional intent modulates the neural substrates of creativity: An fMRI study of emotionally targeted improvisation in jazz musicians. *Scientific Reports, 6*, 18460. doi:10.1038/srep18460

Melzack, R. & Wall, P. D. (1965). Pain mechnisms: A new theory. *Science, 150*(3699), 971–979.

Menche, N. (Hrsg.). (2016). *Biologie – Anatomie – Physiologie* (8. Aufl.). München: Urban & Fischer.

Meßlinger, K. (2018). Somatoviszerale Sensibilität. In H.-C. Pape, A. Kurtz & S. Silbernagl (Hrsg.), *Physiologie* (8. Aufl., S. 701–735). Stuttgart: Thieme.

Möller, A. R. (2013). *Hearing* (3rd ed.). San Diego: Plural Publishing.

Moumdjian, L., Särkämö, T., Leone, C., Leman, M. & Feys, P. (2017). Effectiveness of music-based interventions on motricity or cognitive functioning in neurological populations: A systematic review. *European Journal of Physical and Rehabilitation Medicine, 53*(3), 644–482.

Müller, A., Candrian, G. & Kropotov, J. (2011). ADHS – *Neurodiagnostik in der Praxis*. Heidelberg: Springer.

Müller-Busch, H. C. (2009). *Mit Musik gegen Kopfschmerzen* [Pressemitteilung]. Verfügbar unter: www.lifepr.de/pressemitteilung/bayer-vital-gmbh/Mit-Musik-gegen-Kopfschmerzen/boxid/113803, 12.06.2018

Müller-Busch, H. C. (1997). *Schmerz und Musik*. Stuttgart: Gustav Fischer.
Myers, D. G. (2008). *Psychologie* (2. Aufl.). Heidelberg: Springer.
Nhan Nguyen, T., Nilsson, S., Hellström, A.-L. & Bengtson, A. (2010). Music therapy to reduce pain and anxiety in children with cancer undergoing lumbar puncture: A randomized clinical trial. *Journal of Pediatric Oncology Nursing, 27*(3), 146–155.
Nilsson, U. (2008). The anxiety- and pain-reducing effects of music interventions: A systematic review. *AORN Journal, 87*(4), 780–807.
Nombela, C., Hughes, L. E., Owen, A. M. & Grahn, J. A. (2013). Into the groove: Can rhythm influence Parkinson's disease? *Neuroscience and Biobehavioral Reviews, 37*, 2564–2570.
Oberhoff, B. (2005). *Die fötalen Wurzeln der Musik*. Gießen: Psychosozial-Verlag.
Oelkers-Ax, R. (2006). *Schmerz bei Kindern und Jugendlichen*. München: Ernst Reinhardt.
O'Kelly, J., James, L., Palaniappan, R., Taborin, J., Fachner, J. & Magee, W. L. (2013). Neurophysiological and behavioral responses to music therapy in vegetative and minimally conscious states. *Frontiers in Human Neuroscience, 7*. doi:10.3389/fnhum.2013.00884
Pape, H.-C., Kurtz, A. & Silbernagl, S. (Hrsg.). (2018). *Physiologie* (8. Aufl.). Stuttgart: Thieme.
Paslakis, G., Bleich, S., Frieling, H. & Deuschle, M. (2011). Epigenetische Mechanismen der Depression. *Nervenarzt, 82*, 1431–1439.
Perez, A., Carreiras, M. & Dunabeitia, J. A. (2017). Brain-to-brain entrainment: EEG interbrain synchronization while speaking and listening. *Scientific Reports, 7*(1). doi:10.1038/s41598-017-04464-4
Perry, B. D. & Szalavitz, M. (2009). *Der Junge, der wie ein Hund gehalten wurde*. München: Kösel.
Peters, U. H. (2000). *Lexikon Psychiatrie Psychotherapie Medizinische Psychologie* (5. Aufl.). München: Urban & Fischer.
Pfaff, D., Ribeiro, A., Matthews, J. & Kow, L.-M. (2008). Concepts and mechanisms of generalized central nervous system arousal. *Annals of the New York Academy of Sciences, 1129*, 11–25.
Pschyrembel. Klinisches Wörterbuch (267. Aufl.). (2017). Berlin: Gruyter.
Pugh, G. E. (1977). *The biological origin of human values.* New York: Basic Books.
Quiroga Murcia, C., Kreutz, G. & Bongard, S. (2015). Endokrine und immunologische Wirkungen von Musik. In C. Schubert (Hrsg.), *Psychoneuroimmunologie und Psychotherapie* (S. 285–300). Stuttgart: Schattauer.
Raglio, A., Attardo, L., Gontero, G., Rollino, S., Groppo, E. & Granieri, E. (2015). Effects of music and music therapy on mood in neurological patients. *World Journal of Psychiatry, 5*(1), 68–78.
Raglio, A., Galandra, C., Sibilla, L., Esposito, F., Gaeta, F., Di Salle, F. et al. (2016). Effects of active music therapy on the normal brain: fMRI based evidence. *Brain Imaging and Behavior, 10*, 182–186.
Ratzenböck, A. (2014). *Potenzial und Grenzen des Humors in der Musiktherapie*.
Rauscher, F. H., Shaw, G. L. & Ky, K. N. (1993). Music and spatial task performance. *Nature, 365*, 611. doi:10.1038/365611a0
Rensing, L., Koch, M., Rippe, B. & Rippe, V. (2006). *Mensch im Stress*. München: Elsevier.
Reuter, C. & Mühlhaus, J. (2018). Mythen und Legenden zur Wirkung von Musik. In A. C. Lehmann & R. Kopiez (Hrsg.), *Handbuch Musikpsychologie* (S. 719–745). Bern: Hogrefe.
Resch, F. (Hrsg.). (1999). *Entwicklungspsychopathologie des Kindes- und Jugendalters*. Weinheim: Beltz/PVU.
Richter, W. (2014). *Schmerzanamnese*. Verfügbar unter: Deutsche Schmerzgesellschaft www.dgss.org/patienteninformationen/schmerzdiagnostik/schmerz-anamnese/, 28.05.2018
Rommelspacher, H. (2009). Neurobiologische Modelle. In R. Thomasius, M. Schulte-Markwort, U. J. Küstner & P. Riedesser (Hrsg.), *Suchtstörungen im Kindes- und Jugendalter* (S. 97–112). Stuttgart: Schattauer.

Rüegg, U. (2018). Rezeptive Musiktherapie. In T. Stegemann & E. Fitzthum (Hrsg.), *Kurzlehrbuch Musiktherapie Teil I. Wiener Ringvorlesung Musiktherapie – Grundlagen und Anwendungsfelder* (2. Aufl., S. 57–70). Wien: Praesens.

Sacks, O. (2008). *Der einarmige Pianist*. Reinbek bei Hamburg: Rowohlt.

Salimpoor, V. N., Benovoy, M., Larcher, K., Dagher, A. & Zatorre, R. J. (2011). Anatomically distinct dopamine release during anticipation and experience of peak emotion to music. *Nature Neuroscience, 14*(2), 257–262.

Schäfer, T., Sedlmeier, P., Städtler, C. & Huron, D. (2013). The psychological functions of music listening. *Frontiers in Psychology, 4*(511).

Scharfetter, C. (2002). *Allgemeine Psychopathologie*. Stuttgart: Thieme.

Schiepek, G. (Hrsg.). (2011). *Neurobiologie der Psychotherapie* (2. Aufl.). Stuttgart: Schattauer.

Schlaepfer, T. E., Cohen, M. X., Frick, C., Kosel, M., Brodesser, D., Axmacher, N., Joey, A. Y., Kreft, M., Lenartz, D. & Sturm, V. (2008). Deep Brain Stimulation to reward circuitry alleviates anhedonia in refractory major depression. *Neuropsychopharmacology, 33*, 368–377.

Schlaug, G., Forgeard, M., Zhu, L., Norton, A., Norton, A. & Winner, E. (2009). Training-induced neuroplasticity in young children. *Annals of the New York Academy of Sciences, 1169*, 205–208.

Schlaug, G., Jäncke, L., Huang, Y., Staiger, J. & Steinmetz, H. (1995). Increased corpus callosum size in musicians. *Neuropsychologia, 33*(8), 1047–1055.

Schneider, W. & Lindenberger, U. (Hrsg.). (2012). *Entwicklungspsychologie* (7. Aufl.). Weinheim: Beltz.

Schott, H. (2002). Schädel, Hirn und Seele – Ursprung der modernen Neurowissenschaft. *Deutsches Ärzteblatt, 99*(21), 1186–1188.

Schünke, M., Schulte, E. & Schumacher, U. (2006). *Prometheus – Kopf und Neuroanatomie*. Stuttgart: Thieme.

Schumacher, K., Calvet, C. & Reimer, S. (2011). *Das EBQ-Instrument und seine entwicklungspsychologischen Grundlagen*. Göttingen: Vandenhoeck & Ruprecht.

Seebacher, B., Kuisma, R., Glynn, A. & Berger, T. (2017). The effect of rhythmic-cued motor imagery on walking, fatigue and quality of life in people with multiple sclerosis: A randomised controlled trial. *Multiple Sclerosis Journal, 23*(2), 286–296.

Selye, H. (1979). *Stress mein Leben*. München: Kindler.

Serrallach, B., Groß, C., Bernhofs, V., Engelmann, D., Benner, J., Gündert, N., Blatlow, M., Wengenroth, M., Seitz, A., Brunner, M., Seither, S., Parncutt, R., Schneider, P. & Seither-Preisler, A. (2016). Neural biomarkers for dyslexia, ADHD, and ADD in the auditory cortex of children. *Frontiers in Neuroscience, 10*(324). doi:10.3389/fnins.2016.00324

Sihvonen, A., Särkämö, T., Leo, V., Tervaniemi, M., Altenmüller, E. & Soinila, S. (2017). Music-based interventions in neurological rehabilitation. *The Lancet Neurology, 16*, 648–660. doi:10.1016/S1474-4422(17)30168-0

Smith, J. C. (2007). The psychology of relaxation. In P. M. Lehrer, R. L. Woolfolk & W. E. Sime (Eds.), *Principles and practice of stress management* (3rd ed., pp. 38–52). New York: Guilford.

Spektrum Akademischer Verlag (1998). Lexikon der Physik: *kardanische Aufhängung*. Verfügbar unter: www.spektrum.de/lexikon/physik/kardanische-aufhaengung/7800, 28.06.2018

Spintge, R. (2001). Aspekte zum Fach MusikMedizin. In H.-H. Decker-Voigt (Hrsg.), *Schulen der Musiktherapie* (S. 387–407). München: Ernst Reinhardt.

Spintge, R. (2009). Musikmedizinische Forschung heute und morgen. In H.-H. Decker-Voigt & E. Weymann (Hrsg.), *Lexikon Musiktherapie* (2. Aufl., S. 302-306). Göttingen: Hogrefe.

Spintge, R. (2015). Musikmedizinische Interventionen in der klinischen Medizin bei Schmerz, Angst und Stress. In G. Bernatzky & G. Kreutz (Hrsg.), *Musik und Medizin* (S. 71–83). Wien: Springer.

Spintge, R. & Droh, R. (1992). *Musik-Medizin. Physiologische Grundlagen und praktische Anwendungen*. Stuttgart: Gustav Fischer.

Spitzer, M. (2002). *Lernen*. Heidelberg: Spektrum.

Spitzer, M. (2006). *Mozarts Geistesblitze* [CD]. Etsdorf am Kamp: Galila.

Spitzer, M. (2014). *Musik im Kopf* (2. Aufl.). Stuttgart: Schattauer.

Stegemann, T. (2012). Hören Musiktherapeuten anders? *Jahrbuch der Musiktherapie* (Bd. 8, S. 43–64). Wiesbaden: Reichert.

Stegemann, T. (2013). *Stress, Entspannung und Musik – Untersuchungen zu rezeptiver Musiktherapie im Kindes- und Jugendalter.* (Dissertation), Hochschule für Musik und Theater Hamburg. Verfügbar unter http://ediss.sub.uni-hamburg.de/volltexte/2013/6465/pdf/Dissertation.pdf

Stegemann, T., Hitzeler, M. & Blotevogel, M. L. (2012). *Künstlerische Therapien mit Kindern und Jugendlichen*. München: Ernst Reinhardt.

Stegemöller, E. L. (2014). Exploring a neuroplasticity model of music therapy. *Journal of Music Therapy, 51*(3), 211–227.

Steinbeis, N. & Koelsch, S. (2009). Understanding the intentions behind man-made products elicits neural activity in areas dedicated to mental state attribution. *Cerebral Cortex, 19*, 619–623.

Sterling, P. (2004). Principles of allostasis: Optimal design, predictive regulation, pathophysiology and rational therapeutics In J. Schulkin (Ed.), *Allostasis, homeostasis, and the costs of adaptation* (pp. 17–63). Cambridge: Cambridge University Press.

Sterling, P. & Eyer, J. (1988). Allostasis: A new paradigm to explain arousal pathology. In J. Fisher & J. Reason (Eds.), *Handbook of life stress, cognition and health* (pp. 629–649). New York: Wiley.

Stern, D. N. (2011). *Ausdrucksformen der Vitalität*. Frankfurt: Brandes & Apsel.

Stiftung Musik hilft (2009). *Wo die Sprache aufhört* (Film). Regie: Marcus Sternberg. Free the Dragon Filmproduktion GmbH.

Thaut, M. H. & Hömberg, V. (2015). Einführung in die Neurologische Musiktherapie. In G. Bernatzky & G. Kreutz (Hrsg.), *Musik und Medizin* (S. 139–153). Wien: Springer.

Thaut, M. H., Peterson, D. A., McIntosh, G. C. & Hoemberg, V. (2014). Music mnemonics aid verbal memory and induce learning – Related brain plasticity in Multiple Sclerosis. *Frontiers in Human Neuroscience, 8*(395). doi:10.3389/fnhum.2014.00395

Tomaino, C. M. (2013). Creativity and improvisation as therapeutic tools within music therapy. *Annals of the New York Academy of Sciences, 1303*, 84–86.

Trehub, S. (2003). Musical predispositions in infancy: An update. In I. Peretz & R. J. Zatorre (Eds.), *The cognitive neuroscience of music* (pp. 3–20). Oxford: Oxford University Press.

Trepel, M. (2012). *Neuroanatomie* (5. Aufl.) [E-Book]. München: Urban & Fischer.

Trepel, M. (1995). Neuroanatomie (1. Aufl.). München: Urban & Schwarzenberg.

Vaas, R. (2000). Gedächtnis. In *Lexikon der Neurowissenschaft*. Verfügbar unter: www.spektrum.de/lexikon/neurowissenschaft/gedaechtnis/4050, 28.05.2018

Vaitl, D. (2009). Neurobiologische Grundlagen der Entspannungsverfahren. In F. Petermann & D. Vaitl (Hrsg.), *Entspannungsverfahren* (S. 18–35). Weinheim: Beltz PVU.

Vaitl, D. & Petermann, F. (Hrsg.). (2000). *Handbuch der Entspannungsverfahren* (2. Aufl., Bd. 1). Weinheim: Psychologie Verlags Union.

van der Steen, J. T., van Soest-Poortvliet, M. C., van der Wouden, J. C., Bruinsma, M. S., Scholten, R. J. P. M. & Vink, A. C. (2017). Music-based therapeutic interventions for people with dementia. *Cochrane Database of Systematic Reviews, 5*, CD003477. doi:10.1002/14651858.CD003477.pub3.

Vogeley, K. (2017). Two social brains: neural mechanisms of intersubjectivity. *Philosophical Transactions of the Royal Society B, 372*(1727). doi:10.1098/rstb.2016.0245 von Wild, K. R. H., Laureys, S., Dolce, G. & Schmutzhard, E. im Namen der European Task Force on Disorders of Consciousness (2011). Syndrom Reaktionsloser Wachheit. Zur Begriffsbestimmung „Apallisches Syndrom" – „Wachkoma" – „permanenter vegetativer Zustand". *Neurologie & Rehabilitation, 17*(4), 209–215.

Vossel, S., Geng, J. J. & Fink, G. R. (2014). Dorsal and ventral attention systems: Distinct neural circuits but collaborative roles. *The Neuroscientist, 20*(2), 150–159.

Weber, T. (2009). Gruppenmusiktherapie. In H.-H. Decker-Voigt & E. Weymann (Hrsg.), *Lexikon Musiktherapie* (2. Aufl., S. 166–171). Göttingen: Hogrefe.

Weymann, E. (2004). *Zwischentöne. Psychologische Untersuchungen zur musikalischen Improvisation.* Gießen: Psychosozial-Verlag.

Wild, B. (2016). Humor im Gehirn oder: Wo ist denn das Humorzentrum? In B. Wild (Hrsg.), *Humor in Psychiatrie und Psychotherapie* (S. 32–54). Stuttgart: Schattauer.

Williamson, V. J., Liikkanen, L. A., Jakubowski, K. & Stewart, L. (2014). Sticky tunes: How do people react to involuntary musical imagery? *PLOS ONE, 9*(1), e86170. doi:10.1371/journal.pone.0086170

Wolfsberger, J. (2010). *Frei geschrieben. Mut, Freiheit und Strategie für wissenschaftliche Abschlussarbeiten* (3. Aufl.). Wien: Böhlau/UTB.

Yeh, S.-H., Lin, L.-W., Chuang, Y. K., Liu, C.-L., Tsai, L.-J., Tsuei, F.-S., Lee, M.-T., Hsiao, C.-Y. & Yang, K. D. (2015). Effects of music aerobic exercise on depression and Brain-Derived Neurotrophic Factor levels in community dwelling women. *BioMed Research International, 2015*, 10. doi:10.1155/2015/135893

Yeung, A. W. K., Goto, T. K. & Leung, W. K. (2017). The changing landscape of neuroscience research, 2006–2015: A bibliometric study. *Frontiers in Neuroscience, 11*(120). doi:10.3389/fnins.2017.00120

Yinger, S. O. & Gooding, L. (2014). Music therapy and music medicine for children and adolescents. *Child and Adolescent Psychiatry Clinics of North America, 23*, 535–553.

Zilles, K. & Rehkämper, G. (1998). *Funktionelle Neuroanatomie* (3. Aufl.). Berlin: Springer.

Bildnachweis

(Quellen und Bildersteller, soweit nicht im Haupttext bereits angegeben oder von Autor bzw. Verlag)

Abb. 0.1: http://sprout022.sprout.yale.edu/mni2tal/mni2tal.html, 05.07.2018. Papademetris, X., Jackowski, M., Rajeevan, N., Okuda, H., Constable, R. T., Staib, L. H.: BioImage Suite: An integrated medical image analysis suite, Section of Bioimaging Sciences, Dept. of Diagnostic Radiology, Yale School of Medicine.

Abb. 0.2, 1.2, 1.3, 2.3, 3.1, 3.4, 4.1, 5.1, 9.1, 10.2, 12.3, 15.1: Illustration von A. Graf

Abb. 0.3, 2.1, 2.2, 5.2, 5.3, 8.1, 8.2, 11.1, 12.7, A.1, A.2, A.3, A.4, A.5, A.6: Illustration von M. Voll

Abb. 1.1, 5.5, 6.2: Illustration von U. Herbert

Abb. 1.4: https://commons.wikimedia.org/wiki/File:Complete_neuron_cell_diagram_de.svg, 05.07.2018. Illustration von LadyofHats, Übersetzung von NEUROtiker

Abb. 2.5: https://commons.wikimedia.org/wiki/File:MBq_Hydrocephalus.jpg, 05.07.2018. Illustration von MBq

Abb. 3.2, 6.1: Illustration von I. Streisand

Abb. 7.1: Illustration von N. Lerch

Abb. 7.4, 14.1: Illustration von T. Stegemann unter Verwendung einer Vorlage von M. Voll

Songtitel aus den Kapitel-Überschriften

Help, I need somebody (Beatles, 1965)
Somewhere there's music (aus: How high the moon; Lewis/Hamilton, 1940)
Come on baby, light my fire (The Doors, 1967)
Check my brain (Alice in Chains, 2009)
Chills run up and down my spine (aus: Long ago (and far away); Gershwin/Kern, 1944)
Fight or flight (Stereophonics, 2015)
Listen (Beyoncé, 2006)
I've got you under my skin (Cole Porter, 1936; später Frank Sinatra)
Everybody hurts (R.E.M., 1992)
Where are you now (Brandy, 1995, Batman Forever by Lennie Kravitz)
You must remember this (As time goes by, 1931 (Herman Hupfeld), bekannt aus dem Film Casablanca in der Version von Dooley Wilson, 1942)
I just wanna feel (Robbie Williams, 2002)
All you need is love (Beatles, 1967)
Relax (Frankie goes to Hollywood, 1983)
Thank you for the music (ABBA, 1977)
Let the music play (Barry White, 1976)
Blues is the healer (John Lee Hooker, 2005)

Kleiner Hirnatlas

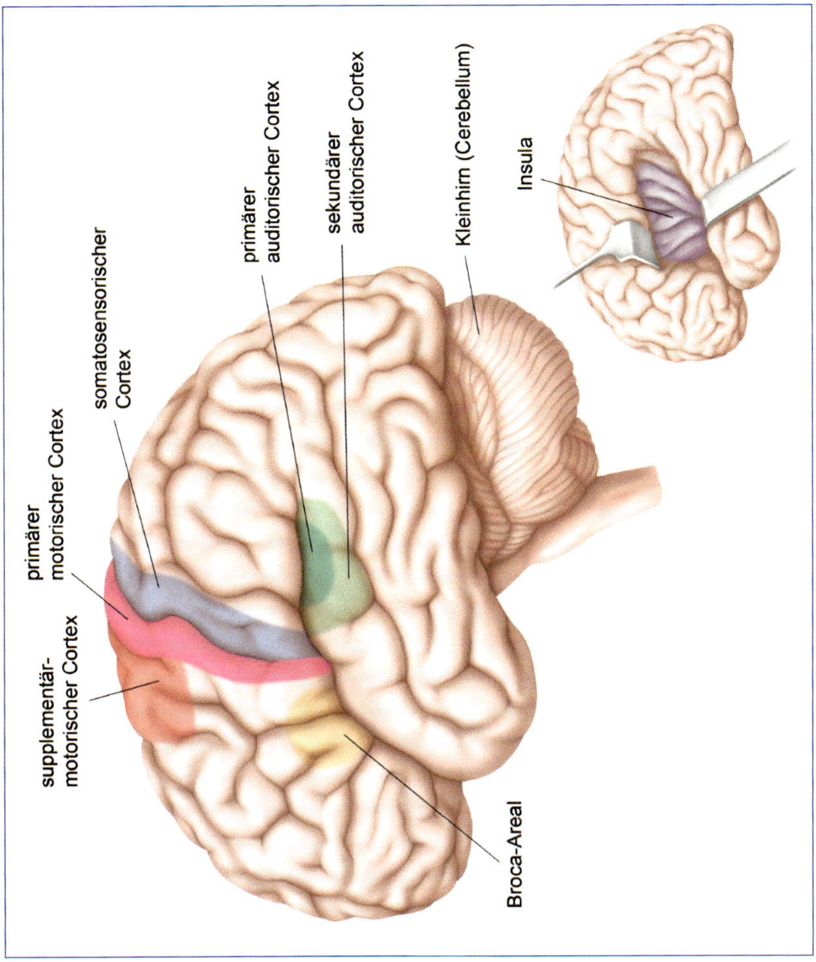

Abb. A.1: Laterale Gehirnübersicht und Insula

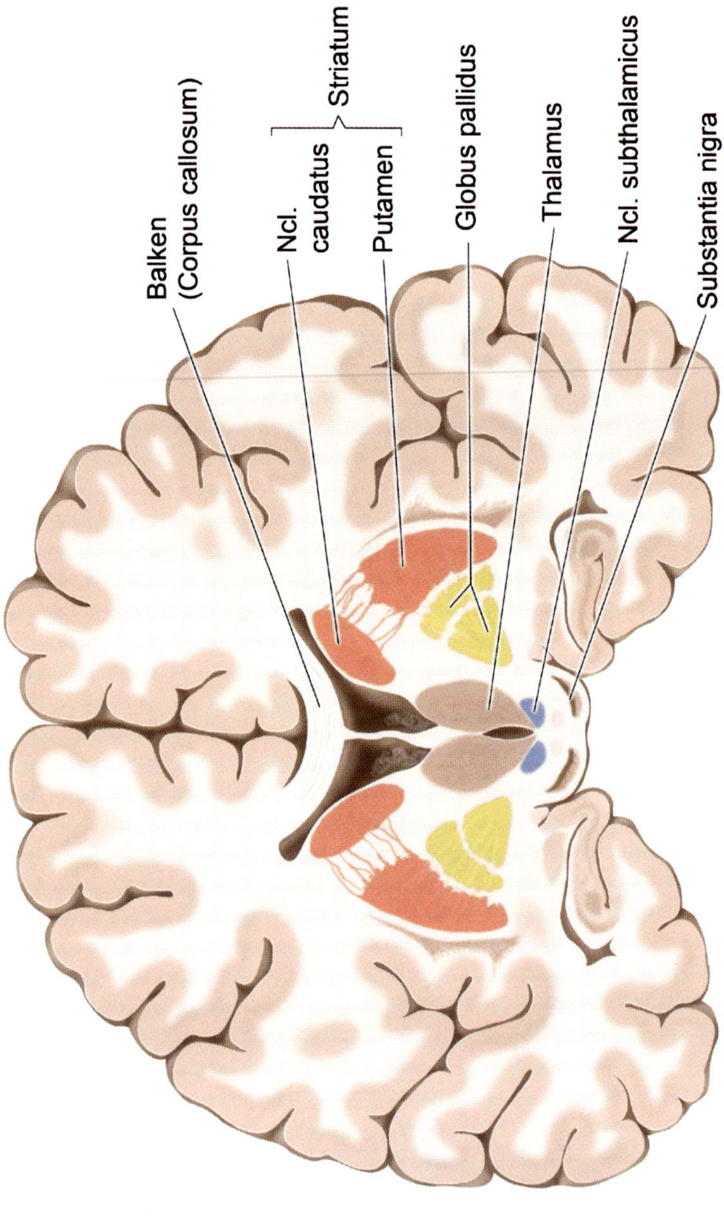

Abb. A.2: Frontalschnitt mit Balken und Basalganglien

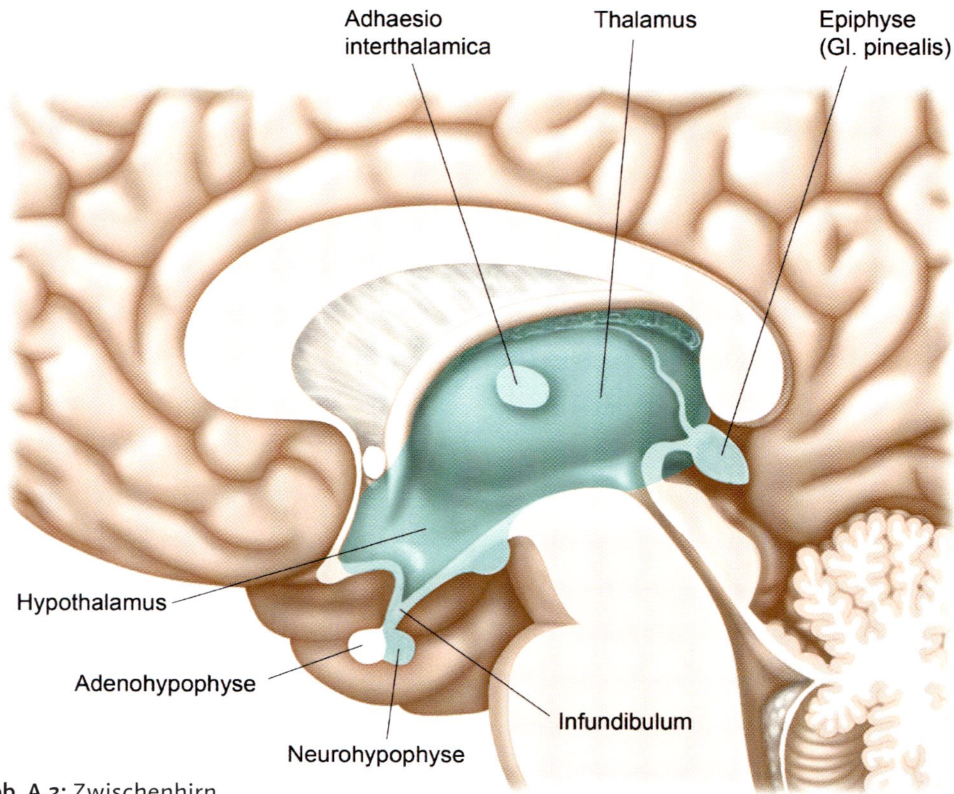

Abb. A.3: Zwischenhirn

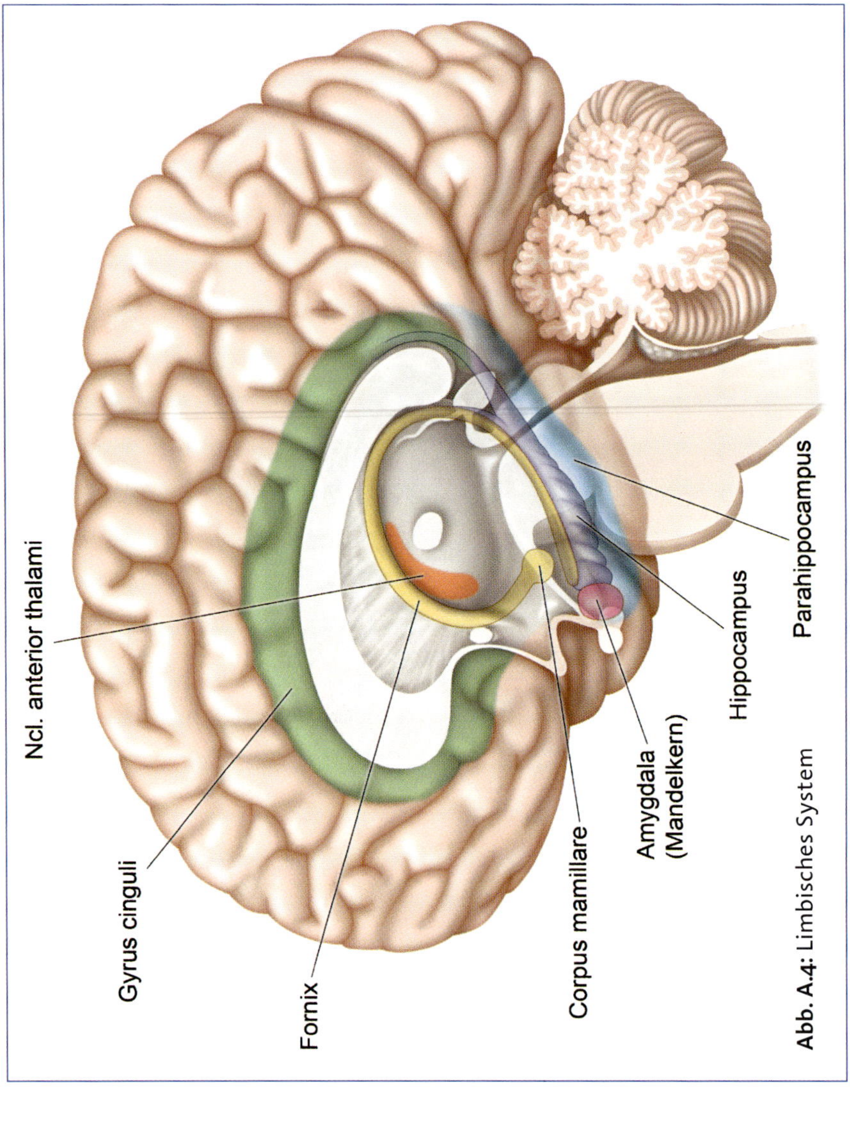

Abb. A.4: Limbisches System

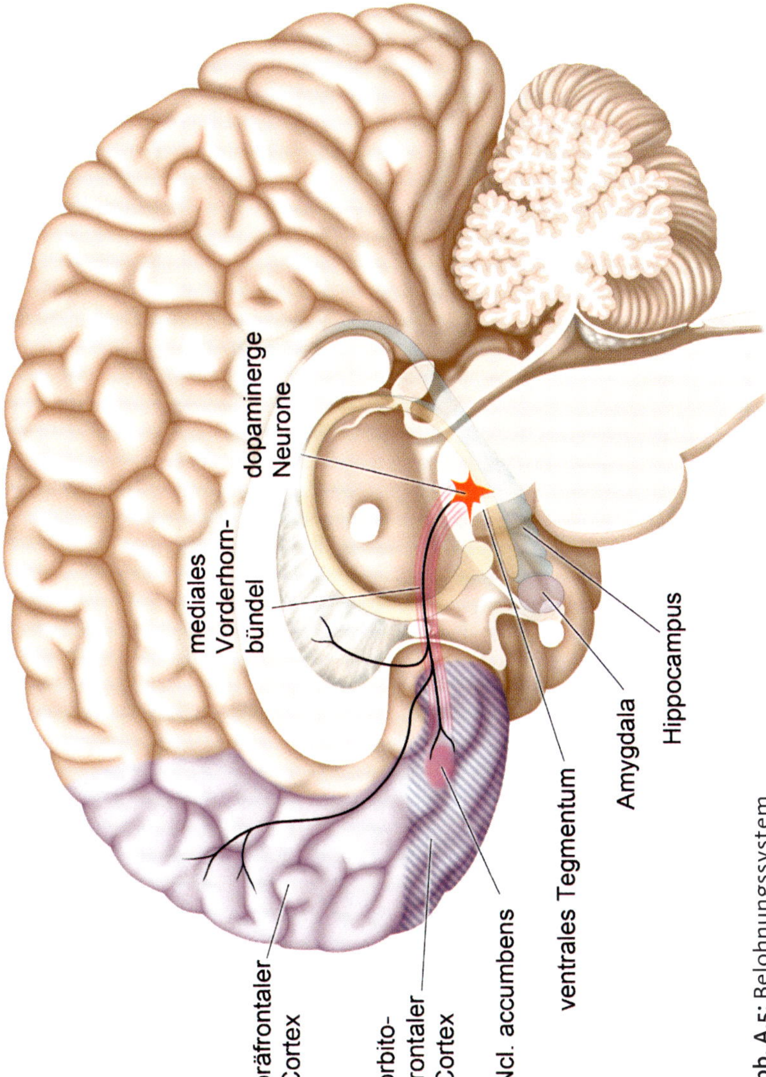

Abb. A.5: Belohnungssystem

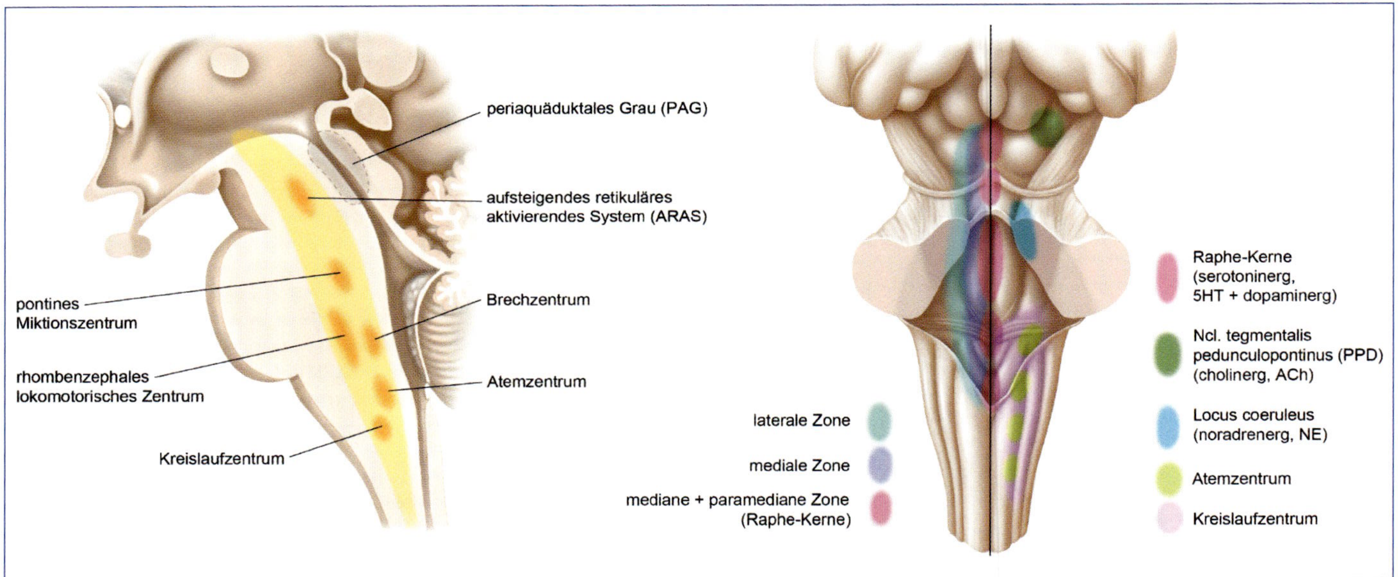

Abb. A.6: Formatio reticularis

Sachregister

fett markierte Seitenzahlen verweisen auf Abbildungen zu den Stichworten

Widmung und Danksagung

Für Anton Frederik und Paula Carlotta

Ich danke …

… allen Studierenden und Seminar-TeilnehmerInnen in Wien, Zürich, Berlin, München und Aalborg für die wertvollen Anregungen und die konstruktive Kritik zu Lehrveranstaltungen und Vorlesungsmanuskript.

… dem Ernst Reinhardt Verlag – insbesondere Frau Landersdorfer und Herrn Poßin – für die Betreuung der Publikation.

… der Andreas Tobias Kind Stiftung für den großzügigen Druckkostenzuschuss.

… den GraphikerInnen – Anna Graf, Niña Lerch, Isabell Streisand und Markus Voll – für die sorgfältige und professionelle Gestaltung der Abbildungen.

… Frau Schacher für das Einscannen von Abbildungen und Frau Pfeiffer für die Formatierung von Tabellen.

… Eckart Altenmüller und Stefan Koelsch für kollegiale Beratung und Feedback zum Manuskript.

… Urs Rüegg, Hans Ulrich Schmidt und Hermann Stegemann für Rückmeldungen zu einzelnen Kapiteln.

… Monika Geretsegger für die beste fachliche und persönliche Unterstützung, die man sich vorstellen kann!

Wien, August 2018

Bunt, klangvoll, bewegt

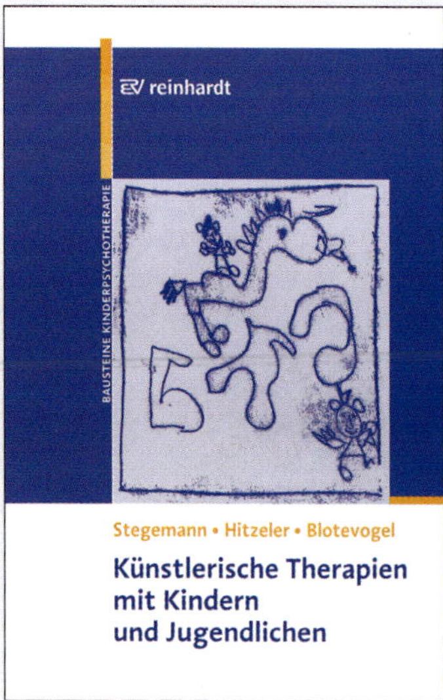

Thomas Stegemann / Marion Hitzeler / Monica Blotevogel
Künstlerische Therapien mit Kindern und Jugendlichen
(Bausteine der Kinder- und Jugendlichenpsychotherapie; 4)
2012.
260 Seiten. 9 Abb. 1 Tab.
(978-3-497-02192-5) kt

Trommeln, Tonklumpen oder Gymnastikbälle: Was passiert hinter den Praxistüren in der „künstlerischen Therapie" mit Kindern und Jugendlichen? Worin liegt der spezifische Nutzen von Musik-, Tanz- oder Kunsttherapie und welche gemeinsamen Wirkfaktoren lassen sich identifizieren?
Die AutorInnen stellen Diagnostik, Indikationsstellung und Therapieverlauf bis hin zum Abschluss der Behandlung mit Hilfe prägnanter Fallbeispiele anschaulich dar. Sie vermitteln spannende Fakten zu Geschichte und Methodologie der einzelnen Verfahren und binden aktuelle Forschungsergebnisse ein. So wird deutlich, warum künstlerische Therapien gerade mit Kindern und Jugendlichen nicht nur als „Dosenöffner" für Gespräche über Gefühle funktionieren, sondern das Fundament für eine heilsame Entwicklung bilden.

reinhardt
www.reinhardt-verlag.de